U0233107

女性不孕症与多囊卵巢综合征

Infertility in Women with Polycystic Ovary Syndrome

主　编　［意］Stefano Palomba

主　审　孙莹璞

主　译　李　萍　苏志英

副主译　叶雅萍　何雪梅

电子工业出版社·

Publishing House of Electronics Industry

北京·BEIJING

First published in English under the title

Infertility in Women with Polycystic Ovary Syndrome: Pathogenesis and Management

edited by Stefano Palomba

Copyright© Springer International Publishing Switzerland, 2018

This edition has been translated and published under licence from

Springer Nature Switzerland AG.

版权贸易合同登记号　图字：01-2023-5378

图书在版编目（CIP）数据

女性不孕症与多囊卵巢综合征 /（意）斯蒂法诺·帕隆巴（Stefano Palomba）主编；李萍，苏志英主译 . —北京：电子工业出版社，2024.2

书名原文：Infertility in Women with Polycystic Ovary Syndrome

ISBN 978-7-121-47184-1

Ⅰ. ①女… Ⅱ. ①斯… ②李… ③苏… Ⅲ. ①不孕症 – 诊疗 ②卵巢疾病 – 综合征 – 诊疗 Ⅳ. ① R711.6 ② R711.75

中国国家版本馆 CIP 数据核字 (2024) 第 012349 号

责任编辑：王梦华　　　　　　　文字编辑：刘　甜
印　　刷：北京利丰雅高长城印刷有限公司
装　　订：北京利丰雅高长城印刷有限公司
出版发行：电子工业出版社
　　　　　北京市海淀区万寿路 173 信箱　　　　邮编：100036
开　　本：787×1092　　1/16　　印张：18.5　　字数：340 千字
版　　次：2024 年 2 月第 1 版
印　　次：2024 年 2 月第 1 次印刷
定　　价：198.00 元

凡所购买电子工业出版社图书有缺损问题，请向购买书店调换。若书店售缺，请与本社发行部联系，联系及邮购电话：（010）88254888，88258888。

质量投诉请发邮件至 zlts@phei.com.cn，盗版侵权举报请发邮件到 dbqq@phei.com.cn。

本书咨询联系方式：QQ 375096420。

审译者名单

主　审

孙莹璞　郑州大学第一附属医院

主　译

李　萍　厦门大学附属妇女儿童医院 / 厦门市生殖与遗传重点实验室

苏志英　厦门大学附属妇女儿童医院 / 厦门市生殖与遗传重点实验室

副主译

叶雅萍　厦门大学附属妇女儿童医院 / 厦门市生殖与遗传重点实验室

何雪梅　厦门大学附属妇女儿童医院 / 厦门市生殖与遗传重点实验室

译　者（以姓氏笔画为序）

王彦龙　厦门大学附属妇女儿童医院

邓冰冰　厦门大学附属妇女儿童医院 / 厦门市生殖与遗传重点实验室

邬晓琳　浙江大学医学院附属第四医院

何　欢　南充市中心医院

张　玲　厦门大学附属妇女儿童医院 / 厦门市生殖与遗传重点实验室

陈　静　厦门大学附属第一医院

林　津　厦门大学附属妇女儿童医院 / 厦门市生殖与遗传重点实验室

施迎迎　厦门大学附属妇女儿童医院 / 厦门市生殖与遗传重点实验室

高海杰　厦门大学附属妇女儿童医院 / 厦门市生殖与遗传重点实验室

黄玲玲　江西省妇幼保健院

黄　惠　厦门大学附属妇女儿童医院 / 厦门市生殖与遗传重点实验室

梁　蕾　深圳市前海蛇口自贸区医院

参编人员

Giuseppe Benagiano

Anna Benrick

Paola Bianchi

Ivo Brosens

Enrico Carmina

Robert F. Casper

Sophie Christin-Maitre

Edwina Coghlan

Christine Decanter

Didier Dewailly

Agathe Dumont

Angela Falbo

Bart C.J.M. Fauser

Romina Fornes

Roger J. Hart

Hatem Abu Hashim

Roy Homburg

Antonio Simone Laganà

Richard S. Legro

Manuel Maliqueo

Giovanna Muscogiuri

Ernest HY Ng

Francesco Orio

Raoul Orvieto

Stefano Palomba

Renato Pasquali

Pauline Plouvier

Ujvala Rao

Giovanni Battista La Sala

Nivin Samara

Tal Shavit

Elisabet Stener-Victorin

Togas Tulandi

Melanie L. Walls

Madelon van Wely

Xiao-Ke Wu

原书序

多囊卵巢综合征（PCOS）是育龄女性最常见的内分泌疾病之一。Palomba 博士聚集了大量才华横溢的优秀专家撰写这本关于女性生育力的书，除了详细叙述多囊卵巢综合征不孕女性的诊断和治疗外，还对本病的病理生理学机制进行了深入探讨。

Hatem Abu Hashim 博士在这本书中概述了腹腔镜下卵巢打孔术在 PCOS 患者中的应用。科学、实践和验证是一个动态的过程，在过去的 20 年中，学者们对 PCOS 的病理生理学和代谢特点的认识有了惊人的进步。随着对 PCOS 了解的不断深入，学者们对临床上 PCOS 不孕的定义和治疗策略也在不断发展。

本书的前几章主要是讲述 PCOS 不孕相关的诊断标准和病理生理学基础。这些章节包括 Francesco Orio 博士的"PCOS 的诊断标准"；Ujvala Rao 博士的"PCOS 排卵障碍"；Christine Decanter 博士的"PCOS 卵母细胞质量"；Benagiano 博士的"PCOS 子宫内膜容受性"和 Tal Shavit 博士的"PCOS 不孕与低生育力"。这些章节内容全面、知识丰富，有助于读者更有兴趣地了解 PCOS 不孕及其复杂机制背后相关的健康问题。有的章节非常深入地讨论了 PCOS 不孕患者的临床、手术和替代治疗策略。其中一章由 Coghlan 博士编写，内容涉及前几章描述到的所有重要信息，他以循证医学证据出色地展示了提高 PCOS 女性生育力的综合策略。另一个非常有趣的章节由 John Nestler 博士撰写，讨论了肌醇治疗及其在改善 PCOS 女性生育结局中的作用，概述了肌醇对 PCOS 中胰岛素抵抗、葡萄糖摄取、卵巢产生雄激素及其糖原合成等影响的复杂机制，并详细讨论了肌醇治疗 PCOS 对代谢和生殖的益处。PCOS 患者发生卵巢过度刺激的风险更高。Melanie Walls 博士在"卵母细胞体外成熟"一章中介绍了体外培养成熟（IVM）在 PCOS 患者中的应用，其可消除 PCOS 患者发生卵巢过度刺激综合征的潜在风险。最后，他还非常完整地总结了不同治疗方案、激素启动以及 IVM 的培养条件，并特别关注了临床结局。在最后的"妊娠并发症"一章中，Palomba 博士提出，在 PCOS 患者中发生妊娠的不良围产结局很常见。

综上所述，Palomba 博士的这本书对我们理解 PCOS 女性不孕复杂的病理生理学、诊断和临床治疗做出了杰出贡献。这本书组织编写的非常出色，无论是对临床医生还是对研究者，都是非常珍贵的宝藏。

Anthony M. DeAngelis

Alan H. DeCherney, MD

前 言

　　15 年前我的课题是关于多囊卵巢综合征（PCOS）的研究，2015 年就产生了写一本关于 PCOS 不孕女性的书的想法。在多次参加了不孕不育诊疗的会议和课程后，我意识到，从事生殖医学专业尤其是辅助生殖技术的医务人员，他们对该病的认识存在不足。

　　乍看之下，这本书可能被看作是关于 PCOS 女性不孕症发病机制的循证指导。然而，它不应仅仅被看作是临床应用的技术工具，也应该被视为是一种文化基础，以接近和理解与 PCOS 不孕症相关的新的和未来的基础和临床研究。

　　本书深入讨论了 PCOS 患者不排卵、卵母细胞质量和子宫内膜容受性，以及几乎所有可能引起 PCOS 患者不育和低生育的因素，还包括了 PCOS 表型对生殖结局的影响和相互作用。从治疗的观点来看，这本书包括了治疗 PCOS 相关排卵障碍的经典医疗（如枸橼酸克罗米芬、来曲唑、二甲双胍和促性腺激素），新的和可能的治疗方法，如天然胰岛素增敏剂（即肌醇）、针灸、膳食补充剂和中药等；重点是非药物疗法（即饮食和运动），这对肥胖和超重患者至关重要；还包括了更具侵入性的方法，如对卵巢进行控制性刺激用于体外授精时未成熟卵母细胞的体外培养。研究已证实，不能通过个案的成功来评价现有的治疗方法，而应该根据患者具体的病情来调整相应的治疗策略，以适应患者的特点。

　　最后是感谢。我要感谢所有参与编写这本书的作者，他们给了我不可估量的帮助，感谢他们教给我许多东西，感谢他们在听取我的意见和建议时所表现出的耐心。我还要感谢我的家人，特别是我的儿子 Francesco，我的时间宝贵，没有给他太多的陪伴。

Reggio Emilia, Italy

Stefano Palomba

译者序 ◪

　　我与李萍教授初识于数年前温州的一次学术会议上。当时我们对辅助生殖、妇科内分泌疾病中常见临床问题的看法和处理理念、经验进行了深入探讨，彼此留下了深刻印象。我们对多囊卵巢综合征的临床诊疗及课题研究都有非常浓厚的兴趣和执着的追求，因此成了辅助生殖技术道路上志同道合的同行者。此次来厦，恰逢李萍教授完成了多囊卵巢综合征的一本译著，拜读后获益匪浅，欣然作序。

　　多囊卵巢综合征是女性常见的妇科内分泌及生殖障碍疾病，临床及代谢特点为雄激素分泌过多、胰岛素抵抗、稀发排卵或不排卵以及卵巢多囊改变，是无排卵性不孕症的主要原因，患病人群庞大。多囊卵巢综合征不仅影响患者的生殖健康，还与妇科肿瘤和一系列代谢性疾病关系密切。随着不良环境因素的影响、人们生活方式的改变以及对疾病预防早查早治意识的提高，女性多囊卵巢综合征的发病率呈逐年上升趋势。因此，多囊卵巢综合征已经超出了妇产科生殖领域，被公认为一种累及全身、威胁女性终生健康的内分泌代谢性疾病。这种疾病不仅困扰着患者，对它的有效临床管理也常常困扰着医生。在这样的背景下，《女性不孕症与多囊卵巢综合征》这本专著的翻译引进对临床实践活动具有非常现实的指导意义。

　　《女性不孕症与多囊卵巢综合征》这本书是由知名专家 Stefano Palomba 博士组织许多优秀的生殖内分泌学专家编写，在引用大量文献的基础上佐以丰富的临床数据，对目前临床上的治疗方法进行了系统总结，并对有争议的问题提出了许多独到的见解。为多囊卵巢综合征临床诊疗及其管理和研究作出了杰出贡献。本书从发病机制到临床管理分为 5 个部分，共 23 章，从多囊卵巢综合征的病理生理基础、诊断、临床治疗、生活方式干预、辅助生殖技术及超促排直至整体管理策略，系统而全面地阐述了近年来世界范围内生殖内分泌领域对多囊卵巢综合征的最新研究成果和进展。令人惊喜的是，其中还包括了中国传统医学和针灸在多囊卵巢综合征的应用及效果评价，对于多囊卵巢综合征不孕症的临床治疗和研究都不失为一本实用的参考书。

　　本书是由李萍教授领导的临床团队翻译，参加本书的翻译者均为中青年学者，充满生气和活力，思维活跃，犹如一缕春风扑面，并可以透视出学术梯队的延伸场景。从整个译著中可领略到她们丰富的临床实践经历和经验，翻译文字专业而通俗易懂，深入浅出，紧跟时代前沿。这本书的出版对于促进生殖医学的发展具有积极的作用。

目 录

第一部分 诊断、病理生理学和发病机制

第二部分 临床治疗

第三部分 生活方式管理和其他干预治疗

第四部分　控制性卵巢刺激和卵母细胞体外成熟

第五部分　综合策略、妊娠并发症及展望

第一部分
诊断、病理生理学和发病机制

介　绍

Stefano Palomba

多囊卵巢综合征（PCOS）是一种具有高度异质性、复杂性的疾病，是一种以稀发排卵、雄激素增多症和 / 或高雄激素血症以及卵巢多囊样改变（PCOM）为特征的疾病 [1-3]。此外，多年来其定义一直存在争议。2012 年，来自美国国家卫生研究院（NIH）基于 PCOS 循证方法学研讨会专家小组建议临床医生使用鹿特丹标准诊断 PCOS[2]；随后，内分泌学会 [5] 的实用指南也提出了同样的建议。

该综合征影响了相当多但比例可变的育龄妇女。具体来说，根据 1990 年 NIH 的标准，多囊卵巢综合征的患病率为 6%~10%，但如果使用鹿特丹标准或雄激素过多 – 多囊卵巢综合征的诊断标准 [6]，多囊卵巢综合征的患病率至少会翻一倍。

对多囊卵巢综合征的研究涉及几个特殊的方面，包括生育、美容和医学 [7, 8]。同样，一些特别关注 PCOS 的工作组、委员会和相关组织也发表了许多关于 PCOS 及其诊断标准、短期和长期健康后果以及治疗管理的论文 [1-3, 5, 9-12]。此外，多年来，人们对研究与该疾病有关的生育问题的兴趣越来越少，而对其影响代谢和心血管长期健康意义 [12] 的关注越来越多。例如，关于 PCOS 妇女不孕不育治疗的最后一份共识文件发表于 8 年多以前。部分原因在于难以确定 PCOS 不育患者的特征，难以将特定的 PCOS 相关特征与普遍接受的对策结合来治疗不孕症。另一方面，例如，许多 PCOS 患者进行辅助生殖技术（ARTs）治疗时，简单地认为他们是"高反应"患者。然而临床实践强调，许多 PCOS 非 PCOM 表型的肥胖患者对促性腺激素给药的反应往往较差 [13, 14]。

对于 PCOS 不孕症来说，特别重要的一个问题是特定 PCOS 表型的定义，因为 PCOS 表型中激素和代谢异常的可变性可能影响生殖结果。也有人提出了具有挑战性的区分 PCOS 的代谢表型和生殖表型 [15]。然而，严重的代谢表型很可能与最坏的生殖结果密切相关，反之亦然。国际指南 [5] 强调没有必要在临床实践中正式定义 PCOS 的表型，PCOS 仅在稀发排卵的情况下是不孕不育的危险因素。相反，对 PCOS 表型及其伴随症状的精确认识（即肥胖、胰岛素抵抗等），对不孕症患者的优化和个性化管理是至关重要的 [7]。此外，即使卵巢功能障碍对 PCOS 患者的生殖潜能有明显的影响，也不能排除对其他亚临床功能障碍的影响，包括子宫内膜改变（表 1.1）和卵母细胞[16]功能的改变。

表 1.1　PCOS 患者观察到的主要子宫内膜异常

发现	可能机制
SHBG 的子宫内膜表达减少	异常的类固醇环境增加游离雄激素
血清 IGFBP-1/ 妊娠相关蛋白水平降低	IGF-1 作用的异常有丝分裂活性 / 免疫抑制降低（Th1）
GLUT-4 的子宫内膜表达减少	低血糖使子宫内膜细胞的代谢活动异常
Rabs 和 WASP 蛋白质减少	受损的细胞表面 GLUT-4 囊泡暴露和随后的子宫内膜葡萄糖摄取
AR/ORalpha 增加或黄体期无下调	异常的类固醇环境
子宫内膜 α 宫内膜整合素表达减少	植入窗期间细胞 - 细胞和细胞 - 细胞外基质相互作用的损害
子宫内膜 HOXA-10 表达减少	胞饮突数量减少 / 整合素表达上调（β 亚基）
子宫内膜 IGFBP-1 的表达减少	子宫内膜上皮和基质功能障碍增加 IGF-1 作用的有丝分裂活性
类固醇受体辅激活因子的过度表达	子宫内膜增生增加
黄体期异常基因表达模式	黄体酮抵抗和雌激素活性升高，蜕膜化减少
窗口期内基因表达模式异常	植入窗口受损，胚泡 - 子宫内膜相互作用异常
血管异常	新陈代谢受损和染色体改变与缺氧有关

妊娠多囊卵巢综合征 Ⅰ 和 Ⅱ（PPCOS- Ⅰ 和 PPCOS- Ⅱ）研究[18, 19]对 1376 名 PCOS 患者进行了二次分析[17]，结果显示年龄较小、游离雄激素指数基线较低和胰岛素、尝试受孕时间较短和性激素结合球蛋白（SHBG）基线较高一定程度上可预测妊娠结果。该研究强调，PCOS 不孕妇女的预后是常见的一般预后因素与 PCOS 相关的特定因素的组合。因此，一名优秀的临床医生应该始终考虑 PCOS 女性的不孕症。

当着重考虑 PCOS 对不孕不育的影响时，无排卵 + 高雄激素血症与无排卵 + PCOM[6]无差异。此外，在不孕不育领域，差异意味着非常多的窦卵泡计数（AFC，每个卵巢卵泡超过 12 个）。有数据显示，无 PCOS 临床表现的 PCOM 患者与正常对照组[20]相比，妊娠率和活产率显著提高，且临床上无 PCOS 表现。此外，最近的临床数据[21]显示，与非 PCOM 对照组相比，PCOM 组妇女的持续妊娠率更好。有趣的的是，体外受精（IVF）数据[22]显示，AFC 与生殖结果之间存在显著关系，在 11~23 个窦卵泡之间妊娠率较高，非常接近用于 PCOM 诊断的截止点（图 1.1）。

2013 年，Wiser[23] 等的研究显示，PCOS 患者与对照组相比，窦卵泡的下降趋势有所不同。这些数据似乎表明，PCOS 患者的生育窗口期延长了。此外，一项大型队列研究在辅助生殖技术学会（SART）中提出 PCOS 不孕患者和输卵管因素妊娠率总体差异为 5%。这种差异甚至导致了 38~40 岁患者的临床显著性 [调整奇数率（aOR）为 1.24，95%CI 为 1.08~1.43][24]。根据 PCOS 表型对体外受精 PCOS 患者的生物学和临床结果进行分类评估，结果显示 PCOM 表型与非 PCOM 表型相比具有更好的疗效，尽管在调整了女性年龄和体重指数（BMI）[25] 的数据后，这种差异消失了。

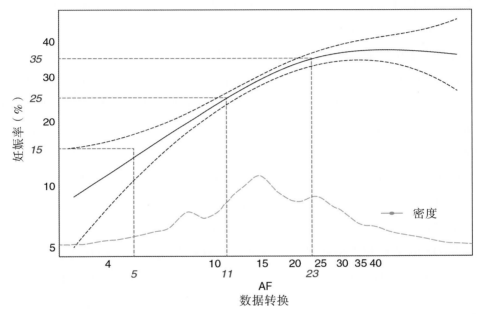

图 1.1　窦卵泡计数（AFC）与生殖结局的关系。Holte[22] 报道在 11~23 个窦卵泡之间观察到妊娠率高

越来越多的文献研究旨在评估抗苗勒管激素（AMH）在 PCOS 病理生理学中的作用 [26]，并作为诊断 PCOS 和 PCOM 患者中窦卵泡过多的有效工具 [27]。还建议将 AMH 测定作为 PCOS 的诊断标准 [28]。此外，AMH 浓度似乎仅能有效预测有无 PCOS，但不能预测 PCOM 妇女 [25] 的妊娠率和活产率。

临床医生必须了解的是，对于 PCOS 患者，卵巢储备评估对于管理策略和结果也很重要。所有 PCOS 患者不应总是被认为是一群"高储备"的患者，甚至在这些不育患者中，在未成熟卵母细胞体外成熟培养（IVM）周期显示 [29] 高 AFC 和高 AMH 浓度是预测患者中卵母细胞产生数量的重要因素。

关于 PCOS 女性生育能力的流行病学调查结果也是有争议的。没有数据表明

PCOS 患者比一般人群更易不育。最近的一项大型登记研究[30]显示，与非 PCOS 组相比，住院时患有 PCOS 的女性被诊断为不孕症和需要进行生育咨询的比例分别是非 PCOS 对照组的 10 倍和 8 倍。然而，队列研究表明，当 PCOS 女性与非 PCOS 女性失去生殖功能时，两者的生育能力是相同的。特别是长期随访表明，PCOS 和健康对照组有生育史的女性比例没有差异（分别为 86.7% 和 91.6%）。令人惊讶的是，她们至少有一次自发性怀孕率分别是 67.5% 和 73.6%[31]。随机对照试验的荟萃分析表明，接受体外受精的 PCOS 不孕患者与非 PCOS 对照组相比，在生殖结局方面没有显著差异。

生殖医学的主要终点是健康的母亲拥有健康的婴儿，所有其他临床和 / 或生物学结果仅被视为是退而求其次的[33, 34]。这一概念也适用于 PCOS 不孕患者。此外，只有一份已发表的文献[2]强调了 PCOS 女性的不良妊娠和新生儿结局的风险增加，而且肥胖和 / 或胰岛素抵抗可能增加妊娠风险，这些情况下建议加强妊娠期间的随访。最近的一项系统性综述[35]证实，与非 PCOS 对照组相比，PCOS 患者的妊娠和围生期并发症的临床风险显著增加。即使没有对 BMI 或其他混杂因素进行校正，现有的数据也表明妊娠期高血压、先兆子痫、妊娠期糖尿病和早产中至少有一种的风险增加了两倍。更有限和少量的数据显示 PCOS 女性的新生儿发病的风险[35]也增加了。目前，PCOS 女性患病的确切病因机制尚不清楚，它可能与遗传、环境、临床和生物化学因素[35]有关。然而，纵向数据[36]显示，PCOS 患者的不良事件发生率因 PCOS 的特点和表型而异。具体来说，妊娠并发症的风险在非高雄激素和排卵表型中不显著，而在非 PCOM 表型[36]中增加了两倍。换句话说，PCOM 的存在似乎是妊娠并发症发生率的一个保护因素。这一假设似乎得到了证实。因为 PCOS 表型正常的女性发生不良妊娠并发症的风险略低于非 PCOM/PCOS 患者[36]。对每一种 PCOS 特征的分析证实 PCOM 与增加的风险无关，而闭经和高雄激素血症与妊娠并发症[36]的风险高 4~5 倍有关。

有数据显示，PCOS 和非 PCOS 患者妊娠并发症风险增加的主要影响因素之一是胎盘。胎盘功能对于胎儿生长和妊娠的生理代谢变化至关重要。数据显示 PCOS[37]女性蜕膜滋养细胞浸润过程受损，并且胎儿出现的异常宏观和微观结果的发生率和程度均有所增加[38]。病变的发生率和程度与高雄激素血症和胰岛素抵抗的标志物之间存在显著和间接的关系，提示这两个因素可能是 PCOS 对滋养细胞和胎盘组织影响的主要决定因素[37, 38]。此外，PCOS 不同表型[39]的表现也不同。在典型和非 PCOM 表型的患者中，滋养层和胎盘组织的异常率更高，提示高雄激素血症和卵泡数过多（如 PCOM）所起的重要作用，分别作为有利预后[39]的阴性和阳性预测。

另一方面，一项回顾性的大型分析[40]显示，卵母细胞的数量与早产的不良产科结局以及 IVF 治疗后出生体重较轻的婴儿之间存在关联。具体来说，取卵超过 20 个卵母细胞的妇女发生产科不良结局的风险较高，提示可能与 PCOS/PCOM[40] 有关。此外，虽然没有提供关于促性腺激素剂量和使用方案的数据，但可以推出过度的卵巢刺激与不良妊娠结局有关的结论。

基于这些考虑，对不孕症和 PCOS 的横向考虑对于认识不孕症 / 低生育能力领域综合征的特殊性及重要性是显而易见的。最近的一项关于试管婴儿中心 PCOS 不孕患者诊断和管理的在线调查（http://www.ivf-worldwide.com/survey/pcos-results.html）表明，不孕不育治疗和 ART 治疗方面的专家对 PCOS 的定义、诊断和治疗往往有异质性和错误的想法和观念。因此，在 PCOS 的背景下对不孕不育的最新知识可能是需要的。这些将在本书中出现，以及基于循证指导为基础的治疗建议。下一章将深入讨论 PCOS 患者的无排卵、卵母细胞质量和子宫内膜功能。此后还将探讨 PCOS 不孕患者的不孕和亚生育的影响因素，以及 PCOS 表型对生殖结局的影响和相互作用。本书将对包括枸橼酸氯米芬、来曲唑、二甲双胍、肌醇和促性腺激素在内的治疗 PCOS 相关排卵障碍的经典药物治疗方法以及腹腔镜卵巢钻孔和针灸等其他可能的治疗方法进行综述。此外，谨慎和批判性的研究不仅将致力于非药理学方法，如生活方式干预，而且还用于进行子宫内人工授精的诱导排卵、有或没有 IVM 的 IVF。最后，考虑到所有潜在和可用的治疗方法，特别重要的是，PCOS 女性不育症的治疗策略应被视为一个或多个干预措施的同时和 / 或序贯关联，以最大限度地保证在更短的时间内以更安全的方式使母亲生育一个健康的婴儿。

参考文献

[1]　Zawadzki J, Dunaif A. Diagnostic criteria for polycystic ovary syndrome: towards a rational approach. In: Dunaif A, Givens HR, Haseltine FP, Merriam GR, editors. Polycystic ovary syndrome. Boston: Blackwell Scientific; 1992. p. 377-84.

[2]　Amsterdam ESHRE/ASRM-Sponsored 3rd PCOS Consensus Workshop Group. Consensus on women's health aspects of polycystic ovary syndrome (PCOS). Hum Reprod. 2012; 27: 14-24.

[3]　Azziz R, Carmina E, Dewailly D, Diamanti-Kandarakis E, Escobar-Morreale HF, Futterweit W, Janssen OE, Legro RS, Norman RJ, Taylor AE, Witchel SF, Androgen Excess Society. Positions statement: criteria for defining polycystic ovary syndrome as a predominantly hyperandrogenic syndrome: an Androgen Excess Society guideline. J Clin Endocrinol Metab. 2006; 91: 4237-45.

[4]　NIH Office of Disease Prevention. Evidence-based Methodology Workshop on Polycystic Ovary Syndrome. Expert Panel Guidelines on PCOS. 2012, https://prevention.nih.gov/docs/ programs/pcos/FinalReport.pdf.

[5]　Legro RS, Arslanian SA, Ehrmann DA, Hoeger KM, Murad MH, Pasquali R, Welt CK. Diagnosis and

treatment of polycystic ovary syndrome: an endocrine society clinical practice guideline. J Clin Endocrinol Metab. 2013; 98: 4565-92.

[6]   Dumesic DA, Oberfield SE, Stener-Victorin E, Marshall JC, Laven JS, Legro RS. Scientific statement on the diagnostic criteria, epidemiology, pathophysiology, and molecular genetics of polycystic ovary syndrome. Endocr Rev. 2015; 36: 487-525.

[7]   Orio F, Palomba S. Reproductive endocrinology: new guidelines for the diagnosis and treatment of PCOS. Nat Rev Endocrinol. 2014; 10: 130-2.

[8]   Jayasena CN, Franks S. The management of patients with polycystic ovary syndrome. Nat Rev Endocrinol. 2014; 10: 624-36.

[9]   Yildiz BO, Azziz R, Androgen Excess and PCOS Society. Ovarian and adipose tissue dysfunction in polycystic ovary syndrome: report of the 4th special scientific meeting of the Androgen Excess and PCOS Society. Fertil Steril. 2010; 94: 690-3.

[10]   Conway G, Dewailly D, Diamanti-Kandarakis E, Escobar-Morreale HF, Franks S, Gambineri A, Kelestimur F, Macut D, Micic D, Pasquali R, Pfeifer M, Pignatelli D, Pugeat M, Yildiz BO, ESE PCOS Special Interest Group. The polycystic ovary syndrome: a position statement from the European Society of Endocrinology. Eur J Endocrinol. 2014; 171: 1-29.

[11]   Thessaloniki ESHRE/ASRM-Sponsored PCOS Consensus Workshop Group. Consensus on infertility treatment related to polycystic ovary syndrome. Fertil Steril. 2008; 89: 505-22.

[12]   Goodman NF, Cobin RH, Futterweit W, Glueck JS, Legro RS, Carmina E. American Association of Clinical Endocrinologists, American College of Endocrinology, and Androgen Excess and PCOS Society disease state clinical review: guide to the best practices in the evaluation and treatment of polycystic ovary syndrome—part 2. Endocr Pract. 2015; 21: 1415-26.

[13]   Palomba S, Falbo A, Zullo F. Management strategies for ovulation induction in women with polycystic ovary syndrome and known clomifene citrate resistance. Curr Opin Obstet Gynecol. 2009; 21: 465-73.

[14]   Palomba S, Falbo A, Di Cello A, Cappiello F, Tolino A, Zullo F. Does metformin affect the ovarian response to gonadotropins for in vitro fertilization treatment in patients with polycystic ovary syndrome and reduced ovarian reserve? A randomized controlled trial. Fertil Steril. 2011; 96: 1128-33.

[15]   Dunaif A, Fauser BC. Renaming PCOS-a two-state solution. J Clin Endocrinol Metab. 2013; 98: 4325-8.

[16]   Palomba S, Daolio J, La Sala GB. Oocyte quality and competence in women with polycystic ovary syndrome. Trend Endocrinol Metab. 2017; 28: 186-98.

[17]   Kuang H, Jin S, Hansen KR, Diamond MP, Coutifaris C, Casson P, Christman G, Alvero R, Huang H, Bates GW, Usadi R, Lucidi S, Baker V, Santoro N, Eisenberg E, Legro RS, Zhang H, Network RM. Identification and replication of prediction models for ovulation, pregnancy and live birth in infertile women with polycystic ovary syndrome. Hum Reprod. 2015; 30: 2222-33.

[18]   Legro RS, Barnhart HX, Schlaff WD, Carr BR, Diamond MP, Carson SA, Steinkampf MP, Coutifaris C, McGovern PG, Cataldo NA, Gosman GG, Nestler JE, Giudice LC, Leppert PC, Myers ER, Cooperative Multicenter Reproductive Medicine Network. Clomiphene, metformin, or both for infertility in the polycystic ovary syndrome. N Engl J Med. 2007; 356: 551-66.

[19]   Legro RS, Brzyski RG, Diamond MP, Coutifaris C, Schlaff WD, Casson P, Christman GM, Huang H, Yan Q, Alvero R, Haisenleder DJ, Barnhart KT, Bates GW, Usadi R, Lucidi S, Baker V, Trussell JC, Krawetz SA, Snyder P, Ohl D, Santoro N, Eisenberg E, Zhang H, NICHD Reproductive Medicine Network. Letrozole versus clomiphene for infertility in the polycystic ovary syndrome. N Engl J Med. 2014; 371: 119-29.

[20]   Engmann L, Maconochie N, Sladkevicius P, Bekir J, Campbell S, Lin TS. The outcome of invitro fertilization treatment in women with sonographic evidence of polycystic ovarian morphology. Hum Reprod. 1999; 14: 167-71.

[21]   Sigala J, Sifer C, Dewailly D, Robin G, Bruyneel A, Ramdane N, Lefebvre-Khalil V, Mitchell V, Decanter C. Is polycystic ovarian morphology related to a poor oocyte quality after controlled ovarian hyperstimulation for intracytoplasmic sperm injection? Results from a prospective, comparative study. Fertil Steril. 2015; 103: 112-8.

[22]   Holte J, Brodin T, Berglund L, Hadziosmanovic N, Olovsson M, Bergh T. Antral folliclecounts are strongly associated with live-birth rates after assisted reproduction, with superiortreatment outcome in women with polycystic ovaries. Fertil Steril. 2011; 96: 594-9.

[23]   Wiser A, Shalom-Paz E, Hyman JH, Sokal-Arnon T, Bantan N, Holzer H, Tulandi T. Agerelated normogram for antral follicle count in women with polycystic ovary syndrome. Reprod Biomed Online. 2013; 27: 414-8.

[24]　Kalra SK, Ratcliffe SJ, Dokras A. Is the fertile window extended in women with polycystic ovary syndrome? Utilizing the Society for Assisted Reproductive Technology registry to assess the impact of reproductive aging on live-birth rate. Fertil Steril. 2013; 100: 208-13.

[25]　Ramezanali F, Ashrafi M, Hemat M, Arabipoor A, Jalali S, Moini A. Assisted reproductive outcomes in women with different polycystic ovary syndrome phenotype: the predictive value of anti-Mullerian hormone. Reprod Biomed Online. 2016; 32: 503-12.

[26]　Garg D, Tal R. The role of AMH in the pathophysiology of polycystic ovarian syndrome. Reprod Biomed Online. 2016; 33: 15-28.

[27]　Christiansen SC, Eilertsen TB, Vanky E, Carlsen SM. Does AMH reflect follicle number similarly in women with and without PCOS? PLoS One. 2016; 11: e0146739.

[28]　Dewailly D. Diagnostic criteria for PCOS: is there a need for a rethink? Best Pract Res Clin Obstet Gyneacol. 2016; 37: 5-11.

[29]　Guzman L, Ortega-Hrepich C, Polyzos NP, Anckaert E, Verheyen G, Coucke W, Devroey P, Tournaye H, Smitz J, De Vos M. A prediction model to select PCOS patients suitable for IVM treatment based on anti-Mullerian hormone and antral follicle count. Hum Reprod. 2013; 28: 1261-6.

[30]　Hart R, Doherty DA. The potential implications of a PCOS diagnosis on a woman's long-term health using data linkage. J Clin Endocrinol Metab. 2015; 100: 911-9.

[31]　Hudecova M, Holte J, Olovsson M, Sundström PI. Long-term follow-up of patients with polycystic ovary syndrome: reproductive outcome and ovarian reserve. Hum Reprod. 2009; 24: 1176-83.

[32]　Heijnen EM, Eijkemans MJ, Hughes EG, Laven JS, Macklon NS, Fauser BC. A meta-analysis of outcomes of conventional IVF in women with polycystic ovary syndrome. Hum Reprod Update. 2006; 12: 13-21.

[33]　Barnhart KT. Live birth is the correct outcome for clinical trials evaluating therapy for the infertile couple. Fertil Steril. 2014; 101: 1205-8.

[34]　Legro RS, Wu X, Barnhart K, Niederberger C, Ng EH, Palomba S, Maria AS, Emilia R, Zhang H, Farquhar C, Rebar RW, Pellicer A, Reindollar R, Fauser BC, Tapanainen JS, Evers H, Shankaran S, Silver RM, Mol B, Norman RJ, Silver RM, Bhattacharya S, Vanderpoel S, Bhattacharya S, Evers JL, Ng EH, Niederberger C, Norman RJ, Palomba S, Pellicer A, Reindollar R, Rebar R, Shankaran S, Silver RM, Tapanainen JS, Vanderpool S, Zhang H. Improving the reporting of clinical trials of infertility treatments (IMPRINT): modifying the CONSORT statement. Hum Reprod. 2014; 29: 2075-82.

[35]　Palomba S, de Wilde MA, Falbo A, Koster MP, La Sala GB, Fauser BC. Pregnancy complications in women with polycystic ovary syndrome. Hum Reprod Update. 2015; 21: 575-92.

[36]　Palomba S, Falbo A, Russo T, Tolino A, Orio F, Zullo F. Pregnancy in women with polycystic ovary syndrome: the effect of different phenotypes and features on obstetric and neonatal outcomes. Fertil Steril. 2010; 94: 1805-11.

[37]　Palomba S, Russo T, Falbo A, Di Cello A, Amendola G, Mazza R, Tolino A, Zullo F, Tucci L, La Sala GB. Decidual endovascular trophoblast invasion in women with polycystic ovary syndrome: an experimental case-control study. J Clin Endocrinol Metab. 2012; 97: 2441-9.

[38]　Palomba S, Russo T, Falbo A, Di Cello A, Tolino A, Tucci L, La Sala GB, Zullo F. Macroscopic and microscopic findings of the placenta in women with polycystic ovary syndrome. Hum Reprod. 2013; 28: 2838-47.

[39]　Palomba S, Falbo A, Chiossi G, Tolino A, Tucci L, La Sala GB, Zullo F. Early trophoblast invasion and placentation in women with different PCOS phenotypes. Reprod Biomed Online. 2014; 29: 370-81.

[40]　Sunkara SK, La Marca A, Seed PT, Khalaf Y. Increased risk of preterm birth and low birthweight with very high number of oocytes following IVF: an analysis of 65868 singleton live birth outcomes. Hum Reprod. 2015; 30: 1473-80.

2

诊断标准

Francesco Orio, Giovanna Muscogiuri

2.1 概　述

PCOS 是一种影响代谢和激素水平的高度异质性的复杂疾病，是女性不孕的主要原因之一。近 20 年来，我们做了很多努力以确定该综合征的诊断标准。我们逐渐认识到除了激素方面的影响以外，代谢方面的影响如胰岛素抵抗、肥胖以及易发生早于预期的葡萄糖不耐受状态等方面的影响也应包括在诊断标准中，以便为患者制订全面的治疗计划。此外，PCOS 的家族聚集现象（包括男性和女性家属）提示该综合征具有遗传背景。全基因组相关研究已经确定了一些候选基因，目前仍需要更多的研究以确定这些基因在该疾病发展中的作用。

在本章中，我们将总结和讨论 PCOS 的主要诊断标准，重点阐述各种诊断标准的潜在优势和局限性。

2.2 历史观点

1935 年，Stein 和 Leventhal 描述了几例双侧卵巢手术的病例，这些病例月经稀发或闭经，且合并双侧 PCOM[1]。在这些患者中，3 例表现出肥胖，5 例表现出多毛症状，只有 1 例患者同时表现出肥胖和多毛症状。这些发现很重要，可以证明并非所有 PCOS 的临床特征都必须具备形态学证实的卵巢多囊样改变[2-4]。

多年来，促黄体激素 / 卵泡刺激素（LH/FSH）比值升高一直被用作 PCOS 的诊断试验。事实上，PCOS 女性存在促性腺激素分泌缺陷，包括 LH 水平升高，LH/FSH 比值升高，LH 脉冲频率和振幅增加[5, 6]。尽管大量使用该参数诊断 PCOS，对该比值临床效用的担忧导致鹿特丹欧洲人类生殖与胚胎学学会及美国生殖医学学会（ESHRE/ASRM）推荐的 PCOS 共识声明反对纳入这项参数。

经阴道超声的检查引入至关重要。有证据表明月经过少、肥胖和多毛症患者超声上并非必然存在典型的 PCOM[7, 8]。对 PCOS 的病因学的认识一直以来还不是很清楚，已修订了几次 PCOS 的诊断标准 [2, 9]。专业医生在诊断标准的使用上以及一线和二线治疗方案的选择上可能仍然存在差异 [9]。

2.3 可用的诊断标准

目前，广泛使用的 PCOS 诊断标准主要为以下三种。

2.3.1 美国国家卫生研究院（NIH）标准

第一种标准来自 1990 年 4 月 16 日至 18 日 NIH 的专家会议的议程，此次会议部分赞助由美国国家儿童健康和人类疾病研究所（NICHD）提供。在这次会议中，所有与会者都参与了 "PCOS 特征有哪些" 的调查。Zawadski 博士和 Dunaif 博士总结了会议记录中的调查结果 [10]，得出结论，PCOS 的主要标准应包括：①高雄激素体征（定义为四肢末端毛发过多呈男性分布、痤疮或雄激素性脱发）和 / 或高雄激素血症（血清雄激素水平升高，尤其是总睾酮、生物可利用的睾酮或血清游离睾酮的升高）；②无排卵或稀发排卵（无排卵可能表现为月经频发，周期 < 21 天或月经稀发，周期 > 35 天；黄体中期黄体酮低于 3~4ng/mL 可能有助于诊断）；③排除其他已知疾病（表 2.1）。

多毛症可以使用 Ferriman-Gallwey 评分或改良 Ferriman-Gallwey 评分来进行评估（图 2.1）。

表 2.1　根据 1990 年 NIH 会议的 PCOS 诊断标准，修订后的标准来自 ESHRE/ASRM 主办的共识会议（2003）和雄激素过多和 PCOS 协会（2006）的标准

NIH 标准（1990）	ESHRE/ASRM 标准（2003）	雄激素过多和 PCOS 协会（2006）
必须包括以下所有内容： —高雄激素体征或高雄激素血症 —稀发排卵或无排卵	必须包括以下内容中的两项： —稀发排卵或无排卵 —高雄激素的临床体征和 / 或生化表现 —多囊卵巢	要求具备以下所有内容： —多毛症和 / 或高雄激素血症 —稀发排卵和 / 或多囊卵巢

排除其他可能的相关疾病：卵巢或肾上腺分泌雄激素的肿瘤、甲状腺疾病、高泌乳素血症、非经典型先天性肾上腺皮质增生症

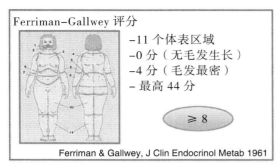

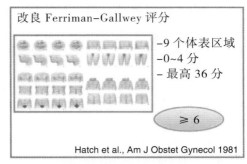

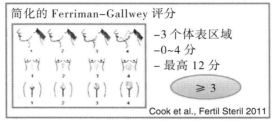

图 2.1　Ferriman-Gallwey 评分系统用于诊断多毛症。在经典的 Ferriman-Gallwey 评分中，11 个体表区域的评分从 0 分（无末梢毛发生长）到 4 分（末梢毛发过度生长），并在每个区域添加数字以获得总分。得分超过 8 分通常定义为多毛症。在改良 Ferriman- Gallwey 评分中，9 个体表区域的每一处从 0 分（无末梢毛发生长）到 4 分（末梢毛发过度生长），每个区域的得分相加为总分，总分 ≥ 6 分通常定义为多毛症。在简化的 Ferriman-Gallwey 评分中，3 个体表区域的评分均为 0 分（无末梢毛发生长）到 4 分（末梢毛发过度生长），每个区域的得分相加为总分，总分 ≥ 3 分通常定义为多毛症

　　PCOS 的鉴别诊断包括先天性肾上腺皮质增生（促肾上腺皮质激素刺激后 17-羟黄体酮高于 300ng/dL）、高泌乳素血症（泌乳素水平高于 12mg/L）、甲状腺功能减退（TSH 高于 4.5mLU/L），库欣综合征（23:00 时唾液皮质醇高于 0.15μg/dL，24 小时尿游离皮质醇高于 50μg/d，1mg 地塞米松过夜抑制试验高于 1.8μg/dL），原发性卵巢功能不全（FSH 高于 30mUI/mL，雌二醇低于 20pg/mL），分泌雄激素的肾上腺肿瘤和卵巢癌。分泌雄激素的肿瘤与高水平的雄烯二酮（> 3ng/mL）和 / 或 DHEA-S（> 3500ng/mL）和 / 或 DHEA（> 9ng/dL）有关。然而，大多数常见的 PCOS 的特征并非该病所特有。事实上，月经稀发在初潮后的正常青春期很常见，因此也不是青少年所特有的。正如痤疮也很常见，但是在青春期中痤疮出现的时间短暂。

　　NIH 的调查结果将 PCOS 的诊断归为排除其他雄激素紊乱及卵巢雄激素肿瘤的疾病。NIH/NICHD 的标准将临床高雄激素血症解释为多毛症，因为 70% 的多毛妇女是高雄激素血症[2]。因此，三项表型基本是确定的：（a）多毛、高雄激素血症和稀发排卵；（b）多毛、稀发排卵；（c）高雄激素血症和稀发排卵（表 2.1）。由于

这一标准，人们已经开始认识到这种疾病的高发病率[2, 3, 7, 8]和胰岛素抵抗的高发生率[9, 11]。2 型糖尿病的发病风险常常伴随这种综合征而增加[12, 13]。诊断标准的扩大导致了大量比较 PCOS 表型的研究产生。然而，诊断标准的扩大也造成各项研究中涵盖了多种表型而缺乏分类。此次调查中未能准确定义 PCOS 的表型导致文献中的混乱，因为 PCOS 各种表型的代谢特征各不相同。基于这一点，Dunaif 和 Fauser 博士提出按代谢表型和生殖表型来分类[14]。这些诊断标准引起的主要争论围绕着这样一个事实：即在月经规律、有排卵的妇女中多囊卵巢、多毛和高雄激素血症也很常见[15, 16]。这是因为无排卵不一定是慢性的，间断性的或长期性的无排卵，偶尔出现有排卵的规律月经周期，可以和无排卵性阴道出血或闭经交替出现[1, 17, 18]。

2.3.2　ESHRE/ASRM 标准

在 ESHRE/ASRM 的专题研讨会上，是否将伴有多囊卵巢和高雄激素血症的有排卵妇女纳入 PCOS 的范围是一主要决定因素。ESHRE 和 ASRM 发起的 PCOS 的专家共识会议于 2003 年 5 月 1 日至 3 日在荷兰鹿特丹召开[19, 20]。会议记录中推荐：以下三项特征具备两项时可被诊断为 PCOS：①稀发排卵和 / 或无排卵；②高雄激素的临床和 / 或生化表现；③ PCOM。这些标准再次强调指出，PCOS 是一排除性的诊断（见上文和表 2.1）。

根据 2003 年鹿特丹标准，PCOM 是指经阴道超声测定至少 1 个卵巢上直径在 2~9mm 的卵泡 ≥ 12 个，无论卵泡位置如何，和 / 或卵巢总体积 ≥ 10mL^3（表 2.2）[19, 20]。这个定义与 Adams 及其同事[21]最初提出的使用经腹超声测量的方法略有不同，后者将 PCOM 定义为卵巢一个切面上直径在 2~8mm 的卵泡至少 10 个，卵泡围绕卵巢边缘密集排列或分散在增生的间质中。后来的研究人员修改了他们的定义，认为 PCOS 为含有至少 8 个直径在 2~8mm 的卵泡[22]。使用修改后的 Adams[22]等人的方法进行定义部分妇女未归入 PCOS，同时可以忽略鹿特丹标准。

表 2.2　2003 年鹿特丹共识提出超声下的卵巢特征用于 PCOM 形态学诊断

2003 年鹿特丹标准	
卵泡数	≥ 12 个卵泡
卵泡大小	直径 2~9mm
卵巢大小	≥ 10mL^3

最近使用三维超声检查可以评估卵巢体积和卵泡数。利用这两项参数之间的差异，可以评估卵巢间质的体积。间质体积与卵巢体积之比可作为 PCOS 的诊断特征，

并与雄激素浓度相关，这些指标已被证明有评估价值[23]。但是，间质体积是一个变量，与整个卵巢体积密切相关。这就是为什么间质体积评估在临床实践中用处不大的原因。

应该指出的是，2003 年鹿特丹标准定义的患者人群包括那些先前根据 1990 NIH / NICHD 标准已诊断患有 PCOS 的女性。实际上，2003 年的鹿特丹标准已扩大但未取代 NIH（1990）标准。2003 年鹿特丹标准添加了两种新的 PCOS 表型，即：①有 PCOM、多毛症和 / 或高雄激素血症，但排卵正常的女性；②患有 PCOM 和不规则排卵但没有雄激素过多表现的女性[24-26]。接受这两种表型的结果是，2003 年的鹿特丹标准增加了这种疾病的表型异质性，从而减少了对该病共同的潜在异常的遗传学和其他分子学研究。但是，PCOM 的发现可以预测患者对诱导排卵的反应，因为这种卵巢形态的女性对促性腺激素刺激的反应比排卵正常的女性更敏感，可能是由于小窦卵泡池较大可募集更多卵泡[27]。

有研究发现，抗苗勒管激素（AMH）水平和小卵泡数量以及卵巢体积之间存在正相关。已发表的研究结果表明，PCOS 患者的 AMH 水平较高，这可能有助于该综合征的诊断[28-30]。有学者建议，将 AMH 截断值 20pmol/L 用于诊断 PCOS[31]。此外，有研究表明，较高的 AMH 水平与月经稀发及高雄激素血症之间存在相关性。但是，由于检测血浆 AMH 水平的方法各异，很难比较先前的研究和确定 PCOS 患者的 AMH 截断值。

2.3.3　雄激素过多（AE）- 多囊卵巢综合征（PCOS）协会标准

2006 年由雄激素过多（AE）-PCOS 协会的工作组定义了最新标准，推荐以下 PCOS 诊断标准：①多毛症和 / 或高雄激素血症；②稀发排卵和 / 或 PCOM；③排除其他雄激素过多原因或相关疾病（表 2.1）。AE-PCOS（2006）试图在 NIH（1990）和鹿特丹（2003）之间取得平衡，仔细回顾文献来证实他们的标准[32]。在这个定义中，具有多毛症和 / 或高雄激素血症和 PCOM 的排卵女性，由于她们代谢紊乱风险增加（尽管低于典型患者）而被诊断为 PCOS 患者。然而，按照 AE-PCOS 协会标准定义的 PCOS 患者不包括仅表现出排卵障碍和超声提示 PCOS，但没有雄激素过多的患者。按照 AE-PCOS（2006）标准确定的 PCOS 患者代谢紊乱的风险增加，尽管该标准低于 NIH（1990）标准。

2.4 实际局限性和未来展望

目前 PCOS 诊断指南的主要局限性是其仅考虑生育和美容方面的疾病（如多毛、痤疮等），而未提及长期的风险控制[33]。2012 年 NIH 循证方法学研讨会的 PCOS 专家小组建议临床医生使用最新的鹿特丹标准进行诊断[34]。因此，在开始广泛使用鹿特丹标准或 AE-PCOS 协会标准与 1990 年 NIH 定义的 PCOS 最常见的表型后，PCOS 的患病率增加了 1 倍。对 PCOS 女性的评估应排除其他雄激素过多的疾病和子宫内膜癌的危险因素、情绪障碍、阻塞性睡眠呼吸暂停、糖尿病和心血管疾病[35]。但是，PCOS 诊断的三项主要特征中每一项都存在局限性和弱点，详见表 2.3。

表 2.3　PCOS 主要诊断依据的优势和劣势

诊断标准	优势	劣势
高雄激素血症	作为所有主要分类的组成部分，患者的主要临床问题	仅检测血液样本；检测结果因时间和年龄而异；正常值/数据不明确；不同实验室间的检测不是标准化的；临床高雄激素血症很难量化，可能会因种族不同而有所不同
排卵障碍		正常排卵在不同年龄情况不同；排卵障碍很难客观评估
PCOM	历史上与综合征有关	技术依赖性；很难获得标准化测量；可能存在于其他疾病中（低特异性）

由 Legro 等人修改[35]

欧洲内分泌学会建议在实施 PCOS 诊断标准过程中使用新的雄激素过多和卵巢功能障碍的生物标记物，特别是制订更客观的方法来定义并量化身体不同部位的多毛症。此外，他们建议更多关注雄激素对代谢的影响，并作为预防 2 型糖尿病和心血管事件的关键点，不仅在育龄期要关注，绝经后也要长期关注[36]。最近，人们强调了这一概念，即修正的 PCOS 诊断可能对代谢相关和心血管风险产生影响，并导致适当的干预，这取决于妇女的年龄、生育状况和她自己对疾病的关注度。此外，诊治 PCOS 女性的不孕症需要了解无排卵的病理生理机制[37]。最后，必须强调的是，PCOS 诊断不等同于 PCOM。事实上，PCOM 可能是广义的 PCOS 一部分，其中只有少数患者可能出现高雄激素血症，大多数患者没有激素异常[4]。AE-PCOS 协会的工作组报告建议使用每个卵巢的卵泡数来定义 PCOM，设定阈值为 ≥ 25，但仅限于具备能够提供最大卵泡分辨率的新技术（即传感器频率 ≥ 8MHz）。如果没有这种技术，他们建议在日常实践中使用卵巢体积而不是每个卵巢的卵泡数量来诊断PCOM，但不适用于需要研究患者精确完整的表征（表 2.4）。提出恰当的卵泡数阈值受多种因素的影响，如表 2.5 所述[38]。如表 2.2 所述，ASRM/ESHRE 的推荐标准建议至少完成以下诊断 PCOM 的标准之一：直径 2~9mm 的卵泡 ≥ 12 个或卵巢体积增加（≥ 10mL³）。如果有直径 > 10mm 的卵泡，要在卵巢静止状态重复超声扫描以计算体积和面积。单个卵巢存在多囊足以诊断 PCOS，诊断中不需要描述卵泡的分布和间质的情况[39]。

表 2.4　PCOM 的新诊断工具（和阈值）

（1）以每个卵巢的卵泡数（FNPO）定义 PCOM 的阈值应该是每个切面 ≥ 25 个卵泡
（a）该阈值适用于较新的成像技术（主要是探头频率 ≥ 8MHz）
（b）建议使用 FNPO 评估，意义超过卵巢体积评估，因为 FNPO 已被证明对 PCOS 的预测性更高，并且在 18~35 岁人群中变异性较小
（c）实时测量方法应遵循最近提出的标准化原则。无论是 2D 还是 3D 超声，必须在完成学习曲线测量和标准化测量方法后应用离线方法测量
（2）卵巢体积的阈值应 ≥ 10mL³，当图像质量欠佳测量 FNPO 不可靠时，测量卵巢体积可能有意义
（3）目前使用检测 AMH 作为超声检查的替代指标仅用于研究目的。标准测量技术出现之前，可以使用内部 AMH 阈值评估 PCOM

来自 Dewailly 等人，Hum Reprod Update 2014

表 2.5　多囊卵巢卵泡数阈值变化的参数

	研究中不一致的参数	考虑因素
临床人群	PCOS 定义	产生异质性人群的潜在因素
		多囊卵巢纳入诊断标准有争议
	对照组纳入标准	用于对照的人群募集方法不确定
		作为对照的低生育力妇女的适合标准
		多囊卵巢作为排除标准有争议
	年龄	阈值不适用于 < 18 岁和 > 35 岁的女性
	种族	卵泡数量可能因种族人群不同而异
统计学方法	任意截断值	医生判读误差
	基于 100% 的特异性	偏差是因为测试灵敏度有差异
	应用 Youden 指数做 ROC 曲线分析	平衡测试灵敏度和特异性
	第 95 百分位数控制人群	承认假阴性率
		承认假阳性率

续表 2.5　多囊卵巢卵泡数阈值变化的参数

	研究中不一致的参数	考虑因素
技术问题	新旧技术问题	使用新的超声技术可以探查到更多卵泡
	腹部超声与阴道超声	腹部超声适用于特定的临床人群
		低频率腹部超声可视性较差，尤其对于肥胖患者
	实时计数与离线计数	增加事后分析所用时间
		离线方法卵泡计数偏多
		离线计数有可能提高卵泡测量的精确度
	2D 与 3D 卵泡计数	3D 设备增加费用
		3D 技术为患者提供更短的扫描时间
		3D 技术可以多平面扫描和测量体积，评估存储图像中的卵泡数
		3D 多平面视图使卵泡计数具有最高的可靠性
		3D 方法降低重复卵泡计数
		应用重建模型自动评估卵泡计数需要进一步验证

　　AMH 测定也被建议作为 PCOS 的诊断标准，特别是诊断 PCOM 或窦卵泡过多[40]。此外，AMH 浓度似乎可有效预测无 PCOM 的 PCOS 女性的妊娠率和活产率[41]。这个问题将在第 8 章中深入讨论。

结　论

　　虽然 PCOM 很明显是 PCOS 的一个常见特征，但这一争论强调迫切需要进一步研究 PCOS 及其相关表型和发病率。建立 PCOS 的诊断标准至关重要，因为 PCOS 的远期影响目前尚不清楚，该病的早期治疗，包括不孕症的管理，可能会在预防代谢和心血管疾病中发挥作用。新一代超声检查以及抗苗勒管激素的检测和 PCOS 的遗传学发展可能有助于研发 PCOS 女性的个体化治疗策略。

参考文献

[1]　Stein IF, Leventhal ML. Amenorrhea associated with bilateral polycystic ovaries. Am J Obstet Gynecol. 1935; 29: 181-91.

[2]　Azziz R, Sanchez LA, Knochenhauer ES, Moran C, Lazenby J, Stephens KC, Taylor K, Boots LR. Androgen excess in women: experience with over 1000 consecutive patients. J Clin Endocrinol Metab. 2004; 89: 453-62.

[3] Diamanti-Kandarakis E, Kouli CR, Bergiele AT, Filandra FA, Tsianateli TC, Spina GG, Zapanti ED, Bartzis MI. A survey of the polycystic ovary syndrome in the Greek island of Lesbos: hormonal and metabolic profile. J Clin Endocrinol Metab. 1999; 84(11): 4006.

[4] Orio F, Palomba S, Carbone M, Muscogiuri G. Prevalence of polycystic ovary morphology in a region of South Italy. J Ultrasound. 2016; 19: 301-2.

[5] Fauser BC, Pache TD, Lamberts SW, Hop WC, de Jong FH, Dahl KD. Serum bioactive and immunoreactive luteinizing hormone and follicle-stimulating hormone levels in women with cycle abnormalities, with or without polycystic ovarian disease. J Clin Endocrinol Metab. 1991;73:811-7.

[6] Taylor AE, McCourt B, Martin KA, Anderson EJ, Adams JM, Schoenfeld D, Hall JE. Determinants of abnormal gonadotropin secretion in clinically defined women with polycystic ovary syndrome. J Clin Endocrinol Metab. 1997;82:2248-56.

[7] Michelmore KF, Balen AH, Dunger DB, Vessey MP. Polycystic ovaries and associated clinical and biochemical features in young women. Clin Endocrinol (Oxf). 1999;51:779-86.

[8] Asunción M, Calvo RM, San Millán JL. A prospective study of the prevalence of the polycystic ovary syndrome in unselected Caucasian women from Spain. J Clin Endocrinol Metab. 2000;85:2434-8.

[9] Carmina E, Koyama T, Chang L, Stanczyk FZ, Lobo RA. Does ethnicity influence the prevalence of adrenal hyperandrogenism and insulin resistance in polycystic ovary syndrome? Am J Obstet Gynecol. 1992;167:1807-12.

[10] Zawadski JK, Dunaif A. Diagnostic criteria for polycystic ovary syndrome: towards a rational approach. In: Dunaif A, Givens JR, Haseltine F, editors. Polycystic ovary syndrome. Boston, MA: Blackwell Scientific; 1992. p. 377-84.

[11] Legro RS, Finegood D, Dunaif A. A fasting glucose to insulin ratio is a useful measure of insulin sensitivity in women with polycystic ovary syndrome. J Clin Endocrinol Metab. 1998;83:2694.

[12] Ehrmann DA, Barnes RB, Rosenfield RL, Cavaghan MK, Imperial J. Prevalence of impaired glucose tolerance and diabetes in women with polycystic ovary syndrome. Diabetes Care. 1999;22:141-6.

[13] Legro RS, Kunselman AR, Dodson WC, Dunaif A. Prevalence and predictors of risk for type 2 diabetes mellitus and impaired glucose tolerance in polycystic ovary syndrome: a prospective, controlled study in 254 affected women. J Clin Endocrinol Metab. 1999;84:165-9.

[14] Dunaif A, Fauser BC. Renaming PCOS-a two-state solution. J Clin Endocrinol Metab. 2013;98:4325-8.

[15] Adams J, Polson DW, Franks S. Prevalence of polycystic ovaries in women with anovulation and idiopathic hirsutism. Br Med J (Clin Res Ed). 1986;293:355-9.

[16] Conway GS, Honour JW, Jacobs HS. Heterogeneity of the polycystic ovary syndrome: clinical, endocrine and ultrasound features in 556 patients. Clin Endocrinol (Oxf). 1989;30:459-70.

[17] Goldzieher JW, Green JA. The polycystic ovary. I. Clinical and histologic features. J Clin Endocrinol Metab. 1962;22:325-8.

[18] Baird DT, Corker CS, Davidson DW, Hunter WM, Michie EA, Van Look PF. Pituitary-ovarian relationships in polycystic ovary syndrome. J Clin Endocrinol Metab. 1977;45:798-801.

[19] Rotterdam ESHRE/ASRM-Sponsored PCOS Consensus Workshop Group. Revised 2003 consensus on diagnostic criteria and long-term health risks related to polycystic ovary syndrome. Fertil Steril. 2004;81:19-25.

[20] Rotterdam ESHRE/ASRM-Sponsored PCOS Consensus Workshop Group. Revised 2003 consensus on diagnostic criteria and long-term health risks related to polycystic ovary syndrome (PCOS). Hum Reprod. 2004;19:41-7.

[21] Adams J, Franks S, Polson DW, Mason HD, Abdulwahid N, Tucker M, Morris DV, Price J, Jacobs HS. Multifollicular ovaries: clinical and endocrine features and response to pulsatile gonadotropin releasing hormone. Lancet. 1985;2:1375-9.

[22] Adams JM, Taylor AE, Crowley WF Jr, Hall JE. Polycystic ovarian morphology with regular ovulatory cycles: insights into the pathophysiology of polycystic ovarian syndrome. J Clin Endocrinol Metab. 2004;89:4343-50.

[23] Fulghesu AM, Angioni S, Frau E, Belosi C, Apa R, Mioni R, Xamin N, Capobianco GP, Dessole S, Fruzzetti F, Lazzarini V, Minerba L, Melis GB, Lanzone A. Ultrasound in polycystic ovary syndrome-the measuring of ovarian stroma and relationship with circulating androgens: results of a multicentric study. Hum Reprod. 2007;22:2501-8.

[24] Ferriman D, Gallwey JD. Clinical assessment of body hair growth in women. J Clin Endocrinol Metab. 1961;21:1440-7.

[25]   Hatch R, Rosenfield RL, Kim MH, Tredway D. Hirsutism: implications, etiology, and management. Am J Obstet Gynecol. 1981;140:815-30.

[26]   Cook H, Brennan K, Azziz R. Reanalyzing the modified Ferriman-Gallwey score: is there a simpler method for assessing the extent of hirsutism? Fertil Steril. 2011;96:1266-70.

[27]   van der Meer M, de Boer JA, Hompes PG, Schoemaker J. Cohort size rather than folliclestimulating hormone threshold level determines ovarian sensitivity in polycystic ovary syndrome. J Clin Endocrinol Metab. 1998;83:423-6.

[28]   Iliodromiti S, Kelsey TW, Anderson RA, Nelson SM. Can anti-Mullerian hormone predict the diagnosis of polycystic ovary syndrome? A systematic review and meta-analysis of extracted data. J Clin Endocrinol Metab. 2013;98:3332-40.

[29]   Pigny P, Merlen E, Robert Y, Cortet-Rudelli C, Decanter C, Jonard S, Dewailly D. Elevated serum level of anti-mullerian hormone in patients with polycystic ovary syndrome: relationship to the ovarian follicle excess and to the follicular arrest. J Clin Endocrinol Metab. 2003;88:5957-62.

[30]   Laven JS, Mulders AG, Visser JA, Themmen AP, De Jong FH, Fauser BC. Anti-Müllerian hormone serum concentrations in normoovulatory and anovulatory women of reproductive age. J Clin Endocrinol Metab. 2004;89:318-23.

[31]   Eilertsen TB, Vanky E, Carlsen SM. Anti-Mullerian hormone in the diagnosis of polycystic ovary syndrome: can morphologic description be replaced? Hum Reprod. 2012;27:2494-502.

[32]   Task Force on the Phenotype of the Polycystic Ovary Syndrome of the Androgen Excess Society. Position statement: the Androgen Excess Society evidence-based criteria for defining the polycystic ovary syndrome as a predominantly hyperandrogenic syndrome. J Clin Endocrinol Metab. 2006;91:9237-45.

[33]   Orio F, Palomba S. Reproductive endocrinology: new guidelines for the diagnosis and treatment of PCOS. Nat Rev Endocrinol. 2014;10:130-2.

[34]   NIH Office Disease Prevention. Evidence based methodology workshop on polycystic ovary syndrome. 2012 expert panel guidelines on PCOS.

[35]   Legro RS, Arslanian SA, Ehrmann DA, Hoeger KM, Murad MH, Pasquali R, Welt CK. Diagnosis and treatment of polycystic ovary syndrome: an endocrine society clinical practice guideline. J Clin Endocrinol Metab. 2013;98:4565-92.

[36]   Goodman NF, Cobin RH, Futterweit W, Glueck JS, Legro RS, Carmina E. American Association of Clinical Endocrinologists, American College of Endocrinology, and Androgen Excess and PCOS Society disease state clinical review: guide to the best practices in the evaluation and treatment of polycystic ovary syndrome-part 2. Endocr Pract. 2015;21:1415-26.

[37]   Conway G, Dewailly D, Diamanti-Kandarakis E, Escobar-Morreale HF, Franks S, Gambineri A, Kelestimur F, Macut D, Micic D, Pasquali R, Pfeifer M, Pignatelli D, Pugeat M, Yildiz BO, ESE PCOS Special Interest Group. The polycystic ovary syndrome: a position statement from the European Society of Endocrinology. Eur J Endocrinol. 2014;171:1-29.

[38]   Dewailly D, Lujan ME, Carmina E, Cedars MI, Laven J, Norman RJ, Escobar-Morreale HF. Definition and significance of polycystic ovarian morphology: a task force report from the Androgen Excess and Polycystic Ovary Syndrome Society. Hum Reprod Update. 2014;20:334-52.

[39]   Balen AH, Laven JS, Tan SL, Dewailly D. Ultrasound assessment of the polycystic ovary: international consensus definitions. Hum Reprod Update. 2003;9:505-14.

[40]   Dewailly D. Diagnostic criteria for PCOS: is there a need for a rethink? Best Pract Res Clin Obstet Gyneacol. 2016;37:5-11.

[41]   Ramezanali F, Ashrafi M, Hemat M, Arabipoor A, Jalali S, Moini A. Assisted reproductive outcomes in women with different polycystic ovary syndrome phenotype: the predictive value of anti-Mullerian hormone. Reprod Biomed Online. 2016;32:503-12.

3 排卵障碍

Ujvala Rao, Roy Homburg

3.1 概述

PCOS 在女性中占 10%，是无排卵性不孕最常见的原因。鉴于这一重要问题，人们对其病因和管理问题进行了大量研究，但仍不能明确 PCOS 引起排卵障碍的确切原因。PCOS 的特征是存在多个环节干扰排卵的过程，本章将对此进行探讨。在开始讨论前，我们先回顾一下正常排卵的过程。

3.2 排卵

下丘脑分泌促性腺激素释放激素（GnRH），这是一种十肽激素。其在下丘脑和垂体之间的门脉循环进行传导。相对低剂量的 GnRH 在外周血中难以检测到，但可以刺激卵泡刺激素（FSH）和促黄体生成素（LH）脉冲式分泌。FSH 半衰期较长，故检测困难。LH 脉冲的频率变化从卵泡期 60~90min 1 次到黄体晚期的 8~12h 1 次。在排卵前和黄体期，脉冲的振幅变化较明显 [1]。这种脉冲变化的特征是排卵过程的关键所在，因为持续性 GnRH 释放对下丘脑 – 垂体 – 卵巢轴具有抑制作用。

在卵泡发育过程中，卵母细胞被颗粒细胞和卵泡膜细胞包绕。随着优势卵泡的成熟，膜细胞分化为卵泡膜的内膜层和外膜层。随着黄体的退化，黄体酮、雌二醇（E2）和抑制素 A 的分泌减少，对下丘脑的负反馈抑制作用减弱，此次月经周期也随之结束。FSH 开始分泌并募集一群小窦卵泡，然后诱导颗粒细胞分化。FSH 还可增加优势卵泡对 LH 的敏感性，这是 LH 峰后约 36h 产生排卵的关键因素。膜细胞在 LH 作用下产生雄烯二酮和睾酮（T），雄烯二酮和睾酮被转运至颗粒细胞，在芳香化酶的作用下转化为 E2。芳香化酶在 FSH 的作用下激活，在这个过程中，E2 水平逐渐升高，直至产生对 FSH 分泌的负反馈抑制作用。

在月经周期中，多个要素共同促发形成 LH 分泌高峰。E_2 水平缓慢上升和其对垂体的负反馈作用突然转为对垂体的正反馈。与此同时，雌激素也增加了垂体 GnRH 受体的敏感性。LH 峰诱发排卵、通过诱导减数分裂刺激卵母细胞成熟以及使颗粒细胞黄素化直至形成黄体。

被选择发育的优势卵泡通常是对 FSH 刺激较敏感的一个卵泡。在负反馈作用机制下，随着 FSH 浓度的下降，这个卵泡会继续生长发育，并产生更高浓度的 E_2 和抑制素。

3.3　PCOS 排卵障碍

1935 年，Stein 和 Leventhal 通过对 7 名卵巢增大、闭经、不孕和多毛症妇女的观察进行总结，首次提出 PCOS 的概念。他们的猜想是硬化增厚的卵巢皮质阻碍了卵母细胞的排出，从而导致排卵障碍 [2]。卵巢楔形切除手术后恢复排卵似乎可以支持这一猜想。

近些年研究表明，PCOS 的基本功能障碍是卵巢自身内分泌紊乱——雄激素分泌过多。这与多种卵巢外激素分泌异常有关，包括胰岛素抵抗、高胰岛素血症以及 LH 浓度的升高 [3]。尽管以上这些激素的异常与 PCOS 有许多内分泌学上的联系，但这些单独的联系都不能解释 PCOS 的发病机制。

有研究发现，PCOS 在患病妇女的女性亲属中更为常见，这形成了一种假说，即 PCOS 是具有遗传特性的，但是发病概率可能受到环境因素的影响。一项研究发现，PCOS 患者的姐妹中有 22% 也符合 PCOS 诊断标准 [4]。早先人们认为 PCOS 表现出常染色体显性遗传模式，但这一观点尚未得到更多研究的证实，而是提出了一种更为复杂的遗传模式，涉及多种基因，如原纤维蛋白 -3 基因和一些编码胰岛素受体的基因如 IRS-1。然而这些发现缺乏可重复性，部分原因是样本量小和对相关基因检测的不完整。患有 PCOS 的妊娠妇女血清 T 水平升高，因此，PCOS 病因学的另一个假设是胎儿在宫内暴露于高雄激素。然而没有明确的证据证实这一现象，对于脐带血中雄激素水平的研究结果也不统一。增加性激素结合球蛋白（SHBG）的活性以及胎盘芳香化酶的活性可能有助于降低胎儿所接触的雄激素的有效浓度。目前，关于宫内雄激素暴露水平的研究仍在进行中 [5]。

近几年，抗苗勒管激素（AMH）已经成为评价 PCOS 自然进展的一个重要指标。下面我们就 AMH 与其他一些激素指标的作用进行探讨（另见第 8 章）。

3.3.1 促性腺激素释放异常

PCOS 与 LH 脉冲频率、振幅增加以及 FSH 脉冲频率的正常或衰减相关。对 PCOS 患者的女儿进行青春期前后的研究表明，PCOS 患者的下丘脑－垂体轴在早期就出现异常。与常规夜间出现的 LH 脉冲释放频率增加不同，PCOS 患者的 LH 脉冲频率在傍晚时增加。因此，在 PCOS 疾病进展中，显然 GnRH 脉冲的发生机制很早就发生了改变[6]。PCOS 女性的 LH 脉冲频率与有正常排卵周期的女性不同。LH 脉冲在整个月经周期中约每小时 1 次。目前尚不明确其原因，推测可能存在下丘脑、垂体或外周的反馈机制。

3.3.2 高雄激素血症

卵巢可以分泌三种性激素，即雌激素、孕激素和雄激素。不同于肾上腺，卵巢因缺乏 21-α 羟化酶及 11β－羟化酶而无法分泌糖皮质激素或盐皮质激素。卵巢分泌两种雄激素，分别是雄烯二酮和脱氢表雄酮（DHEA）。雄烯二酮是由卵巢间质细胞和卵泡膜细胞在 LH 的作用下产生的。女性体内的雄烯二酮一半来源于卵巢，另一半则来源于肾上腺。DHEA 主要来源于肾上腺。在 FSH 激活的芳香化酶作用下，雄烯二酮转化为 E_2，但如下文所述，PCOS 患者的芳香化酶活性降低，卵巢内多余的雄烯二酮转化为雌酮和睾酮，同时卵巢分泌雄烯二酮进入血液循环并在周围组织中部分转化为睾酮。因此，PCOS 患者体内雄烯二酮、睾酮、雌酮和 DHEA 浓度升高[7]。

体外实验发现，高雄激素水平加速了卵泡从原始卵泡向小窦卵泡的发育[8]。因此，多囊性卵巢的窦前卵泡和小窦卵泡的密度是正常女性卵巢的 6 倍。这些卵泡不按预期发育成为排卵卵泡，并且凋亡率也降低[9]，这就解释了多囊性卵巢的典型表现。

3.3.3 AMH

更多关于 AMH 的内容将在第 8 章中详述。简言之，AMH 仅由性腺产生，是转化生长因子，是转家族的一员[10]。它在孕早期由发育中的睾丸支持细胞分泌，以诱导男性胎儿的缪勒管退化。而在女性体内是由早期原始卵泡的颗粒细胞分泌的，伴随女性的一生。它的分泌在小窦卵泡中增加并达到高峰，当卵泡进入排卵前状态时，AMH 的分泌逐渐减少。一旦卵泡直径达到 10mm，由该卵泡分泌的 AMH 将无法被检测到。血清 AMH 与小窦卵泡的数量有很强的相关性，因此被广泛用作卵巢储备的衡量指标[11]。

由于 PCOS 妇女的窦前卵泡和窦卵泡数量增加，故其 AMH 水平显著高于卵巢功能正常的女性。这已被几项研究证实[12, 13]。然而，卵泡的数量并不是 PCOS 患者 AMH 水平升高的唯一原因。已有研究表明，无排卵性卵巢颗粒细胞产生的 AMH 是月经周期规律、功能正常卵巢的 75 倍，是有周期性排卵 PCOS 患者的 2 倍[14]。Laven 等还表明，AMH 浓度与 LH、睾酮、卵巢的平均体积以及卵泡数量呈正相关。也许正因为与以上这些因素相关，所以 AMH 水平越高，PCOS 就越严重。

AMH 在胎儿生命之外的功能一直是研究的主题，目前尚未明确。在啮齿类动物和人类颗粒细胞的研究中发现，暴露于高水平的 AMH 可降低芳香化酶 mRNA 的表达[15, 16]。这导致卵泡内 E_2 浓度低于预期[17]。Pellatt 等证实了这一发现并进一步证明了 AMH 具有降低 FSH 受体 mRNA 表达的作用。因此，AMH 被认为对 FSH 具有抑制作用即刺激卵泡发育的作用，当卵泡直径大于 10mm 时 AMH 浓度才开始下降[18]。

在 PCOS 患者中，表现为闭经妇女的血 AMH 水平明显高于月经周期延长的妇女，而月经周期延长妇女的血 AMH 水平高于月经周期规律的妇女[13]。这一发现的推论是，AMH 水平越高，排卵障碍越严重。

AMH 似乎还与 HPO 轴内的其他激素相互作用，从而进一步延长无排卵周期。相关机制如图 3.1 所示。

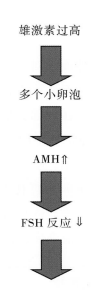

图 3.1 AMH 在 PCOS 性无排卵中的可能机制

3.3.3.1 FSH 和 AMH

在 PCOS 患者中低 FSH 浓度的发现有助于对其无排卵特征的理解。尽管血清 FSH 水平降低，但通常仍在正常范围内。然而有证据表明，FSH 的作用存在内源性抑制，这可能是由于窦卵泡中的高 AMH 水平引起的[18]。

很明显，AMH 的这种抑制作用可以通过外源性 FSH 或通过枸橼酸氯米芬（CC）刺激 FSH 的分泌来解除。CC 治疗大约可使 80% 的患者恢复排卵（详见第 9 章）。即使是低剂量的外源性 FSH 也能刺激优势卵泡发育[19]。这对于临床常见的 PCOS 不孕患者来说是一个令人开心的发现。

3.3.3.2 LH 和 AMH

AMH 和 LH 浓度呈显著正相关，这已被众多学者证实[17, 20, 21]，但是这种联系的确切机制还有待阐明。目前有各种可能的解释，如本章前文所述，LH 脉冲频率的紊乱是 PCOS 的早期病变，其导致血液循环中 LH 浓度增加。LH 受体只存在于卵泡膜细胞上，LH 作用于这些细胞，刺激胆固醇转化为雄烯二酮和睾酮，促进原始卵泡发育成窦前卵泡，进而产生大量的 AMH。

从这些联系中可以推断，恢复排卵的一种简单方法是减少卵巢中的卵泡数量，从而降低 AMH 浓度。这与 Stein 和 Leventhal 最初的发现相吻合，他们证实了楔形切除卵巢组织可以恢复排卵，如腹腔镜下卵巢打孔术减少卵泡数量。当年龄超过 40 岁，卵泡数量会锐减，因此 PCOS 患者在过了 40 岁后恢复正常月经周期并不罕见[22]。

然而，对于不孕的 PCOS 患者来说，期待至 40 岁后恢复正常月经或切除部分卵巢并不是首选的治疗方案。有多种诱导排卵的方法，将在本书后面的章节中进行讨论。在大部分情况下，AMH 浓度似乎可以用来预测治疗的反应性。至少减少体重的 5% 被证明可以恢复高达 60% PCOS 患者的排卵（详见第 13 章）。而对于减重前 AMH 水平较高的妇女，在减重后恢复正常月经周期的可能性较小[23]。一项腹腔镜下卵巢打孔手术前后 PCOS 患者 AMH 水平比较的研究发现，术前 AMH 较高的妇女术后恢复自发排卵的可能性较小，进一步明确术前 AMH 界值为 7.7ng/mL，高于该值则恢复自发性排卵的可能性不大[24]。

结　论

尽管尚未确定 PCOS 患者无排卵的确切病因，但上述各种因素，尤其是 AMH 的作用，有助于我们了解排卵障碍，并为制订治疗方案提供参考依据。

参考文献

[1] Al-Azemi M, Omu FE, Omu AE. The effect of obesity on the outcome of infertility management in women with polycystic ovary syndrome. Arch Gynecol Obstet. 2004;270:205-10.

[2] Stein IF, Leventhal ML. Amenorrhea associated with bilateral polycystic ovaries. Am J Obstet Gynecol. 1935;29:181-91.

[3] Homburg R. Androgen circle of polycystic ovary syndrome. Hum Reprod. 2009;24:1548-55.

[4] Legro RS, Driscoll D, Strauss 3rd JF, Fox J, Dunaif A. Evidence for a genetic basis for hyperandrogenemia in polycystic ovary syndrome. Proc Natl Acad Sci U S A. 1998;95:14956-60.

[5] Dumesic DA, Oberfield SE, Stener-Victorin E, Marshall JC, Laven JS, Legro RS. Scientific statement on the diagnostic criteria, epidemiology, pathophysiology, and molecular genetics of polycystic ovary syndrome. Endocr Rev. 2015;36:487-525.

[6] Marx TL, Metha AE. Polycystic ovary syndrome: pathogenesis and treatment over the short and long term.

Cleve Clin J Med. 2003;70:31-45.

[7] Goodman NF, Cobin RH, Futterweit W, Glueck JS, Legro RS, Carmina E. American Association of Clinical Endocrinologists, American Collefe of Endocrinology, and Androgen Excess and PCOS Society Disease state clinical review: guide to the best practice in the evaluation and treatment of polycystic ovary syndrome. Part 1. Endocr Pract. 2015;21:1291-300.

[8] Hillier SG, Tetsuka M. Role of androgens in follicle maturation and atresia. Ballière's Clin Obstet Gynaecol. 1997;11:249-60.

[9] Beloosesky R, Gold R, Almog B, Dantes A, Land-Bracha A, Hirsh L, Itskovitz-Eldor J, Lessing JB, Homburg R, Amsterdam A. Induction of polycystic ovary by testosterone in immature female rats: modulation of apoptosis and attenuation of glucose/insulin ratio. Int J Mol Med. 2004;14:207-15.

[10] Pepinsky RB, Sincalir LK, Chow EP, Mattaliano RJ, Manganaro TF, Donahoe PK, Cate RL. Proteolytic processing of Mullerian inhibiting substance produces a transforming growth factor beta like fragment. J Biol Chem. 1988;263:18961-4.

[11] van Rooij IA, Broekmans FJ, Scheffer GJ, Looman CW, Habbema JD, de Jong FH, Fauser BJ, Themmen AP, te Velde ER. Serum antimullerian hormone levels best reflect the reproductive decline with age in normal women with proven fertility: a longitudinal study. Fertil Steril. 2005;83:979-87.

[12] Cook CL, Siow Y, Brenner AG, Fallat ME. Relationship between serum Mullerian-inhibiting substance and other reproductive hormones in untreated women with polycystic ovarian syndrome and normal women. Fertil Steril. 2002;77:141-6.

[13] Pigny P, Jonard S, Robert Y, Dewailly D. Serum anti-mullerian hormone as a surrogate marker for antral follicle count for definition of the polycystic ovarian syndrome. J Clin Endocrinol Metab. 2006;91:941-5.

[14] Pellatt L, Hanna L, Brincat M, Galea R, Brain H, Whitehead S. granulosa cell production of anti-Mullerian hormone (AMH) is increased in polycystic ovaries. J Clin Endocrinol Metab 2007;92:240-245.

[15] di Clemente N, Goxe B, Remy JJ, Cate R, Josso N, Vigier B. Inhibitory effect of AMH upon the expression of aromatase and LH receptors by cultured granulose cells of rat and porcine immature ovaries. Endocrine. 1994;2:553-8.

[16] Grossman MP, Nakajima ST, Fallat ME, Siow Y. Mullerian-inhibiting substance inhibits cytochrome P450 aromatase activity in human granulosa lutein cell culture. Fertil Steril. 2007;89:1364-70.

[17] Laven JS, Mulders AG, Visser JA. Anti-Müllerian hormone serum concentrations in normoovulatory and anovulatory women of reproductive age. J Clin Endocrinol Metab. 2004;89:318-23.

[18] Pellatt L, Rice S, Dilaver N, Heshri A, Galea R, Brincat M, Brown K, Simpson ER, Mason HD. Anti-Müllerian hormone reduces follicle sensitivity to follicle-stimulating hormone in human granulosa cells. Fertil Steril. 2011;96:1246-51.

[19] Homburg R, Howles CH. Low-dose FSH therapy for anovulatory infertility associated with polycystic ovary syndrome: rational, results, reflections refinements. Hum Reprod Update. 1999;5:493-9.

[20] Piouka A, Famakiotis D, Katsikis I. Anti-Müllerian hormone levels reflect severity of PCOS but are negatively influenced by obesity: relationship with increased luteinizing hormone levels. Am J Physiol Endocrinol Metab. 2009;296:238-43.

[21] Homburg R, Ray A, Bhide P, Gudi A, Shah A, Timms P, Grayson K. The relationship of serum anti-Mullerian hormone with polycystic ovarian morphology and polycystic ovary syndrome: a prospective cohort study. Hum Reprod. 2013;28:1077-83.

[22] Elting MW, Kwee J, Korsen TJ. Aging women with polycystic ovary syndrome who achieve regular menstrual cycles have a smaller follicle cohort than those who continue to have irregular cycles. Fertil Steril. 2013;79:1154-60.

[23] Moran LJ, Noakes M, Clifton PM, Norman RJ. The use of anti-Müllerian hormone in predicting menstrual response after weight loss in overweight women with polycystic ovary syndrome. J Clin Endocrinol Metab. 2007;92:3796-802.

[24] Amer SA, Li TC, Ledger WL. The value of measuring anti-Müllerian hormone in women with anovulatory polycystic ovary syndrome undergoing laparoscopic ovarian diathermy. Hum Reprod. 2009;24:2760-6.

4 卵子质量

Christine Decanter

4.1 概述

多囊卵巢综合征（PCOS）和卵巢多囊样改变（PCOM）患者是体外受精（IVF）中常见的助孕人群，因此提出了卵子质量的概念，对于这部分人群非常重要。事实上，有 18%~25% 的不孕女性符合 PCOS 诊断标准[1]，据统计，PCOM 在无症状患者中的患病率高达 33%[2-4]。随着高灵敏度超声设备的出现，基于窦卵泡计数（AFC）的 PCOM 已经成为 PCOS 主要的诊断标准之一，且被公认为是 PCOS 临床表型、激素和代谢不同表型的共同基础。PCOM 的特征是早期生长的可募集卵泡数明显增加。卵泡数量过多与卵泡发育障碍有关，而卵泡发育障碍被认为是卵巢内雄激素过多引起的[5-7]（见第 2 章和第 8 章）。

在控制性超促排卵（COH）过程中，卵泡群中生长的卵泡往往大小不一，有成熟的、中间的和小的卵泡。同时，成熟卵母细胞的数量和质量也较差[6-9]，导致妊娠率下降、流产率上升。此外，最近的数据表明，由于卵丘细胞与卵母细胞之间的信息传递不充分以及卵泡微环境的破坏，PCOS 患者卵母细胞的功能可能受到损害[10-11]。

尽管有这些假设，但由于缺乏针对 PCOS 妇女卵母细胞质量的临床研究，因此无法得出明确的结论。这些研究大多是回顾性的，涉及 PCOS 患者的诊断标准不同，且对照组的临床和代谢表型各异[12-17]（见第 2 章和第 7 章）。

大多数情况下，卵母细胞质量只能根据成熟卵母细胞的数量（即 M Ⅱ 期卵母细胞数）并通过受精、着床和妊娠率来推断[12-17]。然而，这些研究的结果是相互矛盾的，有些研究结果获得较好的卵子或胚胎质量、较高的妊娠率，而有些研究结果正相反。

卵母细胞质量代表了卵母细胞的发育能力，是指卵母细胞在减数分裂成熟、受精、胚胎发育和成功妊娠过程中所具有的内在能力[18]。这些能力是在卵泡发育过程中通过卵母细胞和体细胞或周围颗粒细胞的相互作用下逐步获得的[19]。由于 PCOS 患者卵泡发育延迟已被广泛认可，尤其是在 COH 治疗中，人们假设连续的内分泌 / 或旁分泌改变卵泡微环境可能对卵母细胞的质量产生不利影响。

在本章中，我们首先关注研究 PCOS 患者卵母细胞的主要方法，然后通过评估 PCOS 患者在 IVF 中最终获得的卵母细胞的功能，来考察所研究结果的临床相关性。

4.2　卵母细胞质量的评估

由于 IVF 中获得的卵母细胞数量较少，因此对卵母细胞质量的评估显然比较复杂。运用不同的方法，如体内或体外、直接或间接，对卵母细胞的功能进行研究，主要有形态学、遗传学和生物组学。

4.2.1　形态学方法

在卵胞浆内显微注射（ICSI）中，去除卵丘 – 冠状细胞后，根据细胞核成熟状态、细胞质形态和胞浆外结构的外观对卵母细胞进行评估。在各项回顾性研究中，PCOS 患者的 M Ⅱ 期卵母细胞数、优质胚胎数较对照组多，但比例无差异[12-14]。这些结果在 Heijnen 等的荟萃分析中得到了证实，并在最近的一项前瞻性研究中对 PCOM 患者与非 PCOM 患者进行了比较[20, 21]。尽管细胞核的成熟是主要的形态学指标，但仅此不足以确定卵母细胞的质量：因为细胞核和细胞质必须同步成熟才能达到最佳受精率。此外，据报道，已知一些特殊形态的卵母细胞异常，例如卵周间隙（PVS）较宽或胞浆颗粒粗的卵母细胞受精率降低，然而，对 PCOS 患者的卵母细胞形态学研究甚少，但必须予以关注[22-23]。Sahu[13] 等报道单纯 PCOM、PCOS 和年龄匹配的对照组卵母细胞形态相似。Sigala 等[21] 进行一项前瞻性对照研究，对 PCOM 患者和非 PCOM 患者的卵母细胞形态进行系统分析，评估核成熟、卵母细胞胞浆内外情况，包括第一极体、卵周间隙（PVS）、卵周物质、透明带（ZP）及卵母细胞形态[21]。在 PCOM 患者和非 PCOM 患者中没有观察到特殊的形态学异常以及这些异常发生率的差异。在该研究中，PCOM 是根据每个卵巢 19 个卵泡的阈值来定义的。在 PCOM 组中，PCOS 占 52.5%，单纯 PCOM 占 47.5%。PCOS 与单纯 PCOM 患者的卵母细胞无明显差异，但需要指出的是，肥胖型的 PCOM 患者被排除在外[21]。Piomboni[24] 等用精确的形态学标准比较了 3 组非肥胖型 PCOS 患者的卵母细胞质量：手性肌醇治疗的 PCOS、二甲双胍治疗的 PCOS 和未治疗的 PCOS。

他们发现，胰岛素增敏剂二甲双胍治疗组的优质卵母细胞数量显著增加，卵泡液中活性氧的产生显著减少 [24]。肌醇对卵母细胞质量影响的相关数据在第 16 章中进行详述。

通过关注减数分裂纺锤体异常，使用偏振光显微镜的一些研究显示，某些 M Ⅱ 期卵母细胞可能仍然不成熟 [18, 25]。事实上，在偏振光显微镜下，减数分裂纺锤体不总是与 M Ⅱ 期卵母细胞的第一极体（PB1）同步，这可能会对受精能力或体内外发育能力产生不利影响 [25]。只有两项研究针对 PCOS 患者卵母细胞的纺锤体和染色体构型。最近的研究表明，纺锤体形态正常的卵母细胞更容易产生整倍体胚胎 [26]。Li[27] 等比较体外和体内成熟卵母细胞纺锤体和染色体构型异常的发生率，发现体外培养组的成熟卵母细胞畸形率较高 [27]。Vieira 等比较了 PCOS 和非 PCOS 患者体外成熟卵母细胞形态，没有发现任何差异 [28]。研究者认为，卵母细胞体外成熟的条件更有可能导致这些减数分裂异常，而不是 PCOS 本身。

4.2.2 遗传学方法

PCOS 某些亚群患者受精率降低、流产率增加，这引发一种假设：卵母细胞和胚胎质量较差导致非整倍体率较高。形态学检查不足以检测非整倍体等遗传异常。目前唯一能对卵母细胞或胚胎质量做出明确评价的方法是非整倍体诊断，它提供了正常或异常染色体构成的信息。但是非整倍体检测需要突破透明带并从卵母细胞中对极体进行活检，是一项有创操作。由于难以直接评价卵母细胞染色体整倍性，所以一些研究采用间接探讨 PCOM 配子遗传潜能的方法。Sengoku 等 [29] 对 PCOS 和对照组患者正常形态的未受精卵母细胞进行了细胞遗传学分析，但未发现非整倍体或二倍体的发生率有任何差异 [29]。Weghofer[30] 等研究了 PCOS 与胚胎非整倍体的关系。他们比较了 PCOS 和对照组在进行植入前遗传学诊断（PGD）中准确记录的结果。尽管 PCOS 组获得的 M Ⅱ 期卵母细胞数较多，其整倍体胚胎的数量也较多，但在非整倍体率上两组没有差异 [30]。Wang[31] 等进行了一项前瞻性队列研究，研究关于 PCOS 和对照组患者行 IVF 妊娠后流产胚胎的基因分析，结果显示 PCOS 组的非整倍体率未显著升高，而是明显低于非 PCOS 组 [31]。

4.2.3 生物组学方法

生物组学技术（即表观基因组学、基因组学、转录组学、蛋白质组学和代谢组学）的出现，为生殖领域涉及的生物学机制提供了大量的新信息。虽然使用了有创性操作技术，但不同生长和成熟阶段的卵母细胞的微阵列转录谱有助于更好地解释其发育过程中表达的基因：由于卵母细胞 mRNA 库与发育成囊胚阶段的能力密切相关，因此破坏卵母细胞内的转录或对其转录组进行任何修改都可能危及其生长发育以及形成的胚胎[32]。

最近的聚类分析显示，正常患者和 PCOS 患者的组织以及卵母细胞的全球基因表达谱存在差异[33]。在分析正常反应人群和 PCOS 患者的 M Ⅱ 期卵母细胞时，Wood[34] 等发现了 374 个不同 mRNA 转录水平的基因。这些基因中有一部分在 PCOS 中有差异性表达，涉及纺锤体动力学、同源重组 / 染色体排列、细胞周期检验点以及有丝分裂和 / 或减数分裂过程中的中心体功能[34]。此外，其他一些差异性表达的基因包含假定的雄激素受体和 / 或过氧化物酶体增殖 Y 结合位点[34]。作者猜想卵母细胞质量较差可能与这些观察结果有关。

Cai[35] 等对体外 Hsp27 过表达对 PCOS 患者卵母细胞成熟发育的影响进行研究，作为新的证据表明，这种热休克蛋白具有较强的抗凋亡特性，主要在人类卵母细胞中表达。有趣的是，该小组之前的研究表明，在 PCOS 患者的卵巢组织和分离的卵母细胞中 Hsp27 表达下调[36]。Hsp27 表达上调的结果是卵母细胞的成熟率降低、受精率相似但优质囊胚形成率升高，这导致作者假定 Hsp27 可能通过影响生长和分化因子 9（GDF9）和骨形态发生蛋白 15（BMP15）参与卵母细胞凋亡失衡的发生[36]。

目前认为，在卵泡发育过程中，卵母细胞和体细胞之间通过缝隙连接和旁分泌信号进行连续的双向交流[19]。如果确定卵母细胞尤其是卵丘细胞受到周围体细胞的营养和支持，那么说明卵母细胞本身在旁分泌信号因子（如 GDF9 和 BMP15）的分泌中发挥积极作用，从而为卵泡生长提供适宜的微环境[19, 33]。GCs 基因标记物是一项有价值且无创的评价卵母细胞能力的预测因子，利用微阵列技术鉴定颗粒细胞（GCs）转录组已成为可能，且支持该观点的证据也即将出现[37]。

由于 PCOS 患者常发生卵泡发育障碍，因此研究卵母细胞和颗粒细胞之间的这种联系似乎是合乎逻辑的。Ouandaogo[37] 等比较了正常人群和 PCOS 患者行体内或体外卵母细胞培养后 ICSI 助孕结局，对比从体内分离的卵丘细胞（CCs）的转录组谱和体外培养的不同成熟阶段卵丘 – 卵母细胞复合物（COCs）。该研究者在 PCOS 亚组分析中发现，与体内 M Ⅱ 期卵母细胞相比，来自 IVM 的 M Ⅱ 期卵母细胞 CCs 表达谱发生了巨大变化[37]。正常人群和 PCOS 患者的表达谱也有显著差异，但该研究者认为这些显著差异与培养条件有关，而与 PCOS 本身无关[37]。几个月后，该研究小组使用 DNA 微阵列技术对 PCOS 和非 PCOS 患者体内 M Ⅱ 期卵母细胞的 CCs 基因表达谱进行了研究[39]，发现两组间基因表达谱存在显著差异。在 PCOS 患者的 CCs 中，有多种生长因子表达异常，包括表皮生长因子样家族和 IGF 样家族成员，已知这些家族成员在卵母细胞功能中发挥作用。此外，参与类固醇代谢因子的 mRNA 转录似乎也不受控制[39]。

微小 RNA（miRNA）是在生物体液中检测到的一种小型非编码 RNA，能够在转录后水平调控基因表达，并可能参与调节生殖功能[40]。已有少量研究对 PCOS 患者卵泡液 miRNAs 的表达与功能进行深入探讨，但未能获得一致的结论。研究均强调 PCOS 与非 PCOS 患者 miRNA 表达的差异，但这种差异与卵子成熟、受精能力并无显著相关性[40, 41]。

4.3 临床数据

卵母细胞的研究非常复杂，尤其是在接受 IVF 治疗的 PCOS 患者中。首先，PCOS 患者需行 IVF，不依赖于输卵管或精子的改变，这就会引起选择偏倚。其次，COH 卵巢高反应可能通过血管和炎症因子对卵母细胞质量产生不利影响。此外，体内外培养条件对卵母细胞质量也有重要影响。PCOS 是内分泌、排卵和 / 或代谢功能障碍的一种综合征，所以这三种因素在评估卵母细胞质量中是单独或协同的混合因素。事实上，从单纯性 PCOS 患者到肥胖 PCOS 患者，卵母细胞因 PCOS 表型的不同而有来源上的差异。此外，就卵巢功能障碍而言，无症状的 PCOM 女性（从排卵完全正常的女性到轻度隐匿性 PCOS[2] 的女性）是否构成一个异质性群体或同质性群体，这个问题仍然存在争议。第 2 章和第 7 章对更多 PCOS 表型数据进行了讨论。

毫无疑问，与非 PCOM 者相比，PCOM 者 IVF 获得的卵母细胞具有分子特异性。关键是要有足够的优质卵母细胞数量以提供获得妊娠的机会。人们必须认识到，关于 PCOS 患者的 IVF 结局的前瞻性研究未强调在妊娠机会方面的不良结果，至少在非肥胖患者中如此。

Heijnen[20] 等在荟萃分析中报告了鹿特丹标准所定义的 PCOS 患者与对照组行 IVF 结局的比较，除了发现 PCOS 患者的卵母细胞数量较多之外，研究者没有发现在受精、妊娠和活婴抱回率之间有任何差异[20]。同样，Sigala[21] 等在一项大型前瞻性比较研究中显示，在非肥胖 PCOM 患者和非肥胖非 PCOM 患者中，M Ⅱ期卵母细胞和形态正常卵母细胞的比例相同。两组优质胚胎率相当，而 PCOM 组的着床率和临床妊娠率更高[21]。将 PCOM 组分为 PCOS 组和"单纯超声"PCOM 组后，也证实了上述结果。Engmann[15] 等也报道过 PCOM 患者的相同结果。因此，关于

妊娠率和 / 或流产风险的不良预后常常有不同意见，这可能更多地与代谢状况有关，而与 PCOM 本身无关。众所周知，高体重指数和高胰岛素血症是卵泡微环境紊乱的主要原因 [9]。事实上，对 PCOS 患者卵泡液的研究表明，与之相关的内分泌代谢因子如雄激素、血管内皮生长因子（VEGF）、AMH、胰岛素和 IGF 水平较高，所有这些因子都在卵母细胞与 CCs 联系中发挥着积极作用 [9]。此外，许多研究强调了在 IVF 前和 IVF 中使用二甲双胍等胰岛素增敏剂作为联合治疗的积极作用 [42, 43]。胰岛素增敏剂在 PCOS 中的应用在第 11 章进行了详述。

从另一个角度看，如上所述，PCOS 卵母细胞减数分裂或有丝分裂细胞周期通路似乎发生了改变 [34]，但在 PCOS 患者中没有检测到更多的非整倍体卵母细胞 [29]，也没有观察到更多的非整倍体胚胎 [30]。因此，很难将这种分子特异性与临床经验的真实性联系起来。

结　论

对 PCOS 卵母细胞发育潜能的评估仍无定论。虽然基础研究强调其分子水平的差异性表达，但这并不意味着其生殖方面的潜能存在异常。分析 PCOS 表型以及肥胖、胰岛素抵抗等合并因素的潜在影响的研究很少。然而，到目前为止，对非肥胖 PCOM 患者进行的最大的前瞻性研究显示，因 PCOM 患者有更多高质量的卵母细胞，故其有良好的妊娠机会。而 PCOM 合并代谢综合征可能会损害卵母细胞质量和降低妊娠率。因此需要开展具有国际公认诊断标准的前瞻性研究，以便更好地了解不同 PCOS 表型的卵母细胞质量的确切分子机制，并明确 PCOS 患者的卵母细胞质量是否确实较差。

参考文献

[1] Hull MG, Glazener CM, Kelly NJ, Conway DI, Foster PA, Hinton RA, et al. Population study of causes, treatment, and outcome of infertility. Br Med J. 1985;291:1693-7.

[2] Mortensen M, Ehrmann DA, Littlejohn E, Rosenfield RL. Asymptomatic volunteers with a polycystic ovary are a functionally distinct but heterogeneous population. J Clin Endocrinol Metab. 2009;94:1579-86.

[3] Kim YJ, Ku S-Y, Jee BC, Suh CS, Kim SH, Choi YM, et al. A comparative study on the outcomes of in vitro fertilization between women with polycystic ovary syndrome and those with sonographic polycystic ovary-only in GnRH antagonist cycles. Arch Gynecol Obstet. 2010;282:199-205.

[4] March WA, Moore VM, Willson KJ, Phillips DIW, Norman RJ, Davies MJ. The prevalence of polycystic ovary syndrome in a community sample assessed under contrasting diagnostic criteria. Hum Reprod. 2010;25:544-51.

[5] Jonard S. The follicular excess in polycystic ovaries, due to intra-ovarian hyperandrogenism, may be the

main culprit for the follicular arrest. Hum Reprod Update. 2004;10:107-17.

[6] Franks S, Stark J, Hardy K. Follicle dynamics and anovulation in polycystic ovary syndrome. Hum Reprod Update. 2008;14:367-78.

[7] Homburg R. Androgen circle of polycystic ovary syndrome. Hum Reprod. 2009;24:1548-55.

[8] Dumesic D, Abbott D. Implications of polycystic ovary syndrome on oocyte development. Semin Reprod Med. 2008;26:53-61.

[9] Qiao J, Feng HL. Extra- and intra-ovarian factors in polycystic ovary syndrome: impact onoocyte maturation and embryo developmental competence. Hum Reprod Update. 2010;17: 17-33.

[10] Kenigsberg S, Bentov Y, Chalifa-Caspi V, Potashnik G, Ofir R, Birk OS. Gene expression microarray profiles of cumulus cells in lean and overweight-obese polycystic ovary syndrome patients. Mol Hum Reprod. 2008;15:89-103.

[11] Kwon H, Choi D-H, Bae J-H, Kim J-H, Kim Y-S. mRNA expression pattern of insulin-like growth factor components of granulosa cells and cumulus cells in women with and without polycystic ovary syndrome according to oocyte maturity. Fertil Steril. 2010;94:2417-20.

[12] Ludwig M, Finas DF, Al-Hasani S, Diedrich K, Ortmann O. Oocyte quality and treatment outcome in intracytoplasmic sperm injection cycles of polycystic ovarian syndrome patients. Hum Reprod. 1999;14:354-8.

[13] Sahu B, Ozturk O, Ranierri M, Serhal P. Comparison of oocyte quality and intracytoplasmic sperm injection outcome in women with isolated polycystic ovaries or polycystic ovarian syndrome. Arch Gynecol Obstet. 2008;277:239-44.

[14] Esinler I, Bayar U, Bozdag G, Yarali H. Outcome of intracytoplasmic sperm injection in patients with polycystic ovary syndrome or isolated polycystic ovaries. Fertil Steril. 2005;84:932-7.

[15] Engmann L, Maconochie N, Sladkevicius P, Bekir J, Campbell S, Tan SL. The outcome of invitro fertilization treatment in women with sonographic evidence of polycystic ovarian morphology. Hum Reprod. 1999;14:167-71.

[16] Esmailzadeh S, Faramarzi M, Jorsarai G. Comparison of in vitro fertilization outcome in women with and without sonographic evidence of polycystic ovarian morphology. Eur J Obstet Gynecol Reprod Biol. 2005;121:67-70.

[17] Zhong Y-P, Ying Y, Wu H-T, Zhou C-Q, Xu Y-W, Wang Q, et al. Comparison of endocrine profile and in vitro fertilization outcome in patients with PCOS, ovulatory PCO, or normal ovaries. Int J Endocrinol. 2012;2012:1-6.

[18] Rienzi L, Balaban B, Ebner T, Mandelbaum J. The oocyte. Hum Reprod. 2012;27:2-21.

[19] Li Q, McKenzie LJ, Matzuk MM. Revisiting oocyte-somatic cell interactions: in search of novel intrafollicular predictors and regulators of oocyte developmental competence. Mol Hum Reprod. 2008;14:673-8.

[20] Heijnen EM, Eijkemans MJ, Hughes EG, Laven JS, Macklon NS, Fauser BC. A meta-analysis of outcomes of conventional IVF in women with polycystic ovary syndrome. Hum Reprod Update. 2006;12:13-21.

[21] Sigala J, Sifer C, Dewailly D, Robin G, Bruyneel A, Ramdane N, Lefebvre-Khalil V, Mitchell V, Decanter C. Is polycystic ovarian morphology related to a poor oocyte quality after controlled ovarian hyperstimulation for intracytoplasmic sperm injection? Results from a prospective, comparative study. Fertil Steril. 2015;103:112-8.

[22] Rienzi L, Vajta G, Ubaldi F. Predictive value of oocyte morphology in human IVF: a systematic review of the literature. Hum Reprod Update. 2011;17:34-45.

[23] Setti AS, Figueira RCS, Braga DPAF, Colturato SS, Iaconelli A, Borges E. Relationship between oocyte abnormal morphology and intracytoplasmic sperm injection outcomes: a meta-analysis. Eur J Obstet Gynecol Reprod Biol. 2011;159:364-70.

[24] Piomboni P, Focarelli R, Capaldo A, Stendardi A, Cappelli V, Cianci A, La Marca A, Luddi A, De Leo V. Protein modification as oxidative stress marker in follicular fluid from women with polycystic ovary syndrome: the effect of inositol and metformin. J Assist Reprod Genet. 2014;31:1269-76.

[25] Rienzi L, Ubaldi F, Martinez F, Iacobelli M, Minasi MG, Ferrero S, Tesarik J, Greco E. Relationship between meiotic spindle location with regard to the polar body position and oocyte developmental potential after ICSI. Hum Reprod. 2003;18:1289-93.

[26] Tilia L, Venetis C, Kilani S, Cooke S, Chapman M. Is oocyte meiotic spindle morphology associated with embryo ploidy? A prospective cohort study. Fertil Steril. 2016;105:1085-92.

[27] Li Y, Feng HL, Cao YJ, Zheng GJ, Yang Y, Mullen S, Critser JK, Chen ZJ. Confocal microscopic analysis of

the spindle and chromosome configurations of human oocytes matured in vitro. Fertil Steril. 2006;85:827-32.

[28] Vieira RC, Barcelos ID, Ferreira EM, Martins WP, Ferriani RA, Navarro PA. Spindle and chromosome configurations of in vitro-matured oocytes from polycystic ovary syndrome and ovulatory infertile women: a pilot study. J Assist Reprod Genet. 2011;28:15-21.

[29] Sengoku K, Tamate K, Takuma N, Yoshida T, Goishi K, Ishikawa M. The chromosomal normality of unfertilized oocytes from patients with polycystic ovarian syndrome. Hum Reprod. 1997;12:474-7.

[30] Weghofer A, Munne S, Chen S, Barad D, Gleicher N. Lack of association between polycystic ovary syndrome and embryonic aneuploidy. Fertil Steril. 2007;88:900-5.

[31] Wang Q, Luo L, Lei Q, Lin MM, Huang X, Chen MH, Zeng YH, Zhou CQ. Low aneuploidy rate in early pregnancy loss abortuses from patients with polycystic ovary syndrome. Reprod Biomed Online. 2016;33:85-92.

[32] Egea RR, Puchalt NG, Escrivá MM, Varghese AC. OMICS: current and future perspectives in reproductive medicine and technology. J Hum Reprod Sci. 2014;7:73-92.

[33] Assou S, Boumela I, Haouzi D, Anahory T, Dechaud H, De Vos J, Hamamah S. Dynamic changes in gene expression during human early embryo development: from fundamental aspects to clinical applications. Hum Reprod Update. 2011;17:272-90.

[34] Wood JR, Dumesic DA, Abbott DH, Strauss JF 3rd. Molecular abnormalities in oocytes from women with polycystic ovary syndrome revealed by microarray analysis. J Clin Endocrinol Metab. 2007;92:705-13.

[35] Cai L, Ma X, Liu S, Liu J, Wang W, Cui Y, Ding W, Mao Y, Chen H, Huang J, Zhou Z, Liu J. Effects of upregulation of Hsp27 expression on oocyte development and maturation derived from polycystic ovary syndrome. PLoS One. 2013;8:e83402.

[36] Ma X, Fan L, Meng Y, Hou Z, Mao YD, Wang W, Ding W, Liu JY. Proteomic analysis of human ovaries from normal and polycystic ovarian syndrome. Mol Hum Reprod. 2007;13:527-35.

[37] Ouandaogo ZG, Frydman N, Hesters L, Assou S, Haouzi D, Dechaud H, Frydman R, Hamamah S. Differences in transcriptomic profiles of human cumulus cells isolated from oocytes at GV, MI and MII stages after in vivo and in vitro oocyte maturation. Hum Reprod. 2012;27: 2438-47.

[38] Haouzi D, Assou S, Monzo C, Vincens C, Dechaud H, Hamamah S. Altered gene expression profile in cumulus cells of mature MII oocytes from patients with polycystic ovary syndrome. Hum Reprod. 2012;27:3523-30.

[39] Fragouli E, Lalioti MD, Wells D. The transcriptome of follicular cells: biological insights and clinical implications for the treatment of infertility. Hum Reprod Update. 2014;20:1-11.

[40] Sørensen AE, Wissing ML, Sal? S, Englund AL, Dalgaard LT. MicroRNAs related to polycystic ovary syndrome (PCOS). Genes (Basel). 2014;5:684-708.

[41] Scalici E, Traver S, Mullet T, Molinari N, Ferrières A, Brunet C, Belloc S, Hamamah S. Circulating microRNAs in follicular fluid, powerful tools to explore in vitro fertilization process. Sci Rep. 2016;6:24976.

[42] Palomba S, Falbo A, La Sala GB. Effects of metformin in women with polycystic ovary syndrome treated with gonadotrophins for in vitro fertilisation and intracytoplasmic sperm injection cycles: a systematic review and meta-analysis of randomised controlled trials. BJOG. 2013;120:267-76.

[43] Tso LO, Costello MF, Albuquerque LE, Andriolo RB, Macedo CR. Metformin treatment before and during IVF or ICSI in women with polycystic ovary syndrome. Cochrane Database Syst Rev. 2014;11:CD006105.

5 子宫内膜容受性

Giuseppe Benagiano, Paola Bianchi, and Ivo Brosens

5.1 概述

PCOS 的存在对妇女的健康有着深远的医学意义，远远超出了生育的范畴。在一项纵向比较研究中，研究人员对患有 PCOS 的女性和对照组进行了跟踪调查，发现 PCOS 的发生与住院人数的增加有关，住院原因包括糖尿病、肥胖、高血压、缺血性心脏病等，与生育无关。有趣的是，受累的研究对象不孕不育率（40.9% *vs.* 4.6%）和流产率（11.1% *vs.* 6.1%）更高，并且更有可能需接受体外受精（IVF）治疗（17.2% *vs.* 2.0%）[1]。PCOS 女性的异常指标的数量和复杂性表明，排卵障碍背后的其他因素可能在这些女性的不孕症或低生育力中发挥作用，因为该综合征的异质性，包括影响信号转导的基因表达改变，其中涉及控制类固醇生成、类固醇激素和促性腺激素作用和调节，胰岛素分泌和敏感性，能量稳态和慢性炎症的作用途径，使得系统治疗变得非常困难[2]。

一般认为，在大多数情况下，PCOS 相关性不孕是由于不排卵造成的。与此同时，专家意见和国际指南强调，有证据表明，无排卵是这些妇女不孕的唯一原因[3-5]。

不论其原因如何，PCOS 相关不孕症是可以成功治疗的，如最近对 9068 名 PCOS 女性的评估所证明的那样，治疗前后的标准化生育率为 0.80（95% CI 0.77~0.83）到 1.16（95%CI 1.12~1.20），类似于普通人群[6]。最近一项随机对照试验的荟萃分析比较了患有或未患 PCOS 的不孕妇女体外受精的结果，证实了在现有治疗方法下两组临床妊娠和每个周期的活产率之间没有任何差异。

正如之前证据所提到的，根据 PCOS 相关不孕症的起源，可以推测其他因素可能导致这些受试者的生育能力下降。一个明显影响受孕率的因素是卵母细胞质量，这已经在第 4 章中讨论了。在影响 PCOS 怀孕率的其他具体因素中，有一种特殊的现象可归因于子宫内膜功能障碍，这一现象的特征还包括子宫内膜组织形态学和受体标志物的多种变化，而这些变化显然无法通过常规剂量的黄体酮[8]来纠正。事实上，尽管有多种方案可以纠正排卵障碍，比如使用二甲双胍[11]似乎改善了这一情况，但 PCOS 的自发妊娠率仍然相对较低 [9, 10]。

有趣的是，不管是自然受孕还是通过辅助生殖技术（ART），一旦 PCOS 妇女怀孕后，就容易出现并发症，患者流产的风险更高[12-14]。通过使用二甲双胍可以改善这种情况，间接证明至少部分高胰岛素血症 – 胰岛素抵抗（IR）将导致早期妊娠丢失（EPL）[15]。事实上，IR 作为独立因素使 ART 后自然流产的风险增加了 8 倍，这表明它是 EPL[16] 的主要危险因素之一。此外，一项包括 1106 名 PCOS 患者在内的 8 项研究的荟萃分析得出，使用二甲双胍[17] 可将 EPL 风险降低约 70%。此外，荟萃分析和文献综述已经证明 PCOS 与主要产科并发症之间存在关联[18-20]，在已经提到的近 1 万例文献综述中，与对照组 [6] 相比，PCOS 组的子痫前期、妊娠糖尿病和早产的概率均有所增加。这部分内容将在第 22 章中进行广泛的讨论，读者可以参考。

基于这些考虑，在本章中我们将关注在大多数新生儿出生时观察这些受试者异常的子宫内膜容受性和持续存在的孕激素抵抗。并将说明这两个重要且被忽视的特征，并提供关于如何改善这些临床情况的建议。

5.2 PCOS 女性的子宫内膜功能及容受性

首先，应该强调的是，在回顾关于 PCOS 对子宫内膜的影响以及对种植窗口和植入的影响的实验数据时，获得了不同的信息并分析这些临床信息。在后一种情况下，存在许多潜在的混杂因素。事实上，在得出确切的结论之前，必须考虑到一些因素对子宫内膜的影响，如高雄激素血症，胰岛素抵抗和肥胖。我们将在讨论着床时（见下文）阐明子宫内膜功能对于实现成功妊娠至关重要，而肥胖、高胰岛素血症和更常见的代谢改变等因素会损害子宫内膜的接受能力。另一方面，即使没有 PCOS，亚生育力女性的子宫内膜功能也会受损。最后，不同类型的 PCOS 可能对子宫内膜异常有不同的影响，这是另一个可能的变量。在这方面，最近对 PCOS 女性子宫内膜异常标志物的综述报告称它们与类固醇激素作用有关 [21]。观察到有修饰改变的如下内容：

1. 雌激素，孕激素和雄激素受体及其激活因子。

2. 子宫内膜容受性 / 蜕膜化标志物，如同源框蛋白 HOXA10、αvβ3 整合素和胰岛素样生长因子结合蛋白 –1（IGFBP–1）。

3.胰岛素受体和生长因子，葡萄糖转运蛋白。

4.炎症/免疫细胞迁移的标志物，如白细胞介素6、CC-基序配体和子宫自然杀伤细胞。

出现的结果是，基因表达的序列变化受到了干扰。

另一方面，如果持续无排卵（通常与高胰岛素血症和高雄激素血症有关），则观察到卵泡早期血液循环中的雌二醇（E_2）水平相对稳定。然而，雌二醇水平可能因脂肪组织中雄烯二酮向雌二醇转化的增多而升高。与此相关的，测量 PCOS 和对照组子宫内膜中的雌激素受体 α 和 β（ERα、ERβ）和 G 蛋白偶联 ER（GPR30）（一种促进天然存在的和合成的雌激素特异性结合的跨膜受体）的表达。在植入窗口期间，对照组的结果显著低于 PCOS 组，超声测得的子宫内膜形态也有显著差异[22]。

尽管存在这些不确定性，但仔细分析 PCOS 女性子宫内膜的具体特征，对于更好地了解这些受试者非排卵因素在低生育发病机制中的作用具有重要价值（表5.1）。

当 PCOS 受试者处于稀发排卵或无排卵状态时，黄体酮的调节作用减弱或消失，导致对 E2 的反应相对增强[23]。在这些条件下，如果卵泡发生改变（见第 4 章），按理说，也会改变黄体生成；因此，对于 PCOS 患者，黄体酮及其对子宫内膜的影响可能存在两种不同的异常现象：生成改变和利用率改变。后一种现象称为孕激素抵抗，将在下文进行讨论。

表 5.1　PCOS 患者在增殖期、分泌期和增生期不同的子宫内膜标志物

标志物	PE	SE	HP
葡萄糖代谢			
IGFBP-1（胰岛素样生长因子结合蛋白-1）	▼	▼	
GLUT 4（葡萄糖转运蛋白 4 型）	▼		▼
IRS-1（胰岛素受体底物-1）	▼		
葡萄糖作用	▼		
炎症			
IL-6（白细胞介素-6）	△	△	
CCL-2/MCP-1（趋化因子 CC 配体-2/单核细胞趋化蛋白-1）	△		
IL-8（白细胞介素-8）	△	△	
RANTES（趋化因子）		△	
uNK 细胞（子宫自然杀伤细胞）		▼	
MMPs（基质金属蛋白酶）			
MMP2（基质金属蛋白酶 2）		△	

标志物	PE	SE	HP
MMP3（基质金属蛋白酶 3）		△	
类固醇激素作用			
HOXA10（同源框蛋白）		▼	
AR	△	△	△
PR		△	
ER α	△（—）	△	△
ER β	△	（—）	△
（avb3）整合素	▼	▼	
MUC1（黏蛋白 1 细胞表面相关）		△ ▼	
类固醇激素共激活剂			
AIB1（扩增乳腺癌 1）	△	△	
TIF 2（转录介质 / 中间因子 2）		△	
NCoR（核受体共抑制剂）	（—）		

▼ 降低，△ 增加，（—）无区别

考虑到所有这些改变，我们有理由假设 PCOS 干扰了子宫内膜的容受性，这种改变可能导致不孕。对所谓的"着床窗口"子宫内膜方面的全面回顾强调，着床是一个高度协调的事件，涉及胚胎和子宫内膜参与 [24]。所涉及的许多蛋白质在"窗口"内暂时排列，并充当可被胚胎识别的化学信使；它们的作用是促进胚胎的生长和分化。这些蛋白质已逐渐被用作生物标志物，来分析不孕妇女的植入失败。对 PCOS 女性这些生物标志物的分析表明，子宫内膜容受性是这些受试者实现妊娠的主要限制因素。

此外，大约 15 年前，在 PCOS 女性的子宫内膜中观察到 p160 类固醇受体激活因子的过度表达 [25]。这些蛋白质作为许多核和非核受体的转录共激活因子，观察结果似乎与对黄体酮的反应改变一致。因此，可能有两种机制在 PCOS 女性中起作用：对雌激素的敏感性增加和对黄体酮的相对耐药性。在实验中，这两种物质都可能破坏着床。

许多其他研究已经证明，在植入窗口期间 PCOS 患者存在子宫内膜容受性受损。关于植入窗口 PCOS 女性子宫内膜的现有数据是 2011 年回顾分析了 105 篇已发表的文章并得出结论，子宫内膜容受性是 PCOS 女性建立妊娠的主要限制因素（以及大量其他妇科疾病）[26]。

还研究了同源框基因 HOXA10 的上调（对胚胎植入的接受性所必需的）[27]。体外研究以及从 PCOS 女性获得的子宫内膜活检显示，睾酮降低 HOXA10-mRNA，导致子宫 HOXA10 表达减少可能导致 PCOS 女性的生殖潜力降低。随后对 PCOS 女性分泌中期子宫内膜中类固醇和核受体共调节因子以及子宫容受性标志物的基因和蛋白质表达的评估发现，子宫内膜中 ERα 和共激活因子的 mRNA 和蛋白水平较高。还观察到更高的孕激素受体（PR）和更低的 β 整合素表达，从而得出结论，这些改变可能导致植入性降低[28]。采用微阵列技术，在 PCOS 子宫内膜和正常对照组[29]中，筛选出 21 571 个基因。在 PCOS 中，许多基因，包括调节膜功能、黏附、侵袭性生长和细胞骨架功能的基因，在植入窗期均下调。其中，跨膜超家族成员 4（与黏附机制相关）和基质金属蛋白酶 26（与细胞外基质降解相关）的表达在 PCOS[29]患者中显著下调。

还研究了雄激素对蜕膜化人子宫内膜基质细胞中参与抗氧化应激性的基因表达的影响[30]。从子宫切除标本中分离的这些细胞在存在或不存在各种浓度的二氢睾酮的情况下用 8- 溴环磷酸腺苷（8-br-cAMP）和黄体酮蜕膜化。因此，雄激素可能在胚胎着床和滋养细胞侵袭时的蜕膜过程中发挥重要作用，促进抗氧化应激。PCOS 患者子宫内膜在植入期间，FADD（一种参与细胞增殖、周期调控和发育的基因）和 BCL-2（一种编码蛋白的基因，可阻断淋巴细胞等特定细胞的凋亡）表达也存在差异[31]。这提示 PCOS 患者着床窗期细胞凋亡的减少可能是子宫内膜容受性降低的原因之一。

最近的一项综述[32]系统记录了 PCOS 患者子宫内膜存在基因调控差异，其主要原因不仅在于胰岛素抵抗和高雄激素血症，还包括子宫内膜的容受性、着床失败、早孕和早产。

有研究比较评估了 PCOS 患者和正常对照组在周期的增殖期和分泌期，内膜中微粒化黄体酮的作用[8]。治疗后，在分泌阶段，患有 PCOS 女性的子宫内膜表现出较低数量的腺体和较厚的腔上皮，以及降低的整联蛋白和 MECA-79 免疫表达。后者是所谓的高内皮微静脉的标记物（专门的毛细血管后静脉肿胀，其特征是丰满的内皮细胞使循环淋巴细胞进入淋巴结）。此外，在两个阶段期间，E- 钙黏蛋白的表达较高，细胞间黏附分子 1 的表达在分泌期和增殖期均较低。由此得出结论，常规剂量的黄体酮可能不足以纠正子宫内膜组织形态学的变化，以及 PCOS 女性中受体标志物的表达。肥胖可能是干扰这种反应的因素。

近年来研究发现，子宫内膜载脂蛋白 A1 的表达，作为子宫内膜功能的另一个标志，在 PCOS 患者中被上调，尤其是在增殖期[33]。因此，似乎该蛋白质的异常表达也可以负面影响子宫内膜接受性。在植入窗口期间检查 PCOS 超重 / 肥胖女性子宫内膜上皮 Na 通道的表达，发现血清瘦素水平升高患者分泌期间 γ 形式（γ-ENaC）表达降低[34]。临床上，这些患者的生化妊娠率显著增加，表明高血清瘦素可通过激活转录蛋白 STAT3 的信号转导和激活因子以及下调子宫内膜 γ 信号转导和表达来降低子宫内膜容受性。

最近对 PCOS 女性子宫内膜细胞黏附分子和 ER 表达的系统综述发现了 MUC1 和 α α C1 整合素表达分别有升高和降低的趋势[35]。与健康女性相比，PCOS 患者的 ER 表达增强。这意味着子宫内膜因素影响胚胎容受性，改变分子介质的含量，包括细胞黏附分子和 ER。

最后，我们还研究了参与 PCOS 患者胰岛素抵抗机制的葡萄糖转运蛋白 4（GLUT4）在子宫内膜中的存在和变化。研究发现，正常组和 PCOS 患者的子宫内膜上皮细胞中均存在谷氨酸 mRNA 及其阳性免疫染色反应。然而，在正常和瘦型正常胰岛素生成性 PCOS 患者中，谷氨酰胺 4 水平显著升高。

5.3　PCOS 患者黄体酮抵抗

如前所述，对黄体酮的作用存在一定程度的抵抗似乎是导致 PCOS 女性生育率下降的另一个因素。"黄体酮抵抗"的概念并不新鲜，在许多情况下都发现了这种情况。在 40 年前，一名年轻不孕妇女在反复进行黄体期子宫内膜活检时，发现尽管血清黄体酮水平正常，但腺体间质游离，未能进行蜕膜。这一异常不能通过黄体酮治疗来纠正，因为研究对象组的细胞质中的高亲和力黄体酮结合位点仅为正常对照组的一半。因此，出现黄体酮抵抗可能是由于基质细胞质受体数量的减少，或由于对特定激素作用的抵抗，或两者都是[37]。

"黄体酮抵抗"的新概念于 1986 年被提出。这意味着靶组织对生物可利用黄体酮的反应性降低，这个现象可以在癌症患者中[39-41]、患有子宫腺肌症[42]和子宫内膜异位症[43]的妇女和大多数新生儿中观察到。此外，有人认为"黄体酮抵抗"一词用词不当，因为这一现象涉及的是一系列关键的子宫内膜信号传导途径[45]的改变。利用这些异常作为一个研究标记，这种现象也发生在复发性流产的女性中。据推测，子宫内膜内的类固醇激素反应可能比以前认为的更加动态和复杂。像子宫内膜异位症这样的病症表现出的雄激素抵抗不仅是由慢性炎症引起的紊乱的黄体酮信号转导的结果，而且与子宫内膜及其以外的类固醇激素反应的长期表观遗传重编程有关。在这种情况下，假设紧随子宫内膜蜕膜化后的月经脱落是生理预处理的一个实例，其为血管重塑及胎盘深植入做准备。实际上，深植入涉及胎盘床中螺旋动脉的重塑，包括子宫内膜，最关键的是子宫肌层。然而，这种现象的分子方面和临床相关性远未建立，提出的几种假设机制都集中在核 PR 上。

有趣的是，越来越多的证据表明，PCOS 患者的子宫内膜对黄体酮的反应受损。2008 年首次观察到两例 PCOS 患者子宫内膜异常增生的异常反应；在这些患者中，高剂量黄体酮治疗未能逆转增生，因此这两名受试者被标记为"黄体酮耐药"。并没有任何病理证据证明使用二甲双胍和口服避孕药会导致子宫内膜增生[46]。

在 PCOS 患者中可能存在一定程度的黄体酮导入 - 耐受性，这一可能性促使一项研究分析了正常生育对照组和患有 PCOS 女性的总 RNA，这些 PCOS 患者要么接受枸橼酸氯米芬（CC）治疗，要么每天服用黄体酮[47]。结果发现，在这 3 组女性中，有 5160 个显著不同的基因，其中 466 个在正常对照组和 PCOS 患者中有差异调节。在 PCOS 患者的子宫内膜中发现了许多黄体酮调节基因的显著低表达。其中有缺氧相关的丝裂原诱导基因 6；白血病抑制因子，一种通过抑制分化而影响细胞生长的白细胞介素 -6 型细胞因子；GRB2 相关结合蛋白 -1，在细胞生长反应、转化和凋亡中起重要作用；S100 钙结合蛋白 P；和 claudin-4，一种膜蛋白，存在于上皮细胞紧密连接处。与此相反，细胞增殖基因如 anillin 和细胞周期蛋白 B1 被上调。这些异常导致了这样的结论：基因表达的差异提供了中分泌 PCOS 子宫内膜中黄体酮抵抗性的证据。事实上，2009 年已经观察到 PCOS 患者子宫内膜与正常受试者子宫内膜相比失调的信号传导通路[48]，当时发现有几种生物学途径，包括细胞周期、细胞凋亡、糖酵解和整合素 -Rho- 细胞骨架网络在 PCOS 女性的子宫内膜异常下调。

进一步的证据表明，PCOS 患者对黄体酮的抵抗作用已经产生，这表明，在基质细胞中，黄体酮的过度结合可能导致 E2 诱导的上皮细胞增殖[49]。这一假设是基于实验动物研究，表明功能间质细胞是必要的适当上皮细胞增殖和分化的子宫内膜[50]。据推测，PR 介导的黄体酮诱导的基质细胞增殖失败可能是 PCOS 患者孕激素抵抗的起源。ER 也可能发挥作用；由于 ER 是抑制 E2 诱导的上皮细胞增殖所必需的，因此认为基质 PR 和 ER 对上皮细胞的增殖产生相同的抑制作用[49]。

总之，子宫内膜基因表达的改变是孕激素抵抗妇女 PCOS 发病的一个条件[50-53]。子宫内膜异位症患者也存在类似的情况，无论是孕激素抵抗还是 PR 相关基因的改变[54]，尽管两者之间也存在差异。例如，一方面，在子宫内膜异位症和 PCOS 中发现 PR 相关的有丝分裂原诱导基因 6（在限制恶性转化中起作用）的下调[47, 52]；另一方面，PCOS 患者[45]与子宫内膜异位症患者之间 PR 相关转化生长因子 β-1（一种强效细胞调节因子和多功能信号分子）的调节存在差异[51]。已经在患有子宫内膜异位症和 PCOS 的女性中研究了黄体酮调节的黏蛋白 1（MUC1）（衬在上皮细胞的顶端表面并且属于保护身体免受感染的糖蛋白家族）的表达，因为这种蛋白质在生育妇女的子宫内膜携带人类囊肿识别的选择素配体。因此，在植入窗口期间改变的 MUC1 表达可能导致子宫内膜起源的不育 [52]。总之，子宫内膜基因表达的改变是孕激素抵抗妇女 PCOS 发病的一个条件 [50-53]。

5.4　PCOS 中黄体酮耐药的潜在后果

由 PCOS 患者的黄体酮抵抗引起的黄体功能障碍并非没有后果，因为它可能是子宫内膜容受性改变的起源，并且即使植入发生，也可能出现异常的蜕膜化和胎盘形成。

5.4.1　异常的子宫内膜活性

在受精和囊胚形成后，着床的复杂现象是决定妊娠成功与否的关键和制约因素。显然，良好的胚胎质量是胚胎植入成功的必要条件；与此同时，另外两种现象也发挥着同样重要的作用：子宫内膜细胞的暂时性协调分化，以提高其接受胚胎的能力，以及母体和胚胎组织之间的同步对话。在这方面，已经通过 IVF（卵母细胞来源与子宫内膜分离，从而可以单独评估胚胎和子宫内膜发育）培养方式显示，E2 和黄体酮是子宫内膜植入 [56] 所必需的激素。

实验研究表明，子宫内膜容受性关键分子的缺失或抑制导致植入率下降。PCOS 可能存在由于黄体酮抗性引起的黄体功能障碍在此就变得突出了。不幸的是，正如最近指出的那样，尽管有广泛的临床和仪器方法评估子宫内膜能力，但尚未开发出可重复且可靠的黄体不足的诊断试验 [57]。

在生理上，成功的胚胎植入是三个同样重要因素共同作用的结果：接受性子宫内膜，胚泡阶段的功能性胚胎和母体与胚胎组织之间的同步对话 [58]。如上所述，在每个月经周期中都有一段短时间的胚胎接受性，称为"植入窗口"，这是一种表达，是指子宫内膜允许胚泡附着，穿透并诱导其基底局部变化的时间上有限的能力。这种精细且适时的事件链较易发生错乱。并且，现有证据表明，肥胖女性，更具体地说，肥胖的 PCOS 受试者，在植入窗口时子宫内膜中的基因表达出现更改。事实上，已经观察到黄体期子宫内膜转录组在植入窗口期间在肥胖女性中发生改变，与对照组相比，有 151 个基因失调 [59]。此外，在体外模型 [54] 中观察到，在激素 E_2 和黄体酮刺激后，尽管 PCOS 女性的子宫内膜基质成纤维细胞都表现出正常的雌激素介导的 PR-G 表达增加，但有部分出现异常的蜕膜化。

尽管在临床环境中对实验结果的解读需要谨慎，但是现在有证据表明体内这些畸变可能影响胚胎植入。

在这里，描述黄体酮抵抗的反应早在 60 多年前就有记录，研究子宫内膜对黄体酮作用的耐受性的一个很好的、但完全未被探索的人体模型是新生儿子宫内膜。正如我们所知道的，在怀孕期间，男性和女性胎儿暴露于越来越高的血浆未结合的雌激素和黄体酮浓度。特别是，在胎儿循环中，黄体酮的值比其在母体循环中的值要高得多。然而，在一项对 169 名新生儿或足月胎儿的尸检研究中发现，其中大多数（68%）子宫内膜对这些高水平的黄体酮没有反应，并保持增殖状态或不活跃状态 [44]。部分或早期反应（存在亚核空泡化）占 27%，完全反应（蜕膜或月经样脱落）仅占 5%。此外，尽管卵巢没有表现出任何排卵或黄体形成的迹象，但是呈多囊样。因此，值得注意的是，在出生时，大多数新生儿为多囊卵巢、无排卵和黄体酮耐药子宫内膜，符合当前 PCOS 的诊断标准 [61]。

在这种情况下，可以假设上述黄体酮抵抗谱可能会持续到青春期开始，此时内源性雌激素开始刺激子宫内膜细胞。月经初潮后子宫内膜黄体酮抵抗的持续程度可能与胎盘深层功能缺陷和主要产科疾病有关，包括子痫前期、胎儿生长受限和早产 [62, 63]。因此，这些并发症既是发育中黄体酮抵抗的结果，也是需要进行月经预处理的结果，这一概念暗示月经（即黄体酮撤药出血）在人体内进化，因为需要在没有怀孕的情况下开始蜕膜化并保护子宫组织免受与深层胎盘相关的过度炎症和氧化应激损害。

根据这一理论，人类子宫获得了深层胎盘植入的能力，以应对月经来潮、流产或分娩引发的动态重塑事件 [64]。如果一些年轻女孩在月经初潮期间持续存在孕激素抵抗，并且如果在月经周期开始后逐渐达到完全黄体酮反应，那么在生殖生命早期存在的无排卵周期（可能是 PCOS）可能会成为其以后发生并发症的根源。在这方面，人们普遍认为，原发性迟发性子痫前期的发病机制与胎盘深层植入缺陷有关，其定义即为胎盘床螺旋动脉肌层段的限制性重构 [65]。最近，研究人员从一大批 13~15 岁、16~17 岁和 18~19 岁的未婚少女中收集了数据，并与 25~29 岁的对照组进行了比较。结果表明，青少年期成为母亲的面临的并发症风险增加，如贫血、蛋白尿、尿路感染、肾盂肾炎和子痫前期等 [66]。然而，这种风险随着年龄的增长而降低。重要的是在 13~15 岁的儿童中，先兆子痫和早产风险分别高出对照组 4 倍和 3 倍 [66]。这可能被认为是非常年轻的母亲子宫内膜不完全成熟的间接迹象。另一方面，这些青少年的子宫内膜完全成熟可能需要经过一系列排卵周期才能实现[67]。

5.4.2　蜕膜化和胎盘化

第 4 章对 PCOS 女性的受精过程及其结果进行了深入的研究。因此，这里只讨论与蜕膜和胎盘植入有关的问题。

PCOS 女性子宫胎盘血管的构成与所谓的产科综合征（子痫前期、宫内生长受限、早产、胎膜早破、晚期自然流产和胎盘早剥）有关。的确，这些 PCOS 女性怀孕和新生儿并发症的风险增加[14, 68]。因此，重要的是要检查这种情况是否至少一定程度是由于蜕膜和胎盘植入的缺陷造成的。

在人类中，蜕膜化是一种黄体酮驱动的分化，对于成功的胚胎植入和形成深部胎盘是必不可少的。这一过程开始于月经周期的黄体中期，无论受精与否都会发生。在怀孕的情况下，为了支持子宫内膜血流量从不足心脏输出量的 1% 增加到25%，需要对大约 60 条螺旋动脉进行完全重构。子宫内膜周围的螺旋动脉周围的基质细胞和丰富的子宫自然杀伤（uNK）细胞增加早期蜕膜血管反应，导致血管扩张[69]。螺旋动脉的渐进性蜕膜化表现为肌肉弹性结构的丧失，随后是血管内和间质滋养层从蜕膜进入肌层。这一过程将这些螺旋状动脉转化为大型纤维蛋白样血管，将较大的子宫动脉与胎盘绒毛间间隙连接起来[70]。不同类型的缺陷深胎盘已被描述与"产科综合征"相关（图 5.1 和 5.2）。子痫前期的特征是除胎盘床中央外，大多数肌层螺旋动脉的肌弹性结构持续存在[64, 71]。类似的温和的有缺陷的重塑也发生在早产中[72, 73]。另一方面，先前存在的高血压状态通过阻塞性动脉粥样硬化病变影响近端肌层段。几位作者研究了 PCOS 患者胎盘和胎盘床的血管病理学。遗憾的是，对 PCOS 缺陷性深部胎盘的研究未包括 PCOS 患者胎盘活检的组织病理学和不良妊娠结局（表 5.2）。

为了研究 PCOS 孕妇蜕膜血管内滋养细胞浸润是否受损，进行了一项病例对照研究[74]，PCOS 患者为合法终止妊娠的妊娠受试者，对照组是与 PCOS 组进行年龄和体重指数（BMI）匹配的无任何 PCOS 特征的健康孕妇。所有妊娠在妊娠第 12周终止，并通过抽吸技术获得胎盘和蜕膜组织的碎片。与健康的非 PCOS 对照相比，PCOS 患者的血管内滋养层植入的比率显著降低。然而，问题在于，在没有血管内滋养层的情况下，基底板中的任何无结构血管开口是否可以被识别为动脉而不是静脉。正是由于这种困难，胎盘基底板中的大血管被创造出"正弦曲线"弦直到平板床活检的连续切片，通过它们与子宫肌层螺旋动脉的连续性将它们识别为动脉[75]。据推测，妊娠早期子宫动脉血流模式高阻力的妊娠与蜕膜血管滋养层浸润模式较不广泛有关[76]。然而，在有效的绒毛间血流建立之前，血管内滋养细胞的松散"堵塞"不太可能导致任何血管阻力。

在子宫切除灭菌时，对原位胎盘的完整子宫切除标本进行了定量形态学研究，结果显示，最大的侵入性活动倾向于发生在子宫中心，随后离心扩张形成环形图案。

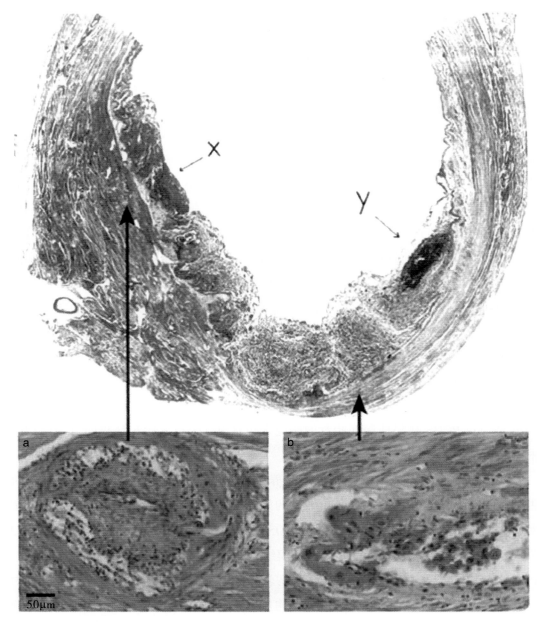

图 5.1　深部胎盘缺损的分类

a. 中心床中心的螺旋动脉显示动脉壁完全转化，包括子宫肌层。b. 旁中心区的螺旋动脉显示没有壁的转变，并且在这种情况下，子宫肌层螺旋动脉中的阻塞性动脉粥样硬化是胎盘梗塞的基础。

来自：Brosens 等[71]

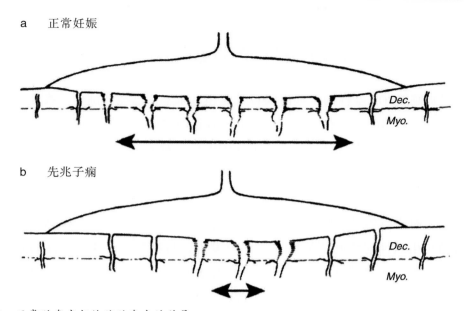

图 5.2 正常胎盘床与缺陷胎盘床的差异
a. 正常的胎盘床，除胎盘床外，子宫肌层（Myo）螺旋动脉完全改变。b. 深层胎盘缺损的特点是子宫肌螺旋动脉未发生改变，深层胎盘使中心区域缩小。引自 Brosens 等 [71]

表 5.2 深部胎盘缺损类型及产科并发症

子宫肌层螺旋动脉的重塑	产科并发症	
缺失（中心除外）部分	先兆子痫	
	早产	
	晚期流产	
	胎膜破裂	
	胎儿发育迟缓	
缺失和阻塞性病变	患者年龄小且有先兆子痫的妊娠	
	胎盘早期剥离	

　　本研究表明，子宫动脉阻力与蜕膜动脉血管滋养层浸润可能不是直接相关的。相反，很有可能是重构过程的渐进扩张伴随着蜕膜化、间质和血管内滋养细胞的侵袭，导致螺旋动脉的纤维蛋白样改变以及离心作用，在减轻子宫血流阻力中起着关键作用。事实上，在伴有先兆子痫和小胎龄婴儿的妊娠中，已描述了中心的螺旋动脉重塑但胎盘血栓形成和梗死的旁中心和周边区域子宫肌层的血管重塑缺陷 [71]。这就提出了一个问题：胎盘中心区域的组织学切片如何能代表真实情况。

　　最后，根据微观胎盘病变发生率的变化，认为 PCOS 早期滋养细胞浸润和胎盘形成随表型的不同而有较大差异 [77, 78]。

5.5　改善子宫内膜功能的治疗方案

为了提高 PCOS 女性的子宫内膜容受性和着床率，已经尝试了一些医学和非医学干预措施。遗憾的是，在这方面没有取得真正的突破，也没有进行系统的评价。

无论如何，第一个也是最重要的干预措施是针对大多数患者出现的异常现象：肥胖、代谢紊乱（血脂异常、糖尿病）、胰岛素抵抗和排卵障碍。

在这方面存在着一些有希望的线索。

首先，对进行体外受精（IVF）的、体重稳定的肥胖不育患者评估了有规律的体育活动与生殖性能之间的关系[79]。研究发现，与没有进行体育锻炼的肥胖患者相比，经常进行体育锻炼的肥胖患者的妊娠成功率明显更高，结论是 IVF 前的规律体力活动与肥胖不育患者的生殖能力改善显著相关，而与体重减轻无关[79]。

从 PCOS 对子宫内膜存在负面影响、可能导致植入失败和增殖性畸变的假设入手，可以尝试通过饮食管理和体育锻炼矫正子宫内膜畸变[80]。该研究涉及超重／肥胖和体重正常的 PCOS 女性，BMI 与之匹配的月经规律女性作为对照。在开始干预 mRNA 水平 ERα 之前，其变异 ERα 36（其介导快速雌激素信号传导和抑制基因组雌激素信号传导）和 ERα/ERβ mRNA 比率在超重／肥胖 PCOS 女性增殖期子宫内膜中低于对照组，但在干预后在增殖性子宫内膜中的表达显著增加，且月经周期改善程度大的 PCOS 患者高于月经周期没有改善的患者[80]。因此，尽管生活方式干预改善了临床特征，但这本身并不能完全恢复正常。然而，据推测，用基因或干细胞疗法操纵关键子宫内膜基因的表达有一天可能会被用来提高胚胎植入率[55]。

改善 PCOS 患者的子宫内膜能力的所有努力的明确目标是消除／改善黄体酮抗性。不幸的是，自从对病情的第一次描述以来，高剂量的黄体酮似乎无法发挥作用[37]。正如新生儿黄体酮耐药所记录的那样，这里的问题不是缺乏黄体酮；相反，子宫内膜无法对其做出反应[44]。

改善子宫内膜的代谢能够优化子宫内膜容受性，并且葡萄糖代谢对于胚胎植入的子宫内膜的准备是必要的[58]。具体来说，子宫内膜基质细胞的蜕膜化依赖于葡萄糖及其转运体表达的增加。由于 PCOS 的症状之一是肥胖，这是它可能影响着床率的另一个原因。最后，为了纠正超重／肥胖 PCOS 女性的子宫内膜胰岛素信号，针对体重减轻的生活方式干预的有效性已正式得到证实[81]。

在药理学方面，在给予 CC 或来曲唑后，对 PCOS 女性的子宫内膜进行了分子分析[82]。结果发现，只有后者能够积极影响几种子宫内膜容受性标志物，包括子宫内膜厚度、子宫内膜和子宫内膜血流的阻力和搏动指数[83]。最后，在一项大型双盲多中心 RCT 中，接受来曲唑治疗的妇女累积排卵和活产的人数比接受 CC 治疗的人多[84]。

　　最近提出的一种改善接受 IVF 的女性胚胎植入率的技术涉及通过搔刮引起子宫内膜损伤。该技术也适用于患有 PCOS 的女性。至于作用机制，子宫内膜损伤可能引发一系列生物反应，尽管似乎没有特定的途径。相反，似乎存在一系列事件来应对创伤，这有利于胚胎植入[85, 86]。随后出现统计学上证实巨噬细胞/树突细胞和促炎细胞因子、肿瘤坏死因子、生长调节的致癌基因、白细胞介素 –15 和巨噬细胞炎症蛋白 1B 的的炎症反应显著增加[87]。

　　该技术的有效性已于 2014 年在一项大型 RCT 中进行了验证，该 RCT 涉及计划进行 IVF 的 300 名不孕的女性[88]。尽管该研究得出的结论是该技术并未改善持续妊娠率，但因为纳入病例是完全未加选择的[89]，存在潜在的偏倚，因而治疗效果的可能性仍然不能断言。为了解决这个问题，已经设计了 3 个临床试验，目前正在进行中[90]。这些试验名为"怀孕管"（PIP），将评估 3 个不同人群的子宫内膜搔刮，其中一组是进行 IVF 治疗的 PCOS 女性。

结　论

　　在 PCOS 女性中发现的子宫内膜异常的临床意义尚不明确且存在争议。原因很简单：大多数数据来自分子生物学研究，并且尚未经过临床验证。此外，没有单一的标记可以预测成功妊娠的临床结果，并且到目前为止，尚未建立针对 PCOS 女性的统一的筛查方案或是建议。此外，对于治疗 PCOS 女性的子宫内膜异常没有标准化和统一的临床方案，这可能是因为临床数据的荟萃分析发现每个卵母细胞进行胚胎移植的机会没有差异，并且行 IVF 治疗的 PCOS 不孕患者每个周期的临床妊娠率没有显著差异[7]。这就意味着，至少在接受 IVF 周期的患者中，子宫内膜容受性几乎没有受损。

参考文献

[1]　Hart R, Doherty DA. The potential implications of a PCOS diagnosis on a woman's long-term health using data linkage. J Clin Endocrinol Metab. 2015;100:911-9.

[2]　Prapas N, Karkanaki A, Prapas I, Kalogiannidis I, Katsikis I, Panidis D. Genetics of polycysticovary syndrome. Hippokratia. 2009;13:216-23.

[3] Legro RS, Zaino RJ, Demers LM, Kunselman AR, Gnatuk CL, Williams NI, Dodson WC. The effects of metformin and rosiglitazone, alone and in combination, on the ovary and endometrium in polycystic ovary syndrome. Am J Obstet Gynecol. 2007;196:402.e1-402.e11.

[4] Fauser BCJM, Tarlatzis BC, Rebar RW, Legro RS, Balen AH, Lobo R, Carmina E, Chang J, Yildiz BO, Laven JSE, Boivin J, Petraglia F, Wijeyeratne CN, Norman RJ, Dunaif A, Franks S, Wild RA, Dumesic D, Barnhart K. Consensus on women's health aspects of polycystic ovary syndrome (PCOS): the Amsterdam ESHRE/ ASRM-Sponsored 3rd PCOS Consensus Workshop Group. Fertil Steril. 2012;97:28-38.

[5] Legro RS, Arslanian SA, Ehrmann DA, Hoeger KM, Murad MH, Pasquali R, Welt CK. Diagnosis and treatment of polycystic ovary syndrome: an endocrine society clinical practice guideline. J Clin Endocrinol Metab. 2013;98:4565-92.

[6] Rees DA, Jenkins-Jones S, Morgan CL. Contemporary reproductive outcomes for patients with polycystic ovary syndrome: a retrospective observational study. J Clin Endocrinol Metab. 2016;101:1664-72.

[7] Heijnen EM, Eijkemans MJ, Hughes EG, Laven JS, Macklon NS, Fauser BC. A meta-analysis of outcomes of conventional IVF in women with polycystic ovary syndrome. Hum Reprod Update. 2006;12:13-21.

[8] Lopes IM, Maganhin CC, Oliveira-Filho RM, Simões RS, Simões MJ, Iwata MC, Baracat EC, Soares JM. Histomorphometric analysis and markers of endometrial receptivity embryonic implantation in women with polycystic ovary syndrome during the treatment with progesterone. Reprod Scie. 2014;21:930-8.

[9] López E, Joanne G, Daya S, Parrilla JJ, Abad L, Balash J. Ovulation induction in women with polycystic ovary syndrome: randomized trial of clomiphene citrate versus low-dose recombinant FSH as first line therapy. Reprod Biomed Online. 2004;9:382-90.

[10] Leader A, The Monofollicular Ovulation Induction Study Group. Improved monofollicular ovulation in anovulatory or oligo-ovulatory women after a low-dose step-up protocol with weekly increments of 25 international units of follicle-stimulating hormone. Fertil Steril. 2006;85:1766-73.

[11] Tso LO, Costello MF, Albuquerque LE, Andriolo RB, Macedo CR. Metformin treatment before and during IVF or ICSI in women with polycystic ovary syndrome. Cochrane Database Syst Rev. 2014;11:CD006105.

[12] Sagle M, Bishop K, Ridley N, Alexander FM, Michel M, Bonney RC, Beard DW, Franks S. Recurrent early miscarriage and polycystic ovaries. Brit Med J. 1988;297:1027-8.

[13] Balen AH, Tan SL, MacDougall J, Jacobs HS. Miscarriage rates following in-vitro fertilization are increased in women with polycystic ovaries and reduced by pituitary desensitization with buserelin. Hum Reprod. 1993;8:959-64.

[14] Boomsma CM, Fauser BCJM, Macklon NS. Pregnancy complications in women with polycystic ovary syndrome. Sem Reprod Med. 2008;26:72-84.

[15] Jakubowicz DJ, Iuorno MJ, Jakubowicz S, Roberts KA, Nestler JE. Effects of metformin on early pregnancy loss in the polycystic ovary syndrome. J Clin Endocrinol Metab. 2002;87:524-9.

[16] Tian L, Shen H, Lu Q, Norman RJ, Wang J. Insulin resistance increases the risk of spontaneous abortion after assisted reproduction technology treatment. J Clin Endocrinol Metab. 2007;92:1430-3.

[17] Zheng J, Shan PF, Gu W. The efficacy of metformin in pregnant women with polycystic ovary syndrome: a meta-analysis of clinical trials. J Endocrinol Investig. 2013;36:797-802.

[18] Boomsma CM, Eijkemans MJ, Hughes EG, Visser GH, Fauser BC, Macklon NS. A metaanalysis of pregnancy outcomes in women with polycystic ovary syndrome. Hum Reprod Update. 2006;12:673-83.

[19] Kjerulff LE, Sanchez-Ramos L, Duffy D. Pregnancy outcomes in women with polycystic ovary syndrome: a metaanalysis. Am J Obstet Gynecol. 2011;204:558.e1-6.

[20] Qin JZ, Pang LH, Li MJ, Fan XJ, Huang RD, Chen HY. Obstetric complications in women with polycystic ovary syndrome: a systematic review and meta-analysis. Reprod Biol Endocrinol. 2013;26:11-56.

[21] Piltonen TT. Polycystic ovary syndrome: endometrial markers. Best Pract Res Clin Obstet Gynaecol. 2016;37:66-79.

[22] Wang A, Ji L, Shang W, Li M, Chen L, White RE, HAN G. Expression of GPR30, ERac and ERfl in endometrium during window of implantation in patients with polycystic ovary syndrome: a pilot study. Gynecol Endocrinol. 2011;27:251-5.

[23] Giudice LC. Endometrium in PCOS: implantation and predisposition to endocrine CA. Best Pract Res Clin Endocrinol Metab. 2006;20:235-44.

[24] Lessey BA. Endometrial receptivity and the window of implantation. Baillières Best Pract Res Clin Obstet Gynaecol. 2000;14:775-88.

[25] Gregory CW, Wilson EM, Apparao KBC, Lininger RA, Meyer WR, Kowalik A, Fritz MA, Lessey BA. Steroid receptor coactivator expression throughout the menstrual cycle in normal and abnormal

endometrium. J Clin Endocrinol Metab. 2002;87:2960-6.

[26] Ribeiro Soares Lopes IM, Pinheir Baracat MC, De Jesus Simoes M, Santos Simoes R, Chada Baracat E, Jose Maria Soares JM Jr. Endometriurn in women with polycystic ovary syndrome during window of implantation. Rev Assoc Med Bras. 2011;57:688-95.

[27] Cermik D, Selam B, Taylor HS. Regulation of HOXA-10 expression by testosterone in vitro and in the endometrium of patients with polycystic ovary syndrome. J Clin Endocrinol Metab. 2003;88:238-43.

[28] Quezada S, Avellaira C, Johnson MC, Gabler F, Fuentes A, Vega M. Evaluation of steroid receptors, coregulators, and molecules associated with uterine receptivity in secretory endometria from untreated women with polycystic ovary syndrome. Fertil Steril. 2006;85:1017-26.

[29] Qiao J, Wang L, Li R, Zhang X. Microarray evaluation of endometrial receptivity in Chinese women with polycystic ovary syndrome. Reprod Biomed Online. 2008;17:425-35.

[30] Kajihara T, Tochigi H, Prechapanich J, Uchino S, Itakura A, Brosens JJ, Ishihara O. Androgen signaling in decidualizing human endometrial stromal cells enhances resistance to oxidative stress. Fertil Steril. 2012;97:185-91.

[31] Yan L, Wang A, Chen L, Shang W, Li M, Zhao Y. Expression of apoptosis-related genes in the endometrium of polycystic ovary syndrome patients during the window of implantation. Gene. 2012;506:350-4.

[32] Jesintha M, Deecaraman M, Vijayalakshmi M, Umashankar V. A systemic review on differential regulation of genes in polycystic ovarian syndrome disease. Int J Pharma Bio Scie. 2015;6:B893-900.

[33] Amjadi F, Aflatoonian R, Javanmard SH, Saifi B, Ashrafi M, Mehdizadeh M. Apolipoprotein A1 as a novel anti-implantation biomarker in polycystic ovary syndrome: a case-control study. J Res Med Sci. 2015;20:1039-45.

[34] Lin X-H, Liu M-E, H-Y X, Chen X-J, Wang H, Tian S, Sheng J-Z, Huang H-F. Leptin downregulates γ-ENaC expression: a novel mechanism involved in low endometrial receptivity. Fertil Steril. 2015;103:228-35.

[35] Baracat MC, Serafini PC, Sim?es Rodos S, Maciel GA, Soares JM Jr, Baracat EC. Systematic review of cell adhesion molecules and estrogen receptor expression in the endometrium of patients with polycystic ovary syndrome. Int J Gynaecol Obstet. 2015;129:1-4.

[36] Mioni R, Chiarelli S, Xamin N, Zuliani P, Granzotto M, Mozzanega B, Maffei P, Martini C, Blandamura S, Sicolo N, Vettormioni R. Evidence for the presence of glucose transporter 4 in the endometrium and its regulation in polycystic ovary syndrome patients. J Clin Endocrinol Metab. 2004;89:4089-96.

[37] Keller DW, Wiest WG, Askin FB, Johnson LW, Strickler RC. Pseudocorpus luteum insufficiency: a local defect of progesterone action on endometrial stroma. J Clin Endocrinol Metab. 1979;48:127-32.

[38] Chrousos GP, MacLusky NJ, Brandon DD, Tomita M, Renquist DM, Loriaux DL, Lipsett MB. Progesterone resistance. Adv Exp Med Biol. 1986;196:317-28.

[39] Simpson HW, McArdle CS, Griffiths K, Turkes A, Beastall GH. Progesterone resistance in women who have had breast cancer. Br J Obstet Gynaecol. 1998;105:345-51.

[40] Xu Y, Tong J, Ai Z, Wang J, Teng Y. Epidermal growth factor receptor signaling pathway involved in progestin-resistance of human endometrial carcinoma: in a mouse model. J Obstet Gynaecol Res. 2012;38:1358-66.

[41] Xu W, Zhu S, Zhou Y, Jin Y, Dai H, Wang X. Upregulation of mitogen-inducible gene 6 triggers antitumor effect and attenuates progesterone resistance in endometrial carcinoma cells. Cancer Gene Ther. 2014;22:536-41.

[42] Benagiano G, Brosens I. The endometrium in adenomyosis. Women's Health (Lond Engl). 2012;8:301-12.

[43] Taylor HS, Bagot C, Kardana A, Olive D, Arici A. HOX gene expression is altered in the endometrium of women with endometriosis. Hum Reprod. 1999;14:1328-31.

[44] Ober WB, Bernstein J. Observations on the endometrium and ovary in the newborn. Pediatrics. 1955;16:445-60.

[45] Al-Sabbagh M, Lam EW, Brosens JJ. Mechanisms of endometrial progesterone resistance. Mol Cell Endocrinol. 2012;358:208-15.

[46] Shen Z-Q, Zhu H-T, Lin J-F. Reverse of progestin-resistant atypical endometrial hyperplasia by metformin and oral contraceptives. Obstet Gynecol. 2008;112:465-7.

[47] Savaris RF, Groll JM, Young SL, DeMayo FJ, Jeong JW, Hamilton AE, Giudice LC, Lessey BA. Progesterone resistance in PCOS endometrium: a microarray analysis in clomiphene citrate-treated and artificial menstrual cycles. J Clin Endocrinol Metab. 2011;96:1737-46.

[48] Kim JY, Song H, Kim H, Kang HJ, Jun JH, Hong SR, Koong MK, Kim IS. Transcriptional profiling with a pathway-oriented analysis identifies dysregulated molecular phenotypes in the endometrium of patients with

polycystic ovary syndrome. J Clin Endocrinol Metab. 2009;94:1416-26.

[49]   Li X, Feng Y, Lin JF, Billing H, Shao R. Endometrial progesterone resistance and PCOS. J Biomed Sci. 2014;21:2.

[50]   Kim JJ, Kurita T, Bulun SE. Progesterone action in endometrial cancer, endometriosis, uterine fibroids, and breast cancer. Endocr Rev. 2013;34:130-62.

[51]   Burney RO, Talbi S, Hamilton AE, Vo KC, Nyegaard M, Nezhat CR, Lessey BA, Giudice LC. Gene expression analysis of endometrium reveals progesterone resistance and candidate susceptibility genes in women with endometriosis. Endocrinology. 2007;148:3814-26.

[52]   Margarit L, Taylor A, Roberts MH, Hopkins L, Davies C, Brenton AG, Conlan RS, Bunkheila A, Joels L, White JO, Gonzalez D. MUC1 as a discriminator between endometrium from fertile and infertile patients with PCOS and endometriosis. J Clin Endocrinol Metab. 2010;95:5320-9.

[53]   Bulun SE, Cheng YH, Pavone ME, Xue Q, Attar E, Trukhacheva E, Tokunaga H, Utsunomiya H, Yin P, Luo X, et al. Estrogen receptor-beta, estrogen receptor-alpha, and progesterone resistance in endometriosis. Semin Reprod Med. 2010;28:36-43.

[54]   Piltonen TT, Chen JC, Khatun M, Kangasniemi M, Liakka A, Spitzer T, Tran N, Huddleston H, Irwin JC, Giudice LC, Endometrial LC. Stromal fibroblast s from women with polycystic ovary syndrome have impaired progesterone-mediated decidualization, aberrant cytokine profiles and promote enhanced immune cell migration in vitro. Hum Reprod. 2015;30:1203-15.

[55]   Cakmak H, Taylor HS. Implantation failure: molecular mechanisms and clinical treatment. Hum Reprod Update. 2011;17:242-53.

[56]   Paulson RJ. Hormonal induction of endometrial receptivity. Fertil Steril. 2011;96:530-5.

[57]   Palomba S, Santagni S, La Sala GB. Progesterone administration for luteal phase deficiency in human reproduction: an old or new issue? J Ovarian Res. 2015;8:77-92.

[58]   Schulte MMB, Tsai J-H, Moley KH. Obesity and PCOS: the effect of metabolic derangements on endometrial receptivity at the time of implantation. Reprod Sci. 2015;22:6-14.

[59]   Bellver J, Martínez-Conejero JA, Labarta E, Alamá P, Barreto Melo MA, Remohí J, Pellicer A, Horcajadas JA. Endometrial gene expression in the window of implantation is altered in obese women especially in association with polycystic ovary syndrome. Fertil Steril. 2011;95:2335-41.

[60]   Tulchinsky D, Hobel CJ, Yeager E, Marshall JR. Plasma estrone, estradiol, estriol, progesterone, and 17-hydroxyprogesterone in human pregnancy: I, normal pregnancy. Am J Obstet Gynecol. 1972;112:1095-100.

[61]   Carmina E, Azziz R. Diagnosis, phenotype, and prevalence of polycystic ovary syndrome. Fertil Steril. 2006;86:S7-8.

[62]   Brosens I, Brosens J, Benagiano G. Neonatal uterine bleeding as antecedent of pelvic endometriosis. Hum Reprod. 2013;28:2893-7.

[63]   Gargett E, Schwab KE, Brosens JJ, Puttemans P, Benagiano G, Brosens I. Potential role of endometrial stem/progenitor cells in the pathogenesis of early-onset endometriosis. Mol Hum Reprod. 2014;20:591-8.

[64]   Brosens JJ, Parker MG, McIndoe A, Pijnenborg R, Brosens IA. A role for menstruation in preconditioning the uterus for successful pregnancy. Am J Obstet Gynecol. 2009;200:615. e1-6.

[65]   Brosens IA, Robertson WB, Dixon HG. The role of the spiral arteries in the pathogenesis of preeclampsia. Obstet Gynecol Ann. 1972;1:177-91.

[66]   Leppälahti S, Gissler M, Mentula M, Heikinheimo O. Is teenage pregnancy an obstetric risk in a welfare society? A population-based study in Finland, from 2006 to 2011. BMJ Open. 2013;3:e003225.

[67]   Brosens I, Benagiano G. Menstrual preconditioning for the prevention of major obstetrical syndromes in polycystic ovary syndrome. Am J Obstet Gynecol. 2015;213:488-93.

[68]   Doherty DA, Newnham JP, Bower C, Hart R. Implications of polycystic ovary syndrome for pregnancy and for the health of offspring. Obstet Gynecol. 2015;125:1397-406.

[69]   Fraser R, Whitley GSJ, Thilaganathan B, Judith E, Cartwright JE. Decidual natural killer cells regulate vessel stability: implications for impaired spiral artery remodelling. J Reprod Immunol. 2015;110:54-60.

[70]   Brosens I, Robertson WB, Dixon HG. The physiological response of the vessels of the placental bed to normal pregnancy. J Pathol Bacteriol. 1967;93:569-79.

[71]   Brosens I, Pijnenborg R, Vercruysse L, Romero R. The "great obstetrical syndromes" are associated with disorders of deep placentation. Am J Obstet Gynecol. 2011;204:193-201.

[72]   Kim YM, Chaiworapongsa T, Gomez R, Bujold E, Yoon BH, Rotmensch S, Thaler HT, Romero R. Failure of physiologic transformation of the spiral arteries in the placental bed in preterm premature rupture of

membranes. Am J Obstet Gynecol. 2002;187:1137-42.

[73] Kim YM, Bujold E, Chaiworapongsa T, Gomez R, Yoon BH, Thaler HT, Rotmensch S, Romero R. Failure of physiologic transformation of the spiral arteries in patients with preterm labor and intact membranes. Am J Obstet Gynecol. 2003;189:1063-9.

[74] Palomba S, Russo T, Falbo A, Di Cello A, Amendola G, Mazza R, Tolino A, Zullo F, Tucci L, La Sala GB. Decidual endovascular trophoblast invasion in women with polycystic ovary syndrome: an experimental case-control study. J Clin Endocrinol Metab. 2012;97:2441-9.

[75] Prefumo F, Sebire NJ, Thilaganathan B. Decreased endovascular trophoblast invasion in first trimester pregnancies with high-resistance uterine artery Doppler indices. Hum Reprod. 2004;19:206-9.

[76] Pijnenborg R, Bland JM, Robertson WB, Dixon G, Brosens I. The pattern of interstitial trophoblastic invasion of the myometrium in early human pregnancy. Placenta. 1981;2:303-16.

[77] Palomba S, Russo T, Falbo A, Di Cello A, Tolino A, Tucci L, La Sala GB, Zullo F. Macroscopic and microscopic findings of the placenta in women with polycystic ovary syndrome. Hum Reprod. 2013;28:2838-47.

[78] Palomba S, Falbo A, Chiossi G, Tolino A, Tucci L, La Sala G, Zullo F. Early trophoblast invasion and placentation in women with different PCOS phenotypes. Reprod Biomed Online. 2014;29:370-81.

[79] Palomba P, Falbo A, Valli B, Morini D, Villani MT, Nicoli A, La Sala GB. Physical activity before IVF and ICSI cycles in infertile obese women: an observational cohort study. Reprod Biomed Online. 2014;29:72-9.

[80] Hulchiy M, Nybacka Å, Sahlin L, Lindén Hirschberg A. Endometrial expression of estrogen receptors and the androgen receptor in women with polycystic ovary syndrome: a lifestyle intervention study. J Clin Endocrinol Metab. 2016;101:561-71.

[81] Ujvaril D, Huichiyi M, Calabyl A, Nybackal A, Bystr?m B, Hirschberg AL. Lifestyle intervention up-regulates gene nd protein levels of molecules involved in insulin signaling in the endometrium of overweight/obese women with polycystic ovary syndrome. Hum Reprod. 2014;29:1526-35.

[82] Wallace KL, Johnson V, Sopelak V, Hines R. Lomiphene citrate versus letrozole: molecular analysis of the endometrium in women with polycystic ovary syndrome. Fertl Steril. 2011;96:1051-6.

[83] Selim MF, Borg TF. Letrozole and clomiphene citrate effect on endometrial and subendometrial vascularity in treating infertility in women with polycystic ovary syndrome. J Gynecol Surg. 2011;28:405-10.

[84] Legro RS, Brzyski RG, Diamond MP, Coutifaris C, Schlaff WD, Casson P, Christman GM, Huang H, Yan Q-H, Alvero R, Haisenleder DJ, Barnhart KT, Wright Bates G, Usadi R, Lucidi S, Baker V, Trussell JC, Krawetz SA, Snyder P, Ohl D, Santoro N, Eisenberg E, Zhang H-P. Letrozole versus clomiphene for infertility in the polycystic ovary syndrome. N Engl J Med. 2014;371:119-29.

[85] Almog B, Shalom-Paz E, Dufort D, Tulandi T. Promoting implantation by local injury to the endometrium. Fertil Steril. 2010;94:2026-9.

[86] Siristatidis C, Vrachnis N, Vogiatzi P, Chrelias C, Retamar AQ, Bettocchi S, Glujovsky D. Potential pathophysiological mechanisms of the beneficial role of endometrial injury in in vitro fertilization outcome. Reprod Sci. 2014;21:955-65.

[87] Gnainsky Y, Granot I, Aldo PB, Barash A, Or Y, Schechtman E, Mor G, Dekel N. Local injury of the endometrium induces an inflammatory response that promotes successful implantation. Fertil Steril. 2010;94:2030.

[88] Yeung TW, Chai J, Li RH, Lee VC, Ho PC, Ng EH. The effect of endometrial injury on ongoing pregnancy rate in unselected subfertile women undergoing in vitro fertilization: a randomized controlled trial. Hum Reprod. 2014;29:2474-81.

[89] Nastri CO, Lensen S, Polanski L, Raine-Fenning N, Farquhar CM, Martins WP. Endometrial injury and reproductive outcomes: there's more to this story than meets the horse's blind eye. Hum Reprod. 2015;20:749.

[90] Lensen S, Martins W, Nastri C, Sadler L, Farquhar C. Pipelle for pregnancy (PIP): study protocols for three randomised controlled trials. Trials. 2016;17:216-29.

6

不孕与低生育力

Tal Shavit, Togas Tulandi

6.1 概述

未避孕性生活 12 个月以上未能怀孕定义为不孕症[1]。有些学者更喜欢"低生育力"一词，因为许多夫妇并非不孕，但表现出生育能力下降或接受生育治疗后可生育孩子。由于年龄增长可导致生育力下降，女方年龄超过 35 岁的夫妻在未避孕性生活 6 个月以上可能被认定为不孕症[1]。最近的数据显示人类的生育力可能比先前估计的要高。据估计，每月的生育力是 30%~38%。通常周期性的性生活 6 个月内可受孕，12 个月的生育力为 85%~92%[2, 3]。10%~15% 的夫妻发生不孕，在心理学、经济学、人口学和医学方面均有很重要的影响[4, 5]。与这一通常的看法不一样的观点认为，在过去的 40 年中，不孕症的总体发病率保持相对稳定。无论如何，对不孕症的评估和治疗水平有了显著地提高。

对不孕症的评估应该关注夫妻双方，而不仅仅是女方。世界卫生组织（WHO）不孕症诊疗工作组对 8 500 对不孕夫妇进行了评估，并采用标准化诊断来确定导致不孕的相关因素。在发达国家，女性因素占不孕症夫妇的 37%，男性因素占 8%，男女双方因素占 35%[6]。不孕症的主要原因包括排卵功能障碍（20%~40%），子宫输卵管因素（30%~40%），子宫内膜异位症（6%）和男性因素（30%~40%）。大约 15% 病例没有明确的不孕原因（不明原因的不孕症）[7-9]。不孕症的患病率随年龄而变化[10]。女方系 PCOS 的不孕夫妇可能像一般人群一样同时伴有其他不孕因素，如输卵管因素或男性因素。重要的是要对不孕夫妇进行完整的生育力评估，而不仅仅关注 PCOS[11]。

不孕原因的筛查通常在不孕年限够 1 年以上开始进行。应该对有不孕相关因素的人群进行早期评估，比如患者月经不规则、曾有盆腔炎或子宫内膜异位症病史、存在可能的男性因素以及 35 岁以上的女性。不孕症的常见原因之一通常是由于 PCOS 引起的排卵障碍，其在育龄期女性的发病率为 5%~7%[12]。排卵障碍可能的其他原因还有甲状腺功能亢进或减退、高催乳素血症、先天性肾上腺皮质增生、库欣综合征和分泌雄激素的肿瘤。

在 PCOS 不孕患者中，稀发排卵或无排卵导致的不孕通常与高雄激素血症有关（见第 3 章），但也可能存在导致不孕的其他因素（图 6.1）。事实上，PCOS 患病率增加可能与环境因素有关，包括饮食习惯、行为习惯或其他一些不确定的因素。某些因素也加重了肥胖、胰岛素抵抗和代谢综合征，可能直接或间接地促发了 PCOS 及其合并症。环境和行为习惯的改变也可能是导致生育力受损的相关因素 [13]。如第 4 章和第 5 章所述，不能排除子宫内膜和卵母细胞的异常导致生育力受损。最后，影响夫妻双方生育力的其他伴随因素也会影响不孕的诊断和致病机制。

本章讨论了导致 PCOS 女性无排卵的因素以及可能影响其生育能力的其他因素。

6.2 PCOS 相关的不孕因素

6.2.1 高雄激素血症

高雄激素血症是 PCOS 的主要特征。根据鹿特丹标准，PCOS 可以在没有高雄激素的情况下诊断。然而，许多学者认为高雄激素血症是 PCOS 的必要条件，并在 PCOS 的病理生理学中起重要作用。

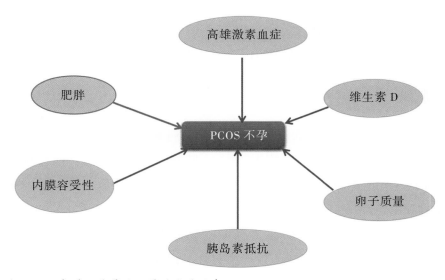

图 6.1 与 PCOS 相关可能导致不孕的主要因素

　　高雄激素血症的评估应包括临床特征（多毛症、痤疮或男性型脱发）和激素检测（见第 2 章）。PCOS 中血清雄激素的特征是总睾酮升高，生物可利用的睾酮水平升高和性激素结合球蛋白（SHBG）水平的降低。高雄激素血症是由于卵巢分泌这些激素过量[14-16]，而肾上腺分泌来源的较少[17]。雄激素合成的第一步发生在由微粒体 P450c17 介导的 LH 刺激的卵泡膜细胞中[18]。事实上，转录和转录后水平的 P450c17 活性的变化与 PCOS 病因学相关。LH 幅度和频率的增加进一步放大了卵巢对 LH 的过度反应[19]。

　　雄激素在卵巢局部环境中起着关键作用。雄激素在芳香化酶作用下转化为雌激素。早期卵泡获得雄激素受体，雄激素影响 FSH 非依赖阶段卵泡早期的发生，有助于早期卵泡的生长[20]。在卵泡生长后期，雄激素与胰岛素和 LH 发挥协同作用，阻碍卵泡发育。卵巢局部的雄激素转化为更有效的 5α - 还原雄激素，后者不能转化为雌激素，这在 PCOS 中很常见。这些雄激素抑制颗粒细胞上 FSH 诱导的 LH 受体的芳香化酶活性，从而阻碍卵泡发育。卵泡虽然继续生长，但停滞在成熟前的卵泡早期阶段，导致经典的多囊卵巢形态（PCOM）：多个小囊泡围绕过度增大的卵泡膜细胞（见第 8 章）。导致卵泡生长停滞的确切机制尚不明确。Willis 等认为，也许与 LH 过早激活卵泡有关[21]。已发现 PCOS 女性的卵泡在直径 4mm 时即可受 LH 诱导分泌雌二醇和黄体酮，而排卵正常女性则为 9~10mm。这种对 LH 的过早反应与 cAMP 的累积有关，cAMP 是导致卵泡发育停滞的原因[22]。因此，高水平的卵巢雄激素阻碍卵泡成熟，促进卵泡闭锁，并阻止优势卵泡发育。

　　高胰岛素血症和肥胖症更能增强 LH 活性，并促进高雄激素状态的进一步发展[23, 24]。另一种可能的机制是：由于高胰岛素血症直接刺激卵巢，肝脏中 SHBG 产生减少，循环中雄激素增加，异常的基因表达导致几种类固醇生成酶调节受损[25, 26]。简言之，雄激素过多症是 PCOS 女性无排卵和不孕的主要原因。

6.2.2　肥胖

　　在过去 40 年中，美国和欧洲[27-29]的肥胖发病率一直在上升，而 2008 年美国有 64％的女性超重或肥胖[30]（见第 13 章）。肥胖妇女容易罹患其他合并症，尤其是 2 型糖尿病、代谢综合征、各种癌症和心血管疾病[31, 32]。她们也可能伴有激素依赖性合并症和不孕症，主要与 PCOS 相关的无排卵有关[33]。事实上，PCOS 的风险随着肥胖的加重而升高[34, 35]。PCOS 女性中超重或肥胖的患病率为 30％~75％[13]。腹部和内脏脂肪组织在这种疾病的发展中起着关键作用，因为在正常体重的 PCOS 女性中也观察到腹部脂肪增加。

虽然高雄激素和月经不调是青春期 PCOS 的主要问题，但雄激素过多、月经稀发或闭经相关的症状、不孕症是育龄女性的常见主诉。肥胖的严重程度对 PCOS 有重要影响，特别是在腹部脂肪增加的情况下[36]。肥胖的 PCOS 女性妊娠机会低于体重正常者[36]。此外，肥胖的 PCOS 女性需要增加促排卵药物的剂量来实现排卵[37-39]。以下是肥胖 PCOS 女性的特定特征，可能是导致不孕的相关因素。

6.2.2.1 中心性肥胖导致高雄激素血症

体内脂肪和 SHBG 之间的直接关联已经确立[40-42]。在 PCOS 女性中某些因素的改变如胰岛素、雌激素和雄激素水平也是调节 SHBG 水平的原因。中心性肥胖女性的 SHBG 低于外周性肥胖患者[43]。它们还使睾酮和二氢睾酮的分泌增加[44]。SHBG 的减少是中心性肥胖女性的特征，导致血循环中游离雄激素增加，从而导致雄激素过多症和低生育力[45]。这一情况在所有 PCOS 女性中均存在；即使那些体重指数正常的人腹部脂肪也可能会增加[46, 47]。

6.2.2.2 瘦素

瘦素是脂肪组织中分泌的 167 个氨基酸的肽。在血循环中，它与一族蛋白质结合。瘦素作用于调节进食行为和能量平衡的中枢神经系统（CNS）神经元。一些作者报道 PCOS 患者的瘦素水平升高[48, 49]。然而，其他作者报道 PCOS 女性的瘦素水平与体重和年龄匹配的对照组相当[50, 51]。已证实瘦素在生殖和调节促性腺激素浓度中发挥作用[52-54]。瘦素不仅在中枢水平起作用，还可以调节下丘脑 – 垂体轴[55]，也可以直接在卵巢水平上起作用。它在颗粒细胞和 PCOS 女性的卵泡液中表达[56]。卵巢中瘦素浓度的增加可能会损害优势卵泡的形成和卵母细胞的成熟[57]。瘦素抑制 FSH 对胰岛素样生长因子 I（IGF–I）的刺激，抑制 IGF–I 在 FSH 刺激雌二醇生成上的分离[58]。它还引起大多数 PCOS 患者的胰岛素抵抗和雄激素过多状态。在动物模型中，输注瘦素可降低排卵率[57]。高瘦素水平降低了 PCOS 超重 / 肥胖女性植入窗子宫内膜上皮 Na^+ 通道（ENaC）的表达，导致子宫内膜容受性和植入率降低[59]。第 5 章详细讨论了 PCOS 女性的子宫内膜功能。简言之，PCOS 患者肥胖引起的高瘦素血症可能导致胰岛素抵抗以及卵巢功能受损。

6.2.2.3 脂联素

脂联素是一种主要在脂肪组织中表达的脂肪细胞因子，是人体中最丰富的循环脂肪特异性蛋白[60]。肥胖患者分泌脂联素水平降低，血清脂联素水平与腰围和体重指数（BMI）呈负相关[61, 62]。脂联素具有胰岛素增敏作用及抗糖尿病和抗动脉粥样硬化的特性。因为肥胖和 2 型糖尿病患者的循环脂联素水平降低，也可能在

PCOS 的发病机制中发挥作用。然而，PCOS 女性血浆脂联素水平低于对照组女性或与之相当[63, 64]。

低脂联素水平可能通过降低其对 LH 和胰岛素 /IGF-1 刺激卵巢产生雄激素的抑制作用而加重胰岛素抵抗和促进雄激素的分泌[65]。循环中的雄激素是否系 PCOS 中血清脂联素水平的重要调节剂，或者是否在雄激素水平变化之前脂联素水平已变化仍不清楚。然而，用二甲双胍治疗 PCOS 女性可增强脂联素活性和胰岛素敏感性，导致较低的雄激素过多状态[66]（见第 11 章）。

总之，肥胖是多种 PCOS 表型的突出特征。所有 PCOS 不孕女性的 BMI 评估应该是至关重要的，因为肥胖的存在与无排卵有关；降低可能的治疗成功率并在妊娠期间增加孕期和围生期并发症（见第 22 章）。减重和改善生活方式是 PCOS 不孕女性的一线治疗方法，如第 13 章所述。

6.2.3　胰岛素抵抗

胰岛素抵抗定义为外源性或内源性胰岛素不能增加葡萄糖摄取及其利用[67]。胰岛素抵抗和雄激素过多症在 PCOS 的病理生理学中起关键作用。事实上，85％的 PCOS 女性患者存在胰岛素抵抗（非肥胖和肥胖患者分别为 75％和 95％）[68]。胰岛素抵抗发生在对胰岛素有反应的组织，如肝脏对胰岛素敏感性下降，导致胰腺代偿性分泌更多的胰岛素，最终导致高胰岛素血症[67]。最近的数据表明继发于胰岛素抵抗的高胰岛素血症是雄激素分泌增多的主要因素[69-71]。

已有学者提出了一些关于胰岛素抵抗对高雄激素代谢作用机制的假说。在人类和动物模型中，胰岛素直接刺激卵巢分泌雄激素或增强 LH 促进雄激素分泌[72, 73]，对增强 GnRH 刺激的 LH 脉冲振幅起间接作用[74]，降低肝脏产生血清 SHBG[75, 76]，降低 IGF 结合蛋白 -1（IGFBP-1）水平，并增加游离 IGF-1 刺激雄激素生成的有效性[77-79]。最后，高胰岛素血症可能导致 PCOS 患者窦卵泡发育至中期阻滞[80]。

对于 PCOS 相关的不孕，胰岛素抵抗作为一个辅助因素的间接临床证据之一是二甲双胍对这些 PCOS 女性的治疗有效（见第 11 章）。理论上，二甲双胍可通过降低血清胰岛素水平间接起作用，并通过在卵巢内降低 P450c17a 的酶活性直接起作用，后者促进雄激素生成。此外，二甲双胍增加 IGFBP-1 水平并降低 IGF-1 活性[79, 81, 82]。但是，二甲双胍单独提高 PCOS 女性生育能力的效果尚不清楚[83-85]。

6.3 子宫内膜容受性

虽然无排卵是 PCOS 女性不孕的一个明显原因，但子宫内膜容受性受损也可能有所影响[86]。子宫内膜的改变、特点及子宫内膜容受性在 PCOS 不孕患者中的作用已在第 5 章中讨论。

简言之，由于排卵障碍、子宫内膜暴露于无对抗雌激素刺激的环境，导致子宫内膜环境改变。事实上，患有 PCOS 的女性植入率往往会降低，流产率升高，这是由于子宫内膜容受性降低所致。已发表的研究表明，PCOS 女性流产的风险增加（高达 50%）[32, 87-89]。然而，另有学者研究发现 PCOS 女性的流产率与生育力正常女性及其他原因不孕患者的流产率相似[90, 91]。

植入前的子宫内膜准备受类固醇和几种基因表达调控，尤其是 HOXA10 和 HOXA11。这些基因通过调节类固醇激素效应对子宫内膜生长、分化和容受性至关重要[92]。其他子宫内膜容受性相关介质包括 avb3 整合素，IGFBP-1 和白血病抑制因子（LIF）也受 HOX 基因调控[83]。近年来，许多发表的研究揭示了几种对于植入很重要的子宫内膜特征 / 标记，这可能解释了 PCOS 女性植入率较低的原因。包括腺上皮的雌激素受体[84] 和雄激素受体[85] 的表达增加。此外，患有 PCOS 的女性在分泌期 HOXA10 的表达下降，且整合素降低[93]。

另一个标记物是 WT1。在植入窗期间，PCOS 女性的子宫内膜中 WT1 表达下调[94]。这种基因表达的变化可能导致植入异常和出生率降低。植入窗口的改变和子宫内膜容受性的异常可能也是由异常类固醇环境引起的[95, 96]。体外研究表明 PCOS 患者蜕膜化反应受损，局部变化为子宫内膜炎症。子宫内膜蜕膜间质细胞似乎在有效胚胎选择中起着重要作用。

6.4 卵子质量与胚胎质量

PCOS 患者的卵泡发育异常和卵母细胞功能的潜在改变在第四章中已有详细的讨论。简言之，PCOS 患者接受了控制性卵巢刺激时往往生成大量卵泡。然而，据报道，卵母细胞质量差 导致低受精率和低植入率和较高的流产率[97-102]。这可能与卵母细胞功能障碍和胚胎发育异常有关，也可能与卵泡发育和成熟过程中卵泡内微环境的改变有关。或许，这与卵丘细胞和卵母细胞之间对话不足有关，或与内分泌

/ 旁分泌因子异常及代谢紊乱有关[103-108]。在用 DHEA 诱导的小鼠 PCOS 模型中，MⅡ卵数减少。它们与对照组相比，mtDNA 拷贝数和 ATP 含量降低，氧化应激过度，胚胎发育潜能受损。作者得出的结论是，雄激素过多可能影响卵母细胞质量[109]。

然而，与排卵正常的女性相比，PCOS 女性接受控制性卵巢刺激可获得与之相当，甚至质量更好的卵母细胞和胚胎[97, 110, 111]，表明 PCOS 与卵母细胞质量不良无关，至少在核成熟的背景下[112]。

6.5 维生素 D

维生素 D 或降钙三醇是一种类固醇激素，主要由皮肤暴露在紫外线下合成。另外 10%~20% 的维生素 D 来自饮食。维生素 D 经肝脏转化为 25- 羟基维生素 D（25OH–D）。随后，它被肾脏的 1a- 羟化酶转化为有活性的 1, 25- 二羟基维生素 D3[113, 114]。

据报道，PCOS 女性维生素 D 缺乏症的患病率很高（67%~85%，而在普通人群中这一比例为 20%~48%）[115, 116]（见第 14 章）。在 PCOS 女性中，维生素 D 水平与激素功能障碍和代谢综合征有关。维生素 D 缺乏也可能是导致胰岛素抵抗和代谢综合征的一个因素[117-122]。研究者注意到肥胖可能通过将脂溶性维生素限制在脂肪中降低循环中的 25OH–D 水平[123]。

Asadi 等人报道了维生素 D 受体的遗传变异与临床 PCOS 的严重程度相关[124]。维生素 D 缺乏和不孕之间的关联也有报道。最近的研究表明卵泡液中维生素 D 水平低与种植率和活产率低有关[125-128]。然而，维生素 D 不足、接受试管婴儿治疗的妇女给予补充维生素 D 的作用尚不明确[129]。

利用 PCOS I 研究（PPCOS–I）中收集的妊娠期数据，作者发现维生素 D 水平与使用克罗米芬、二甲双胍或两种药物治疗 PCOS 不孕女性的排卵率之间有直接关系。令人感兴趣的，血清中 25OH–D 的含量每增加 1ng/mL（2.5nmol/L），可能使活产率提高 2%[130]。另一项研究发现，给予接受宫腔内人工授精（IUI）的 PCOS 女性补充维生素 D 可使子宫内膜厚度增加。然而，接受维生素 D 治疗组与非治疗组患者的妊娠率是相当的[131]。评价补充维生素 D 的效果和胰岛素抵抗的研究结果各不相同，有报道称肥胖的 PCOS 女性的胰岛素抵抗有所改善[132]，其他人则未能证明维生素 D 的作用[133]。维生素 D 缺乏似乎是 PCOS 女性的常见症状。这可能与胰岛素抵抗、排卵障碍和不孕有关。目前仍缺乏数据支持 PCOS 女性常规使用维生素 D。

6.6　PCOS 女性的生育力评估

通常建议在 12 个月合理频率的无保护性行为未受孕后进行生育力评估。对于疑似 PCOS 的女性，应在试孕 6 个月后开始进行不孕症筛查。对于大多数 PCOS 女性，最可能的诊断是无排卵。但是，在开始治疗之前应该排除其他不孕原因。应该注意到 40% 的不孕夫妇合并多种不孕因素。

根据国家英才研究所（NICE）和美国生殖医学学会（ASRM）的指南 [134]，基本的不孕症评估应包括以下内容。

6.6.1　治疗史和生育史

患有 PCOS 的女性及其伴侣应该接受常规病史询问排除其他可能的不孕原因。病史应包括：可能的糖尿病史或胰岛素抵抗状态以及糖尿病家族史。生育史应注意月经周期特征。月经稀发或闭经的妇女一般不需要特定的诊断试验来确诊无排卵。病史应包括与肾上腺疾病、甲状腺疾病或高催乳素血症相关的症状，或其他月经稀发的原因，如体重增加或减少和过度运动。生活方式的评估尤为重要。生活方式异常有发展为代谢综合征的风险。

6.6.2　体格检查

除常规体检外，还应评估 PCOS 女性的雄激素过多体征。可以使用 Ferriman-Gallwey 评分来评估多毛症（见第 2 章）。必须为每位似疑 PCOS 的患者计算 BMI。腰围或腰臀比也可有助于疑诊内脏脂肪过多。应该触诊甲状腺以排除甲状腺肿和触诊乳房以识别溢乳。应检查皮肤角化过度和黑棘皮症。

6.6.3　基础体温（BBT）

BBT 测量是评估排卵功能的简单且廉价的方法。BBT 监测周期中，生育力最高的时期为月经中期 BBT 上升前 7 天。无排卵周期通常导致 BBT 单相模式。但是，BBT 测量并非总是可靠的。

6.6.4　实验室检查

对于疑似 PCOS 的女性进行不孕症初步评估的检查时，除了常规血液检测，还推荐进行以下的检查（见第 2 章）。

–LH/FSH 比值可作为附加指标（如果比值 ≥ 2）有利于诊断 PCOS。

– 通常检测血清雄激素水平，尤其是睾酮水平。然而，它对确诊 PCOS 诊断是有争议的。

– 黄体中期血清黄体酮大于 15ng/mL 是近期排卵的可靠证据。子宫内膜活检（EB）和组织学检查可以证明子宫内膜呈分泌期。由于 EB 具有侵入性，大多数生育专家已经放弃将 EB 作为常规检查。

– 与非 PCOS 女性相比，PCOS 女性的 AMH 水平高出 2~3 倍，并与其窦卵泡数相对较高有关。

– 应检测血清 17- 羟黄体酮水平，以排除迟发性先天性肾上腺皮质增生。

– 口服葡萄糖耐量试验（OGTT）。对于有糖尿病危险因素（包括血脂异常）的女性，应该进行附加的检测，包括空腹血糖和糖化血红蛋白（HbA1c）测量。患者接受不孕症检查也有助于评估包括合并症在内的一般健康状况。治疗这些合并症可以帮助患者受孕并减少妊娠并发症的发生（见第 22 章）。

6.6.5　经阴道超声（TVS）

作为 PCOS 检查的一部分，必须通过 TVS 评估卵巢外观和窦卵泡数（AFC）。此外，TVS 还可提供有关 PCOS 患者内膜是否蜕膜化、子宫内膜增生或子宫内膜癌的信息。在这些女性的初步检查中，评估基线子宫内膜厚度非常重要。TVS 对于评估子宫腔并排除宫内息肉、肌瘤或子宫中隔也很重要。

6.6.6　输卵管通畅性

输卵管疾病是不孕症的重要原因，尤其应排除。评估输卵管通畅的常规方法是子宫输卵管造影（HSG）。最新的方法是子宫超声造影（或生理盐水灌注宫腔超声造影术，SIS）。在这个 IVF 时代，很少进行诊断性腹腔镜检查。然而，腹腔镜检查在盆腔疼痛或疑似子宫内膜异位症的情况下是有意义的。此外，卵巢打孔术虽有争议，仍可在腹腔镜检查时进行（见第 15 章）。

6.6.7　精液分析

应定期进行精液分析。大约 40％ 的不孕症夫妇合并多种不孕因素，多为男女双方均有异常。精液分析应根据 WHO 指南进行。在图 6.2 中列出了精液特征的参考下限值（第 5 百分位数及其 95％ 置信区间）。

参数	参考下限	
精液量（mL）	1.5（1.4~1.7）	
总精子数（每次射精 10^6）	39（33~46）	
精子浓度（每毫升 10^6）	15（12~16）	
总活力（PR + NP，%）	40（38~42）	
前向运动（PR，%）	32（31~34）	
活率（活精子，%）	58（55~63）	
精子形态（正常形态，%）	4（3.0~4.0）	

图 6.2　根据 WHO 指南，精液特征的参考下限（第 5 百分位数及其 95％ 置信区间）

结　论

　　PCOS 女性的不孕症通常与无排卵有关。然而，一些研究者提出 PCOS 可能与其他不孕因素，如子宫内膜异位症[135] 或与子宫肌瘤有关[136]。由于许多不孕夫妇有不止一种的不孕因素，因此应评估其他不孕原因。在各种 PCOS 表型中，导致无排卵的相关因素可能不同。生育力因特定 PCOS 表型和相关合并症而各不相同。胰岛素抵抗、肥胖、雄激素过多症和不孕症与 PCOS 明显相关。其他因素包括子宫内膜和卵母细胞的功能以及维生素 D 的作用，还需要进一步的研究。治疗上应根据病情不同相应调整治疗方案。

参考文献

[1]　Practice Committee of American Society for Reproductive Medicine. Definitions of infertility and recurrent pregnancy loss: a committee opinion. Fertil Steril. 2013;99:63.

[2]　Wang X, et al. Conception, early pregnancy loss, and time to clinical pregnancy: a population based prospective study. Fertil Steril. 2003;79:577-84.

[3]　Gnoth C, et al. Time to pregnancy: results of the German prospective study and impact on the management of infertility. Hum Reprod. 2003;18:1959-66.

[4]　Gnoth C, et al. Definition and prevalence of subfertility and infertility. Hum Reprod. 2005;20:1144-7.

[5]　Evers JL. Female subfertility. Lancet. 2002;360:151-9.

[6]　WHO. Recent advances in medically assisted conception. Report of a WHO Scientific Group. World Health Organ Tech Rep Ser. 1992;820:1-111.

[7]　Hull MG, et al. Population study of causes, treatment, and outcome of infertility. Br Med J (Clin Res Ed). 1985;291:1693-7.

[8]　Templeton A, Fraser C, Thompson B. The epidemiology of infertility in Aberdeen. BMJ. 1990;301:148-52.

[9]　Bhattacharya S, et al. The epidemiology of infertility in the North East of Scotland. Hum Reprod. 2009;24:3096-107.

[10]   Miller JH, et al. The pattern of infertility diagnoses in women of advanced reproductive age. Am J Obstet Gynecol. 1999;181:952-7.

[11]   McGovern PG, et al. Utility of screening for other causes of infertility in women with "known" polycystic ovary syndrome. Fertil Steril. 2007;87:442-4.

[12]   Azziz R, et al. The prevalence and features of the polycystic ovary syndrome in an unselected population. J Clin Endocrinol Metab. 2004;89:2745-9.

[13]   Ehrmann DA. Polycystic ovary syndrome. N Engl J Med. 2005;352:1223-36.

[14]   Cedars MI, et al. Long-term administration of gonadotropin-releasing hormone agonist and dexamethasone: assessment of the adrenal role in ovarian dysfunction. Fertil Steril. 1992;57:495-500.

[15]   Kumar A, et al. Prevalence of adrenal androgen excess in patients with the polycystic ovary syndrome (PCOS). Clin Endocrinol (Oxf). 2005;62:644-9.

[16]   Baskind NE, Balen AH. Hypothalamic-pituitary, ovarian and adrenal contributions to polycystic ovary syndrome. Best Pract Res Clin Obstet Gynaecol. 2016;37:80-97.

[17]   Yildiz BO, Azziz R. The adrenal and polycystic ovary syndrome. Rev Endocr Metab Disord. 2007;8:331-42.

[18]   Baptiste CG, et al. Insulin and hyperandrogenism in women with polycystic ovary syndrome. J Steroid Biochem Mol Biol. 2010;122:42-52.

[19]   Hendriks ML, et al. LH as a diagnostic criterion for polycystic ovary syndrome in patients with WHO II oligo/amenorrhoea. Reprod Biomed Online. 2008;16:765-71.

[20]   Rice S, et al. Stage-specific expression of androgen receptor, follicle-stimulating hormone receptor, and anti-Mullerian hormone type II receptor in single, isolated, human preantral follicles: relevance to polycystic ovaries. J Clin Endocrinol Metab. 2007;92:1034-40.

[21]   Willis DS, et al. Premature response to luteinizing hormone of granulosa cells from anovulatory women with polycystic ovary syndrome: relevance to mechanism of anovulation. J Clin Endocrinol Metab. 1998;83:3984-91.

[22]   Hugues JN, Durnerin IC. Impact of androgens on fertility-physiological, clinical and therapeutic aspects. Reprod Biomed Online. 2005;11:570-80.

[23]   Qu J, et al. Insulin resistance directly contributes to androgenic potential within ovarian thecacells. Fertil Steril. 2009;91(5 Suppl):1990-7.

[24]   Cupisti S, et al. Body mass index and ovarian function are associated with endocrine and metabolic abnormalities in women with hyperandrogenic syndrome. Eur J Endocrinol. 2008;158:711-9.

[25]   Doi SA. Neuroendocrine dysfunction in PCOS: a critique of recent reviews. Clin Med Res. 2008;6:47-53.

[26]   Strauss 3rd JF. Some new thoughts on the pathophysiology and genetics of polycystic ovary syndrome. Ann N Y Acad Sci. 2003;997:42-8.

[27]   Harlan WR, et al. Secular trends in body mass in the United States, 1960-1980. Am J Epidemiol. 1988;128:1065-74.

[28]   Kuczmarski RJ, et al. Increasing prevalence of overweight among US adults. The National Health and Nutrition Examination Surveys, 1960 to 1991. JAMA. 1994;272:205-11.

[29]   Flegal KM, et al. Prevalence and trends in obesity among US adults, 1999-2000. JAMA. 2002;288:1723-7.

[30]   Flegal KM, et al. Prevalence and trends in obesity among US adults, 1999-2008. JAMA. 2010;303:235-41.

[31]   Ford ES. Prevalence of the metabolic syndrome in US populations. Endocrinol Metab Clin North Am. 2004;33:333-50.

[32]   Hart R, Doherty DA. The potential implications of a PCOS diagnosis on a woman's longterm health using data linkage. J Clin Endocrinol Metab. 2015;100:911-9.

[33]   Pasquali R, et al. Obesity and reproductive disorders in women. Hum Reprod Update. 2003;9:359-72.

[34]   Yildiz BO, Knochenhauer ES, Azziz R. Impact of obesity on the risk for polycystic ovary syndrome. J Clin Endocrinol Metab. 2008;93:162-8.

[35]   Alvarez-Blasco F, et al. Prevalence and characteristics of the polycystic ovary syndrome in overweight and obese women. Arch Intern Med. 2006;166:2081-6.

[36]   Gambineri A, et al. Obesity and the polycystic ovary syndrome. Int J Obes Relat Metab Disord. 2002;26:883-96.

[37]   Galtier-Dereure F, et al. Choice of stimulation in polycystic ovarian syndrome: the influence of obesity. Hum Reprod. 1997;12:88-96.

[38]   White DM, et al. Induction of ovulation with low-dose gonadotropins in polycystic ovary syndrome: an analysis of 109 pregnancies in 225 women. J Clin Endocrinol Metab. 1996;81:3821-4.

[39] Fedorcsak P, et al. The impact of obesity and insulin resistance on the outcome of IVF or ICSI in women with polycystic ovarian syndrome. Hum Reprod. 2001;16:1086-91.

[40] Glass AR, et al. Low serum testosterone and sex-hormone-binding-globulin in massively obese men. J Clin Endocrinol Metab. 1977;45:1211-9.

[41] Stefan N, Schick F, Haring HU. Sex hormone-binding globulin and risk of type 2 diabetes. N Engl J Med. 2009;361:2675-6. author reply 2677-8

[42] Peter A, et al. Relationships of circulating sex hormone-binding globulin with metabolic traits in humans. Diabetes. 2010;59:3167-73.

[43] Pasquali R, Vicennati V, and U Pagotto, Endocrine determinants of fat distribution, in Handbook of obesity, Bouchard C. Bray GA, Editor. 2003, . Marcel Dekker: New York. p. 671-692.

[44] Kirschner MA, et al. Androgen-estrogen metabolism in women with upper body versus lower body obesity. J Clin Endocrinol Metab. 1990;70:473-9.

[45] Simo R, et al. Novel insights in SHBG regulation and clinical implications. Trends Endocrinol Metab. 2015;26:376-83.

[46] de Mendonca-Louzeiro MR, Annichino-Bizzacchi JM, Benetti-Pinto CL. Android fat distribution affects some hemostatic parameters in women with polycystic ovary syndrome compared with healthy control subjects matched for age and body mass index. Fertil Steril. 2015;104:467-73.

[47] Barber TM, et al. Obesity and polycystic ovary syndrome. Clin Endocrinol (Oxf). 2006;65:137-45.

[48] Houjeghani S, Pourghassem Gargari B, Farzadi L. Serum leptin and ghrelin levels in women with polycystic ovary syndrome: correlation with anthropometric, metabolic, and endocrine parameters. Int J Fertil Steril. 2012;6:117-26.

[49] Pehlivanov B, Mitkov M. Serum leptin levels correlate with clinical and biochemical indices of insulin resistance in women with polycystic ovary syndrome. Eur J Contracep Reprod Health Care. 2009;14:153-9.

[50] Chen X, et al. Adipokines in reproductive function: a link between obesity and polycystic ovary syndrome. J Mol Endocrinol. 2013;50:R21-37.

[51] Mantzoros CS, Dunaif A, Flier JS. Leptin concentrations in the polycystic ovary syndrome. J Clin Endocrinol Metab. 1997;82:1687-91.

[52] Budak E, et al. Interactions of the hormones leptin, ghrelin, adiponectin, resistin, and PYY3-36 with the reproductive system. Fertil Steril. 2006;85:1563-81.

[53] Barash IA, et al. Leptin is a metabolic signal to the reproductive system. Endocrinology. 1996;137:3144-7.

[54] Cunningham MJ, Clifton DK, Steiner RA. Leptin's actions on the reproductive axis: perspectives and mechanisms. Biol Reprod. 1999;60:216-22.

[55] Mitchell M, et al. Adipokines: implications for female fertility and obesity. Reproduction. 2005;130:583-97.

[56] Loffler S, et al. Evidence of leptin expression in normal and polycystic human ovaries. Mol Hum Reprod. 2001;7:1143-9.

[57] Duggal PS, et al. The in vivo and in vitro effects of exogenous leptin on ovulation in the rat. Endocrinology. 2000;141:1971-6.

[58] Cioffi JA, et al. Novel B219/OB receptor isoforms: possible role of leptin in hematopoiesis and reproduction. Nat Med. 1996;2:585-9.

[59] Lin XH, et al. Leptin down-regulates gamma-ENaC expression: a novel mechanism involved in low endometrial receptivity. Fertil Steril. 2015;103:228-35. e3

[60] Arita Y, et al. Paradoxical decrease of an adipose-specific protein, adiponectin, in obesity. Biochem Biophys Res Commun. 1999;257:79-83.

[61] Weyer C, et al. Hypoadiponectinemia in obesity and type 2 diabetes: close association with insulin resistance and hyperinsulinemia. J Clin Endocrinol Metab. 2001;86:1930-5.

[62] Vilarrasa N, et al. Distribution and determinants of adiponectin, resistin and ghrelin in a randomly selected healthy population. Clin Endocrinol (Oxf). 2005;63:329-35.

[63] Ardawi MS, Rouzi AA. Plasma adiponectin and insulin resistance in women with polycystic ovary syndrome. Fertil Steril. 2005;83:1708-16.

[64] Aroda V, et al. Circulating and cellular adiponectin in polycystic ovary syndrome: relationship to glucose tolerance and insulin action. Fertil Steril. 2008;89:1200-8.

[65] Lagaly DV, et al. Role of adiponectin in regulating ovarian theca and granulosa cell function. Mol Cell Endocrinol. 2008;284:38-45.

[66] Hamed HO. Role of adiponectin and its receptor in prediction of reproductive outcome of metformin treatment in patients with polycystic ovarian syndrome. J Obstet Gynaecol Res. 2013;39:1596-603.

[67]   Lebovitz HE. Insulin resistance: definition and consequences. Exp Clin Endocrinol Diabetes. 2001;109:S135-48.

[68]   Stepto NK, et al. Women with polycystic ovary syndrome have intrinsic insulin resistance on euglycaemic-hyperinsulaemic clamp. Hum Reprod. 2013;28:777-84.

[69]   Cussons AJ, et al. Cardiometabolic risk in polycystic ovary syndrome: a comparison of different approaches to defining the metabolic syndrome. Hum Reprod. 2008;23:2352-8.

[70]   Geffner ME, et al. Persistence of insulin resistance in polycystic ovarian disease after inhibition of ovarian steroid secretion. Fertil Steril. 1986;45:327-33.

[71]   Diamanti-Kandarakis E, et al. Insulin sensitivity and antiandrogenic therapy in women with polycystic ovary syndrome. Metabolism. 1995;44:525-31.

[72]   Barbieri RL, Makris A, Ryan KJ. Insulin stimulates androgen accumulation in incubations of human ovarian stroma and theca. Obstet Gynecol. 1984;64(3 Suppl):73S-80S.

[73]   Hernandez ER, et al. Insulin as a regulator of androgen biosynthesis by cultured rat ovarian cells: cellular mechanism(s) underlying physiological and pharmacological hormonal actions. Endocrinology. 1988;122:2034-43.

[74]   Adashi EY, Hsueh AJ, Yen SS. Insulin enhancement of luteinizing hormone and folliclestimulating hormone release by cultured pituitary cells. Endocrinology. 1981;108:1441-9.

[75]   Teede HJ, Stuckey BG. Polycystic ovary syndrome and abnormal glucose tolerance. Med J Aust. 2007;187:324-5.

[76]   Nestler JE, et al. A direct effect of hyperinsulinemia on serum sex hormone-binding globulin levels in obese women with the polycystic ovary syndrome. J Clin Endocrinol Metab. 1991;72:83-9.

[77]   Lee PD, Conover CA, Powell DR. Regulation and function of insulin-like growth factorbinding protein-1. Proc Soc Exp Biol Med. 1993;204:4-29.

[78]   Ibanez L, et al. Hyperinsulinemia and decreased insulin-like growth factor-binding protein-1 are common features in prepubertal and pubertal girls with a history of premature pubarche. J Clin Endocrinol Metab. 1997;82:2283-8.

[79]   De Leo V, et al. Effect of metformin on insulin-like growth factor (IGF) I and IGF-binding protein I in polycystic ovary syndrome. J Clin Endocrinol Metab. 2000;85: 1598-600.

[80]   Franks S, et al. Insulin action in the normal and polycystic ovary. Endocrinol Metab Clin North Am. 1999;28:361-78.

[81]   Diamanti-Kandarakis E, et al. Metformin: an old medication of new fashion: evolving new molecular mechanisms and clinical implications in polycystic ovary syndrome. Eur J Endocrinol. 2010;162:193-212.

[82]   Nestler JE, Jakubowicz DJ. Decreases in ovarian cytochrome P450c17 alpha activity and serum free testosterone after reduction of insulin secretion in polycystic ovary syndrome. N Engl J Med. 1996;335:617-23.

[83]   Xu B, et al. Regulation of endometrial receptivity by the highly expressed HOXA9, HOXA11 and HOXD10 HOX-class homeobox genes. Hum Reprod. 2014;29:781-90.

[84]   Quezada S, et al. Evaluation of steroid receptors, coregulators, and molecules associated with uterine receptivity in secretory endometria from untreated women with polycystic ovary syndrome. Fertil Steril. 2006;85:1017-26.

[85]   Apparao KB, et al. Elevated endometrial androgen receptor expression in women with polycystic ovarian syndrome. Biol Reprod. 2002;66:297-304.

[86]   Giudice LC. Endometrium in PCOS: implantation and predisposition to endocrine CA. Best Pract Res Clin Endocrinol Metab. 2006;20:235-44.

[87]   Balen AH, et al. Miscarriage rates following in-vitro fertilization are increased in women with polycystic ovaries and reduced by pituitary desensitization with buserelin. Hum Reprod. 1993;8:959-64.

[88]   Sagle M, et al. Recurrent early miscarriage and polycystic ovaries. BMJ. 1988;297:1027-8.

[89]   Rees DA, Jenkins-Jones S, Morgan CL. Contemporary reproductive outcomes for patients with polycystic ovary syndrome: a retrospective observational study. J Clin Endocrinol Metab. 2016;101:1664-72.

[90]   West S, et al. Irregular menstruation and hyperandrogenaemia in adolescence are associated with polycystic ovary syndrome and infertility in later life: northern Finland birth cohort 1986 study. Hum Reprod. 2014;29:2339-51.

[91]   Palomba S, et al. Pregnancy complications in women with polycystic ovary syndrome. Hum Reprod Update. 2015;21:575-92.

[92]   Cakmak H, Taylor HS. Implantation failure: molecular mechanisms and clinical treatment. Hum Reprod

Update. 2011;17:242-53.

[93] Piltonen TT. Polycystic ovary syndrome: endometrial markers. Best Pract Res Clin Obstet Gynaecol. 2016;37:66-79.

[94] Gonzalez D, et al. Loss of WT1 expression in the endometrium of infertile PCOS patients: a hyperandrogenic effect? J Clin Endocrinol Metab. 2012;97:957-66.

[95] Baracat MC, et al. Systematic review of cell adhesion molecules and estrogen receptor expression in the endometrium of patients with polycystic ovary syndrome. Int J Gynaecol Obstet. 2015;129:1-4.

[96] Lopes IM, et al. Endometrium in women with polycystic ovary syndrome during the window of implantation. Rev Assoc Med Bras. 2011;57:702-9.

[97] Ludwig M, et al. Oocyte quality and treatment outcome in intracytoplasmic sperm injection cycles of polycystic ovarian syndrome patients. Hum Reprod. 1999;14:354-8.

[98] Boomsma CM, Fauser BC, Macklon NS. Pregnancy complications in women with polycystic ovary syndrome. Semin Reprod Med. 2008;26:72-84.

[99] Heijnen EM, et al. A meta-analysis of outcomes of conventional IVF in women with polycystic ovary syndrome. Hum Reprod Update. 2006;12:13-21.

[100] Sahu B, et al. Comparison of oocyte quality and intracytoplasmic sperm injection outcome in women with isolated polycystic ovaries or polycystic ovarian syndrome. Arch Gynecol Obstet. 2008;277:239-44.

[101] Mulders AG, et al. IVF outcome in anovulatory infertility (WHO group 2)-including polycystic ovary syndrome-following previous unsuccessful ovulation induction. Reprod Biomed Online. 2003;7:50-8.

[102] Sengoku K, et al. The chromosomal normality of unfertilized oocytes from patients with polycystic ovarian syndrome. Hum Reprod. 1997;12:474-7.

[103] Kenigsberg S, et al. Gene expression microarray profiles of cumulus cells in lean and overweight-obese polycystic ovary syndrome patients. Mol Hum Reprod. 2009;15:89-103.

[104] Kwon H, et al. mRNA expression pattern of insulin-like growth factor components of granulosa cells and cumulus cells in women with and without polycystic ovary syndrome according to oocyte maturity. Fertil Steril. 2010;94:2417-20.

[105] Dumesic DA, Abbott DH. Implications of polycystic ovary syndrome on oocyte development. Semin Reprod Med. 2008;26:53-61.

[106] Dumesic DA, Abbott DH, Padmanabhan V. Polycystic ovary syndrome and its developmental origins. Rev Endocr Metab Disord. 2007;8:127-41.

[107] Wood JR, et al. Molecular abnormalities in oocytes from women with polycystic ovary syndrome revealed by microarray analysis. J Clin Endocrinol Metab. 2007;92:705-13.

[108] Franks S, Roberts R, Hardy K. Gonadotrophin regimens and oocyte quality in women with polycystic ovaries. Reprod Biomed Online. 2003;6:181-4.

[109] Huang Y, et al. Impaired oocyte quality induced by dehydroepiandrosterone is partially rescued by metformin treatment. PLoS One. 2015;10:e0122370.

[110] Kdous M, et al. Oocyte and embryo quality and outcome of ICSI cycles in patients with polycystic ovary syndrome (PCOS) versus normo-ovulatory. J Gynecol Obstet Biol Reprod (Paris). 2009;38:133-43.

[111] Sermondade N, et al. Impact of polycystic ovary syndrome on oocyte and embryo quality. Gynecol Obstet Fertil. 2013;41:27-30.

[112] Sigala J, et al. Is polycystic ovarian morphology related to a poor oocyte quality after controlled ovarian hyperstimulation for intracytoplasmic sperm injection? Results from a prospective, comparative study. Fertil Steril. 2015;103:112-8.

[113] Bouillon R, et al. Vitamin D metabolism and action. Osteoporos Int. 1998;8:S13-9.

[114] Wagner CL, et al. Vitamin D and its role during pregnancy in attaining optimal health of mother and fetus. Nutrients. 2012;4:208-30.

[115] Thomson RL, Spedding S, Buckley JD. Vitamin D in the aetiology and management of polycystic ovary syndrome. Clin Endocrinol (Oxf). 2012;77:343-50.

[116] Forrest KY, Stuhldreher WL. Prevalence and correlates of vitamin D deficiency in US adults. Nutr Res. 2011;31:48-54.

[117] de Groot PC, et al. PCOS, coronary heart disease, stroke and the influence of obesity: a systematic review and meta-analysis. Hum Reprod Update. 2011;17:495-500.

[118] Khanna R, Wu X, Shen B. Low levels of vitamin D are common in patients with ileal pouches irrespective of pouch inflammation. J Crohns Colitis. 2013;7:525-33.

[119] Gallea M, et al. Insulin and body weight but not hyperandrogenism seem involved in seasonal serum

25-OH-vitamin D3 levels in subjects affected by PCOS. Gynecol Endocrinol. 2014;30:739-45.

[120]　Wehr E, et al. Association of hypovitaminosis D with metabolic disturbances in polycystic ovary syndrome. Eur J Endocrinol. 2009;161:575-82.

[121]　Hahn S, et al. Low serum 25-hydroxyvitamin D concentrations are associated with insulin resistance and obesity in women with polycystic ovary syndrome. Exp Clin Endocrinol Diabetes. 2006;114:577-83.

[122]　Ngo DT, et al. Determinants of insulin responsiveness in young women: impact of polycystic ovarian syndrome, nitric oxide, and vitamin D. Nitric Oxide. 2011;25:326-30.

[123]　He C, et al. Serum vitamin D levels and polycystic ovary syndrome: a systematic review and meta-analysis. Nutrients. 2015;7:4555-77.

[124]　Zadeh-Vakili A, et al. Genetic polymorphism of vitamin D receptor gene affects the phenotype of PCOS. Gene. 2013;515:193-6.

[125]　Rudick B, et al. Characterizing the influence of vitamin D levels on IVF outcomes. Hum Reprod. 2012;27:3321-7.

[126]　Ozkan S, et al. Replete vitamin D stores predict reproductive success following in vitro fertilization. Fertil Steril. 2010;94:1314-9.

[127]　Rudick BJ, et al. Influence of vitamin D levels on in vitro fertilization outcomes in donorrecipient cycles. Fertil Steril. 2014;101:447-52.

[128]　Estes SJ, et al. A proteomic analysis of IVF follicular fluid in women ≤32 years old. Fertil Steril. 2009;92:1569-78.

[129]　Irani M, Merhi Z. Role of vitamin D in ovarian physiology and its implication in reproduction: a systematic review. Fertil Steril. 2014;102:460-8. e3

[130]　Pal L, et al. Vitamin D status relates to reproductive outcome in women with polycystic ovary syndrome: secondary analysis of a multicenter randomized controlled trial. J Clin Endocrinol Metab. 2016;101:3027-35.

[131]　Asadi M, et al. Vitamin D improves endometrial thickness in PCOS women who need intrauterine insemination: a randomized double-blind placebo-controlled trial. Arch Gynecol Obstet. 2014;289:865-70.

[132]　Selimoglu H, et al. The effect of vitamin D replacement therapy on insulin resistance and androgen levels in women with polycystic ovary syndrome. J Endocrinol Invest. 2010;33:234-8.

[133]　Ardabili HR, Gargari BP, Farzadi L. Vitamin D supplementation has no effect on insulin resistance assessment in women with polycystic ovary syndrome and vitamin D deficiency. Nutr Res. 2012;32:195-201.

[134]　Practice Committee of the American Society for Reproductive Medicine. Diagnostic evaluation of the infertile female: a committee opinion. Fertil Steril. 2015;103:e44-50.

[135]　Singh KB, Patel YC, Wortsman J. Coexistence of polycystic ovary syndrome and pelvic endometriosis. Obstet Gynecol. 1989;74:650-2.

[136]　Wise LA, et al. Polycystic ovary syndrome and risk of uterine leiomyomata. Fertil Steril. 2007;87:1108-15.

PCOS 表型对生育力的影响 7

Enrico Carmina

7.1 前 沿

临床异质性是 PCOS 主要特征之一 [1, 2]。PCOS 患者临床表现差异很大，主要表现为多毛、高雄激素血症、月经不规律和代谢问题。有些患者体重正常，无多毛、高雄激素血症和代谢等相关问题。

近年来，PCOS 的主要诊断标准是稀发排卵或无排卵、高雄激素的临床和 / 或生化表现，排除其他导致这种内分泌紊乱的疾病[3]。然而，这些标准有太多的局限性。排卵性和无排卵性高雄激素血症患者都可呈现卵巢多囊样改变（PCOM），我们认为这一表现是由同一种内分泌紊乱性疾病造成的 [4, 5]。很多患者通过改变体重恢复排卵 [6]。许多国家从未使用 NIH 的诊断标准，PCOS 的诊断主要基于 PCOM 这一征象 [7]。综上所述，我们一致认为患者出现以下三项中的两项表现即可诊断 PCOS，即稀发排卵和 / 或无排卵、高雄激素的临床和 / 或生化表现和 PCOM[8]。美国雄激素过多 –PCOS 协会表示 PCOS 中可能包括非高雄激素血症患者 [9]。目前，鹿特丹标准已被大多数专家所接受，并得到大多数科学协会和 NIH 的认可 [10]。关于 PCOS 诊断标准更深入的讨论请参见第 2 章。

7.2 PCOS 表型

使用鹿特丹标准，可以区分四种主要表型：

1. 高雄激素血症，慢性无排卵和 PCOM。
2. 高雄激素血症，慢性无排卵和无 PCOM。
3. 高雄激素血症，PCOM 和排卵正常。
4. 慢性无排卵，PCOM，无高雄激素的临床或生化表现。

目前没有统一的标准来命名这四种表型，包括 NIH 在内的很多协会，将这四种表型命名为表型 A、B、C 和 D。我们偏向于通过主要的临床特征来进行命名。根据我们的定义 [11]，可以区分以下四种表型：

    1. 经典型 PCOS。

    （a）超声下 PCOM（A 型）；

    （b）超声下无 PCOM（B 型）。

    2. 排卵型 PCOS（C 型）。

    3. 雄激素水平正常的 PCOS（D 型）。

我们必须知道，PCOS 是一种临床高度异质性疾病，而且不同的 PCOS 表型，有不同的临床表现，需要个体化治疗。在本章节，我们重点分析 PCOS 的主要表型特征，初步探讨其对生育的影响。

7.3　不同 PCOS 表型患病率

临床上，经典型 PCOS 最为常见 [11-14]。某些研究表明，90% 的患者属于经典型 PCOS。然而，PCOS 患者发病率受许多因素影响，最重要的影响因素是患者的体重指数 [15]。在我们的临床实践中，经典型 PCOS 占 60%~65%。其中，绝大多数为 A 型，B 型占比小于 10%。

临床上 [11]，约 30%PCOS 患者属于排卵型 PCOS（C 型），而小于 10% 患者属于雄激素水平正常表型（D 型）。在其他临床医学案例中（主要涉及研究对象为妇产科诊所的患者），排卵型并不常见，而雄激素水平正常患者占 20%~30% [12, 16, 17]。

C 型 PCOS 具有种族差异性，东亚部分国家 30% 以上的 PCOS 患者雄激素水平正常 [18, 19]。

我们对正常人群研究较少，但排卵型（C 型）似乎是正常人群中最具代表性的表型 [17, 20]，很多患者因无不孕和月经紊乱等问题，故未就诊。

7.4　不同 PCOS 表型主要特征

7.4.1 经典型 PCOS（A 型和 B 型）

经典型 PCOS 与 NIH 最初的定义标准一致（见第 2 章）。通常表现为月经紊乱、慢性无排卵和高雄激素血症（表 7.1）。在本研究中，患者临床和生化表现存在显著异质性，有的患者同时存在高雄激素的临床和生化表现，有的患者仅表现出高雄激素临床症状或者高雄激素血症。通常情况下，PCOS 患者表现为肥胖、LH/FSH 比值升高、胰岛素抵抗和高胰岛素血症、AMH 升高[21]（见第 3 章和第 8 章）、PCOM 和卵巢增大，但部分 PCOS 患者上述指标可能正常[21]。很少有研究试图评估 PCOS 患者在 A 型和 B 型之间的差异。几年前，我们发现这两种表型在体重、雄激素水平、胰岛素水平和胰岛素敏感性方面相似，但是 A 型患者 LH 水平明显高于 B 型患者[11]。这些发现与卵巢形态学之间的关系尚不清楚。关于 B 型 PCOS 患者内分泌情况，NIH 无相关资料报道。B 型 PCOS 患者的 LH 值与 C 型 PCOS 患者相似，但是 LH/FSH 比值高于 A 型和 C 型 PCOS 患者[11]

表 7.1　PCOS 的主要表型特征

	高雄激素血症	无排卵	PCOM	AMH	代谢综合征
经典型 PCOS（A 型）	有	有	有	增加	有
经典型 PCOS（B 型）	有	有	无	未知	有
排卵型 PCOS（C 型）	有	无	有	中度增加	轻度
雄激素正常型 PCOS（D 型）	无	有	有	轻度增加	无

7.4.2　排卵型 PCOS（C 型）

排卵型 PCOS 患者排卵正常，但 PCOM 和高雄激素的临床和生化表现不明显。很多患者表现为轻度 PCOM、正常 LH 和 LH/FSH、较经典型 PCOS 轻的高雄激素血症。该型患者胰岛素水平正常或轻微升高、体重正常或超重，较少出现严重胰岛素抵抗和肥胖。50% 该型患者 AMH 水平升高，卵巢体积增大的患者与其有相似的患病率[21]。这些患者排卵正常，但有研究表明部分患者因黄体功能不足致生育力下降，然而这一观点尚未被后续研究证实[22]。

有趣的是，C 型 PCOS 在平均体重指数较低的国家发生率高。研究表明，A 型和 C 型 PCOS 患者因体重指数改变可相互转换[6]。所有这些研究表明 C 型是 A 型 PCOS 的轻度表现形式，代谢症状较轻，这在某种程度上与高雄激素水平下降和生育问题减少相关。

7.4.3　雄激素正常型 PCOS（D 型）

雄激素正常型 PCOS 患者表现为慢性无排卵和 PCOM，但无高雄激素的临床或生化表现。该型患者虽然雄激素水平都在正常范围内，但平均睾酮水平、LH 和 LH/FSH 均显著高于正常人群，同时平均体重指数正常、肥胖发生率低，胰岛素水平正常，无胰岛素抵抗表现。只有 50% 的患者出现卵巢体积增大和 / 或 AMH 水平升高 [21]。

该类患者虽然表现出经典型 PCOS 患者的一些特征，如月经紊乱、慢性无排卵和 LH 升高，但伴发代谢问题少，考虑为轻度 PCOS，这部分患者属于一个独特的群体。

7.5　不同类型 PCOS 表型的发病机制

目前还不清楚为什么有些患者表现为经典型 PCOS，而有些患者表现为排卵型或雄激素水平正常型 PCOS，这可能是因不同基因和 / 或环境因素造成的。然而，遗传学研究并没有给出证据。全基因组关联研究（GWAS）表明环境因素在 PCOS 异质性表现方面起主要作用，但无法区分不同 PCOS 表型。在某种程度上，经典型和排卵型 PCOS 患者之间的主要的区别是体重指数 [11]。研究表明，环境因素导致的肥胖可能是造成经典型 PCOS 表型的主要因素。PCOS 患者维持正常体重后，可由经典型转变成排卵型。

以上解释适用于大部分患者，但并不能解释正常体重或超重者发生经典型 PCO 的原因。PCOS 病因异质性的成立需要涉及不同患者群体更精确的遗传学研究和更深入地了解 PCOS 的病理生理学。

7.6　PCOS 表型与不孕

众所周知，除了 C 型 PCOS 外，其他表型的 PCOS 患者表现为慢性无排卵，导致不孕。许多 PCOS 患者因不孕被转到专业的临床机构就诊。

PCOS 患者慢性无排卵的发病机制尚不完全清楚。而这个问题将在这本书的另一章中更深入地讨论（见第 3 章），现有资料表明，PCOS 患者的主要内分泌改变是高雄激素血症和高胰岛素血症，这与慢性无排卵发生有关。事实上，改善这些内分泌紊乱可能使无排卵型转变成排卵型 PCOS。大约 50% 无排卵型 PCOS 患者通过减肥或使用胰岛素敏感剂（二甲双胍）降低胰岛素水平后改善排卵。雄激素的作用机制目前尚不清楚，但在高龄患者中，经典型 PCOS 转变成排卵型 PCOS 的一个重要机制可能是由于卵巢和肾上腺雄激素分泌减少，使 PCOS 患者临床表现得到改善 [25]。

虽然无排卵是导致 PCOS 患者不孕的主要因素，但一些研究表明，卵母细胞质量和子宫内膜容受性的改变也是 PCOS 患者生育力下降的危险因素（见第 4 章和第 5 章），然而相关证据较少 [26]。据报道，PCOS 患者患妊娠期高血压、先兆子痫、妊娠期糖尿病的发病风险增加 3~4 倍，早产风险增加 2 倍。所有这些风险都与肥胖和胰岛素抵抗有关。A 型、B 型患者的并发症发生率高于 C 型、D 型患者。一些研究表明，雄激素水平升高在这些并发症的发生中起一定的作用。这可能提示雄激素水平正常和体重正常的 D 型 PCOS 患者妊娠并发症发生风险降低或者和正常人群一致。然而，各种表型的妊娠并发症相关研究较少。

结　论

因生活方式改变、药物干预和衰老过程中激素的改变（主要是雄激素）可能使同一患者从一种表型转变为另一种表型 [24]，故 PCOS 表型不应该被认为是固有的临床和内分泌表现。

正因为如此，年轻的 PCOS 不孕症患者的预后往往比预期好。很多患者 40 岁以后因卵巢生理性雄激素分泌减少，未经任何治疗自然怀孕和生育。在高龄患者中，至少 50% 的 PCOS 患者由慢性无排卵（A 型和 B 型）变成排卵型（C 型）并自发恢复生育能力。但是不孕症的治疗不能等到生育力可能自发改善的年龄。在 PCOS 患者生育咨询中，我们应该考虑这些变化，并告诉患者这种内分泌紊乱和无排卵状态可能会随着生活方式的改变而改善，可能随着年龄增长激素水平变化发生而改变。

参考文献

[1]　Carmina E. The spectrum of androgen excess disorders. Fertil Steril. 2006;85:1582-5.

[2]　Azziz R, Carmina E, Chen Z, Dunaif A, Laven JS, Legro RS, Lizneva D, Natterson-Horowtiz B, Teede HJ, Yildiz BO. Polycystic ovary syndrome. Nat Rev Dis Primers. 2016;2:16057.

[3]　Zawadzki JK, Dunaif A. Diagnostic criteria for polycystic ovary syndrome: towards a rational approach. In: Dunaif A, Givens JR, Haseltine F, Merriam GR, editors. Polycystic ovary syndrome. Boston, MA: Mass Blackwell Scientific; 1992. p. 377-84.

[4]　Carmina E, Lobo RA. Do hyperandrogenic women with normal menses have PCOS? Fertil Steril. 1999;71:319-22.

[5]　Carmina E, Lobo RA. Polycystic ovaries in women with normal menses. Am J Med. 2001;111:602-6.

[6]　Carmina E. Mild androgen disorders. Best Pract Res Clin Endocrinol. 2006;20:207-20.

[7]　Balen A. What is the polycystic ovary syndrome? Are national views important? Hum Reprod. 2002;17:2219-27.

[8]　Rotterdam ESHRE-ASRM Sponsored PCOS Consensus Workshop Group. Revised 2003 consensus on diagnostic criteria and long-term health risks related to polycystic ovary syndrome. Hum Reprod.

2004;19:41-7.

[9] Azziz R, Carmina E, Dewailly D, Diamanti-Kandarakis E, Escobar-Morreale HF, Futterweit W, Janssen OE, Legro RS, Norman RJ, Taylor AE, Witchel SF. The androgen excess and PCOS society criteria for the polycystic ovary syndrome: the complete task force report. Fertil Steril. 2009;91:456-88.

[10] Legro RS, Arslanian SA, Ehrmann DA, Hoeger KM, Murad MH, Pasquali R, Welt CK, Endocrine Society. Endocrine Society diagnosis and treatment of polycystic ovary syndrome: an Endocrine Society clinical practice guideline. J Clin Endocrinol Metab. 2013;98:4565-92.

[11] Guastella E, Longo RA, Carmina E. Clinical and endocrine characteristics of the main PCOS phenotypes. Fertil Steril. 2010;94:2197-201.

[12] Azziz R, Sanchez LA, Knochenhauer ES, Moran C, Lazenby J, Stephens KC, Taylor K, Boots LR. Androgen excess in women: experience with over 1000 consecutive patients. J Clin Endocrinol Metab. 2004;89:453-62.

[13] Carmina E, Rosato F, Janni A, Rizzo M, Longo RA. Relative prevalence of different androgen excess disorders in 950 women referred because of clinical hyperandrogenism. J Clin Endocrinol Metab. 2006;91:2-6.

[14] Bozdag G, Mumusoglu S, Zengin D, Karabulut E, Yildiz BO. The prevalence and phenotypic features of polycystic ovary syndrome: a systematic review and meta-analysis. Hum Reprod. 2016;31:2841-55.

[15] Carmina E, Legro RS, Stamets K, Lowell J, Lobo RA. Difference in body weight between American and Italian women with polycystic ovary syndrome: influence of the diet. Hum Reprod. 2003;11:2289-93.

[16] Clark NM, Podolski AJ, Brooks ED, Chizen DR, Pierson RA, Lehotay DC, Lujan ME. Prevalence of polycystic ovary syndrome phenotypes using updated criteria for polycystic ovarian morphology: an assessment of over 100 consecutive women self-reporting features of polycystic ovary syndrome. Reprod Sci. 2014;21:1034-43.

[17] Lizneva D, Kirubakaran R, Mykhalchenko K, Suturina L, Galina C, Diamond MP, Azziz R. Phenotypes and body mass in women with polycystic ovary syndrome identified in referral versus unselected populations: systematic review and meta-analysis. Fertil Steril. 2016;106:1510.e2-20.e2.

[18] Carmina E, Koyama T, Chang L, Stanczyk FZ, Lobo RA. Does ethnicity influence the prevalence of adrenal hyperandrogenism and insulin resistance in polycystic ovary syndrome? Am J Obstet Gynecol. 1992;167:1807-12.

[19] Zhang HY, Guo CX, Zhu FF, PP Q, Lin WJ, Xiong J. Clinical characteristics, metabolic features, and phenotype of Chinese women with polycystic ovary syndrome: a large-scale case control study. Arch Gynecol Obstet. 2013;287:525-31.

[20] March WA, Moore VM, Willson KJ, Phillips DI, Norman RJ, Davies MJ. The prevalence of polycystic ovary syndrome in a community sample assessed under contrasting diagnostic criteria. Hum Reprod. 2010;25:544-51.

[21] Carmina E, Campagna AM, Fruzzetti F, Lobo RA. AMH measurement versus ovarian ultrasound in the diagnosis of polycystic ovary syndrome (PCOS) in different phenotypes. Endocr Pract. 2016;22:287-93.

[22] Joseph-Home R, Mason H, Batty S, White D, Hillier S, Urquhart M, Franks S. Luteal phase progesterone excretion in ovulatory women with polycystic ovaries. Hum Reprod. 2002;17:1459-63.

[23] Shi Y, Zhao H, Shi Y, Cao Y, Yang D, Li Z, Zhang B, Liang X, Li T, Chen J, Shen J, Zhao J, You L, Gao X, Zhu D, Zhao X, Yan Y, Qin Y, Li W, Yan J, Wang Q, Zhao J, Geng L, Ma J, Zhao Y, He G, Zhang A, Zou S, Yang A, Liu J, Li W, Li B, Wan C, Qin Y, Shi J, Yang J, Jiang H, JE X, Qi X, Sun Y, Zhang Y, Hao C, Ju X, Zhao D, Ren CE, Li X, Zhang W, Zhang Y, Zhang J, Wu D, Zhang C, He L, Chen ZJ. Genome-wide association study identifies eight new risk loci for polycystic ovary syndrome. Nat Genet. 2012;44:1020-5.

[24] Carmina E. Reproductive system outcome among patients with polycystic ovarian syndrome. Endocrinol Metab Clin N Am. 2015;44:787-97.

[25] Carmina E, Campagna AM, Lobo RA. A 20-year follow-up of young women with polycystic ovary syndrome. Am J Obstet Gynecol. 2012;119:263-9.

[26] Fauser BC, Tarlatzis BC, Rebar RW, Legro RS, Balen AH, Lobo R, Carmina E, Chang J, Yildiz BO, Laven JS, Boivin J, Petraglia F, Wijeyeratne CN, Norman RJ, Dunaif A, Franks S, Wild RA, Dumesic D, Barnhart K. Consensus on women's health aspects of polycystic ovary syndrome (PCOS): the Amsterdam ESHRE/ ASRM-Sponsored 3rd PCOS Consensus Workshop Group. Fertil Steril. 2012;97:28.e25-38.e25.

[27] Piltonen TT. Polycystic ovary syndrome: endometrial markers. Best Pract Res Clin Obstet Gynaecol. 2016;37:66-79.

PCOS 女性卵泡过多及其异常：病理生理学、评估和临床作用

8

Agathe Dumont, Pauline Plouvier, Didier Dewailly

8.1 介绍

卵泡数量过多是 PCOS 最主要的形态学特征，也是最主要的诊断条件之一（见第 2 章），它在大多数 PCOS 表型中观察到的排卵障碍的病理生理学中也发挥着重要作用。然而，对体外受精（IVF）结局而言，卵泡数量多是一种优势。因为 PCOM 或非 PCOS 女性高窦卵泡计数（AFC）被认为是预测获卵数和妊娠结局的良好预后因素 [1]。本章将讨论 PCOS 患者卵泡数量过多的主要病理生理学改变、诊断和临床表现。

8.2 卵泡数量过多的病理生理

卵巢储备指的是刚出生时始基卵泡的数量，大约 100 万个，卵泡数量在整个生育过程中逐渐减少，随着卵泡的生长，大部分卵泡发生凋亡。青少年的卵巢中大约有 40 万个卵泡，到绝经期只剩下 1000 个卵泡 [2]，一生大约排卵 400 次。

PCOS 的特征是在整个生长发育阶段卵泡数量多 [3, 4]，尤其是窦前卵泡和小窦卵泡。此外，PCOS 患者卵泡生长缓慢，加重了卵巢皮质中不断生长的卵泡的累积 [4, 5]，卵泡凋亡缺陷也使卵泡过度生长 [6, 7]。这三个现象发生的主要原因可能是卵巢内雄激素分泌过多（见第 3 章）。雄激素分泌过多可能是卵泡膜细胞的内在缺陷 [8-11] 导致，卵巢内高雄激素血症与直径 2~5mm 早期卵泡过多呈正相关，与 LH 和胰岛素水平无相关性 [12]。事实上，一些研究表明，在雌性动物和男性变性者身上注射雄激素

后窦卵泡数量增加[13, 14]。卵泡数量过多抑制成熟卵泡的生长，即卵泡阻滞[15]。根据先前的理论，优势卵泡的选择受颗粒细胞中 LH 受体过早捕获导致它们过早黄素化，卵泡停止生长。高胰岛素血症和雄激素水平改变也与这一现象有关。AMH 水平反应的是窦前卵泡和窦卵泡的的储备，AMH 升高与卵泡数量多密切相关[9, 19]。

因此，PCOS 患者血清 AMH 水平高，不仅仅是因为窦前卵泡和小窦卵泡数量增多，也与颗粒细胞内在失调有关[20-23]。这种失调的原因目前尚不清楚，但有证据表明与雄激素的作用相关。为更加详细地了解 PCOS 患者无排卵发生的病理生理机制，请参见第 3 章。

在 PCOS 患者中，FSH 与 AMH 也有一定的关系[24]。只要小窦卵泡中不表达芳香化酶，FSH 可直接刺激小窦卵泡中 AMH 的表达。相反，在较大的卵泡中，FSH 诱导 E_2 生成增加，可直接抑制 AMH 表达[24]（图 8.1）。此外，研究表明，AMH 可以显著降低 FSH 受体和卵巢芳香化酶表达[25]，防止小窦卵泡过早产生芳香化酶。然而，当 AMH 过量时，这种保护作用就会超过它的生理作用，导致优势卵泡选择障碍。在 PCOS 患者中，AMH 对优势卵泡生长所必需的 FSH 依赖因子具有抑制作用，对血清 AMH 的高表达具有重要意义，AMH 被认为是"卵泡捕获"中主要的作用因子。临床研究发现，高水平的 AMH 和排卵障碍发生有关[23]。此外，LH 可刺激 PCOS 患者卵泡颗粒细胞中 AMH 的产生，而在正常人群中则没有这种作用。相反，有些研究表明，LH 可降低正常卵巢和正常排卵型 PCOS 患者黄体颗粒细胞中 AMH 受体 II

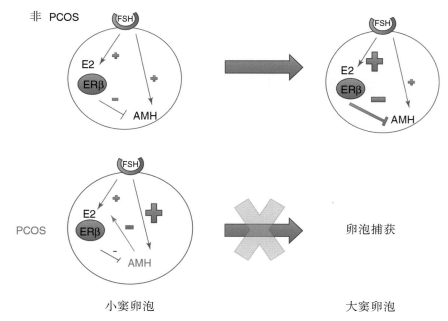

图 8.1　PCOS 患者卵泡数量过多（改编自 Grynberg 等的研究[24]）

（RII）的表达，而在无排卵性 PCOS 患者中则不能观察到这一现象[26, 27]。除 LH 对 AMH 表达的刺激作用外，LH 诱发的无排卵型 PCOS 患者 AMH RII 表达下调可能导致无排卵。因此，早发 LH 峰诱发卵泡提前成熟可通过 AMH 系统得到部分解释。

图 8.1 是在小窦卵泡和大窦卵泡颗粒细胞中，FSH 和 E2 调节 AMH 的示意图。在小窦卵泡阶段，AMH 的分泌受到 FSH 等类似物的刺激。由于 AMH 对芳香化酶的抑制作用，E2 产生受影响。在 PCOS 的卵泡生长中，当 E2 达到一定阈值，可以通过雌激素受体完全抑制 AMH 的表达，这种雌激素受体主要存在于生长卵泡中，避免了 FSH 的刺激，E2 产生缺乏，高水平的 AMH 使 AMH 向 E2 的转化受损，从而导致卵泡捕获停止。

综上所述，PCOS 患者的卵泡发育异常是多方面原因综合作用的结果：①增加了正在生长的小卵泡的数量；②抑制成熟卵泡生长，导致优势卵泡的选择缺乏，即所谓的卵泡捕获；③卵泡凋亡缺陷使卵泡数量增长过多。这些异常与卵巢内高雄激素水平相关。其主要参与 FSH、LH 和 AMH 分泌过程。

8.3　卵泡数量过多的评估

8.3.1　超声

2003 年鹿特丹共识将 PCOM 定义为一侧或双侧卵巢中卵泡数 ≥ 12 和 / 或卵巢容积 ≥ 10mL[28, 29]。从理论上讲，这个词"多囊"并不合适，因为 PCOS 没有囊肿，只是窦卵泡数量过多，应该用"多卵泡"代替。

8.3.1.1　B 型超声

腹部盆腔超声检查起初是用来观察子宫和卵巢的位置，排除腹部肿块。之后，为了更好的观察卵巢和精确地计算卵泡的数量，采用经阴道超声检查（图 8.2）。如果患者是处女或拒绝阴道超声检查，可以选择腹部盆腔超声检查，但腹部盆腔超声检查只能估计卵巢体积[30]。这个检查必须在月经周期的第 2 天到第 5 天之间进行，防止任何潜在的小窦卵泡生长和 / 或卵巢体积改变。

PCOM 的最佳超声诊断标准是：卵泡数目较多[31]。国际专家已经就如何更标准化计算卵泡数提出了切实可行的建议[32]。清楚暴露卵巢的界限，观察卵巢的全貌。首先应明确和测量卵泡直径 >10mm 的卵泡，因为 >10mm 的卵泡不包括在一侧卵巢卵泡计数（FNPO）中。随后，对卵泡直径在 2~9mm 之间的卵泡进行评估，慢慢地

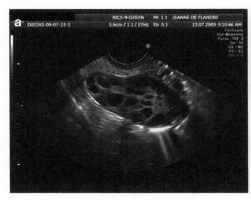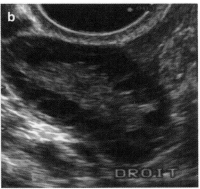

图 8.2　2009 年（a）、2001 年（b）超声检查 PCOM

从卵巢的一个切面平移到另一个切面。因此，FNPO 中 PCOM 的评估应遵循与 IVF 前评估 AFC 相同的程序来评估卵巢储备。唯一的区别是 AFC 对应的是两个卵巢中卵泡的总和，而 FNPO 定义的 PCOM 是一侧卵巢中的卵泡数。根据鹿特丹标准[29]，卵巢体积也是诊断 PCOM 的一个指标，可由超声仪自动测量，这三个直径必须在正交的垂直平面中测量，也可由公式：长 × 宽 × 厚 ×0.523[33] 计算。卵巢面积也可用于 PCOM 的诊断。它是用一个自动椭圆或手动划定卵巢的最大轮廓来测量卵巢的面积，也可以用公式计算：长 × 宽 ×0.8。即使鹿特丹共识中不推荐卵巢面积作为 PCOS 的诊断标准，但它仍然是一个很好的评估指标。当卵巢面积大于 5cm^2 时（敏感性 77.6%，特异性 94.7%）[34]。卵巢间质肥大（定义为卵巢中部体积增大和回声增强）和卵泡分布是主观和可变的因素，其取决于超声设备。因此，在鹿特丹标准的协商会议上，没有用卵巢面积和卵巢间质肥大这两项指标来定义 PCOM。

8.3.1.2　三维超声

理论上三维超声更容易测量卵巢体积和评估卵泡数目（图 8.3）[35]。但实际上，小窦卵泡的自动计数还不够可靠，为了得到可靠的 FNPO，需对存储扫描进行分析，但非常耗时。采用超声波自动容积计算（AVC）模式，卵巢容积的评估是可靠的，但常用的三维超声检查似乎并不比二维超声检查有优势，且费用昂贵，需要进行定期人员培训[36]。

8.3.1.3　超声检查的争议

许多研究对 2003 年鹿特丹共识提出的用 12 个卵泡的阈值来诊断卵巢 PCOM 存在质疑[37-39]。事实上，这个截断值高度依赖于超声设备和操作者的水平，最新一代超声设备可以分辨出直径 <2mm 的卵泡。2011 年，Dewailly 等[40] 提出 FNPO 的新阈值为 19 个（敏感性 81%，特异性 92%）。国际专家小组建议当探头的最大

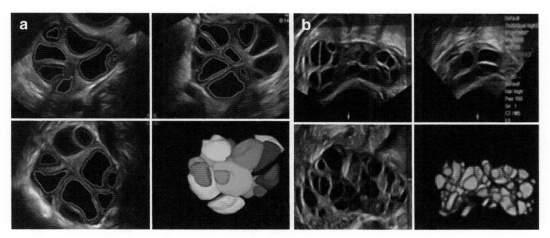

图 8.3 三维超声：超声 AVC 模式（a）和外观模式（b）。来自 Levaillant 等[35]

频率大于 8mHz，将 PCOM 的阈值界定为 25 个。因此，我们应该根据每个生殖中心的超声设备和操作者的水平来定义 PCOM 的卵泡数。另一方面，一些研究者将卵巢体积阈值为 10cm³ 定为诊断 PCOM 的标准[34, 42]，但尚未给出推荐指南[30]。

8.3.1.4 磁共振成像（MRI）

我们提出磁共振钆试剂注入成像替代超声计算 FNPO 来评估卵巢面积、体积，卵巢间质肥大和血管生成。然而，MRI 空间分辨率不如阴道超声，而且费用要高得多。因此，MRI 并不是诊断 PCOS 的一线辅助检查工具，但在排除严重的高雄激素血症相关的卵巢肿瘤方面很适用。

8.3.2 AMH

1984 年 AMH 被分离纯化，主要以其在男性性别分化中的作用而被大家所知。卵巢中的卵泡颗粒细胞于妊娠 25 周左右开始表达 AMH，一直持续到更年期[43-45]。

我们通过 AMH 基因"敲除"模型 AMHKO 研究 AMH 在早卵泡期卵泡生长中的作用[46-48]。敲除 AMH 基因的小鼠在卵泡发育起始阶段进入生长池的原始卵泡增加，募集速度加快，从而导致年龄小时就出现始基卵泡的耗竭。因此，AMH 阻止原始卵泡进入生长池，使卵泡 / 卵母细胞过早衰竭，对早期卵泡募集具有抑制作用。

当始基卵泡被募集，发育成小窦前卵泡时，AMH 就开始表达。在窦前卵泡和小窦卵泡中的表达水平最高，随着优势卵泡的选择和卵泡闭锁，AMH 的表达下降（图 8.4）[40, 48, 50, 51]。因此，血清 AMH 浓度与生长卵泡数量密切相关[8, 9]。考虑到卵泡生长的起始速率与初始卵泡池密切相关，我们可以用血清 AMH 间接反映卵巢储备。事实上，循环血液中60%AMH由直径2~9mm的卵泡颗粒细胞产生，故血清AMH水平与FNPO之间有很大的相关性[52][53]。因此，血清AMH可替代FNPO作为PCOS的诊断标准。

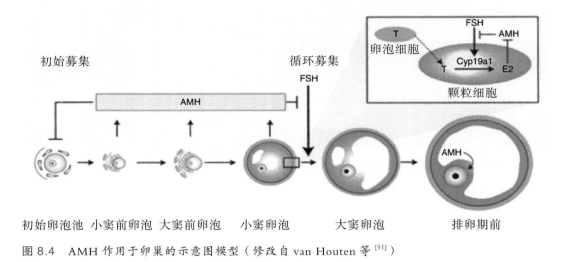

图8.4　AMH作用于卵巢的示意图模型（修改自 van Houten 等[51]）

8.3.2.1　血清AMH评估PCOS/PCOM

在大多数PCOS患者中，血清AMH水平显著增高，比健康人高2~4倍[9, 54]。这是因为分泌AMH的窦卵泡数量和卵泡颗粒细胞增多[23]。

Dewailly等[40]指出AMH由生长中的小卵泡颗粒细胞产生，可抑制原始卵泡募集和依赖窦前卵泡和小窦卵泡进行选择的FSH生长。此外，AMH在成熟卵泡的卵丘细胞中高表达。插图详细地显示了FSH诱导的CYP19a1表达对AMH的抑制，以及E2、T、Cyp19a1芳香化酶自身对AMH表达的抑制作用，导致E2水平下降。

由于存在不同的血清AMH检测试剂盒，目前没有定义卵泡数量过多的具体阈值。我们生殖中心使用法国Beckman Coulter提供的EIA AMH/MIS试剂盒（"免疫技术"，编号A16507）进行酶联免疫分析，将我中心的AMH–EIA截断值确定为35 pmol/L（4.9 ng/mL），用于诊断卵泡数量过多和预测PCOS[37]，这一结果是从PCOM控制组中排除无症状妇女后通过聚类分析得出的。PCOM控制组通过聚类分析得到一个数学程序，这样避免了AMH和FNPO使用预定义的阈值。这一数学方法已在另一个中心应用[30]。在我们中心，AMH阈值定义为35pmol/L，区分PCOS女性与正常妇女的[37]特异性为97%，敏感性为92%。然而，这一阈值不适用于使用不同操作装置或其他试剂盒的人群，也不适用于在其他中心使用。此外，此项免疫分析技术我们中心也已不再使用。

最近，Pigny等比较了五种目前测定血清AMH方法对PCOS的诊断价值（参考 8.3.2.2 节）。通过手动 ELISA 分析，他们提出了将 AMH 5.6ng/mL（40pmol/L）作为诊断 PCOM 的截断值，用于预测 PCOM（对应 95% 的可信区间）。如果采用新型自动血清 AMH 检测或超敏检测，可将 4.2ng/mL（30pmol/L）作为自动检测的阈值，并证明高水平的血清 AMH 可作为 PCOM 可靠、准确的检测指标。

8.3.2.2 关于 AMH 争议

AMH 在临床上广泛应用，但由于 AMH[56] 存在以下两个特点，所以研究困难。首先，循环血液中的 AMH 分子具有非裂解和裂解两种生物学活性形式[57, 58]。其次，免疫检测法的敏感性受补体 C1q 和 C3 干扰[59]。因此，不同的检测方法灵敏度不同。最后一个技术问题是实验室血清 AMH 低值测定的可变性。目前国内外主要面临的困难在于使用的 ELISA 免疫分析方法不同。目前主要有两种"手动"检测方法，这两种检测方法使用的分子抗体和评判标准不同，缺乏统一的评判标准，这就解释了文献中报道的不同团队实验结果为何缺乏一致的参考值和截断阈值。但目前我们在这一方面已经取得了一定的进步，两种"手动"检测方法可进行叠加。同样，自动化免疫分析仪的检测结果几乎相同[60, 61]。超敏检测技术的发展也是一个进步，但这与 PCOM 并不相关。为使临床疗效最大化，希望不久的将来能有一个血清 AMH 测定的国际标准值。

8.4　卵泡数量过多评估的临床作用

8.4.1　诊断价值

由于 AMH 和 FNPO 之间存在很大的相关性，很多研究者比较两者在 PCOS 诊断中的价值[62, 63]，目前各文献报道结论并不一致[49]。有些研究表明，血清 AMH 比 FNPO 敏感性和特异性更高，因为它反映了直径小于 2mm 的窦前卵泡和小窦卵泡水平，超声很难探及小于 2mm 的卵泡。因此血清 AMH 比 FNPO 能更深入地观察卵泡池的生长情况[37, 40, 53]（图 8.5）。

由于优势卵泡和黄体并不分泌 AMH，血清 AMH 水平从一个月经周期到下一个月经周期和整个月经周期血清学水平稳定，血清 AMH 检测优于 FNPO。相反，FNPO 最好在月经的前 5 天内测量，以防止任何发育中卵泡的数量或卵巢体积估算错误。血清 AMH 水平并不受下丘脑－垂体轴的影响，当高泌乳素血症、功能性下丘脑性闭经、低促性腺素性功能减退症等疾病机体发生病理性改变时，血清 FSH

水平维持正常或低于正常，但 AMH 水平并不受影响[67]。

尽管在肥胖[68-70]和使用激素类避孕药[71-73]的患者中，血清 AMH 可能受到一些因素的影响，但仍存在一些争议。在青少年中，血清 AMH 测定很有价值，因为经腹部超声检查很难估算卵泡数，并且有时很难判断痤疮或月经紊乱是正常生理现象还是 PCOS 造成的病理症状[74]。

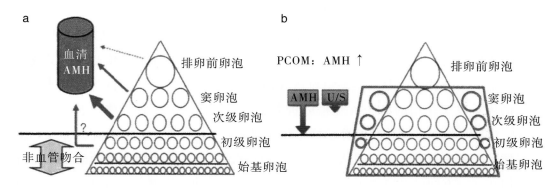

图 8.5　血清 AMH 检测 PCOM 的原理。来自 Dewailly 等[40]
a. 所有生长发育中的卵泡均分泌 AMH，但血清 AMH 反映的是与血管床接触的较大卵泡分泌的。因为在生长阶段卵泡之间存在很强的相关性，血清 AMH 被认为是生长发育卵泡的总和，不包括不分泌 AMH 的原始卵泡的数量。b. 在 PCO 中，生长的卵泡数量增加，导致血清 AMH 水平显著升高。与超声计数卵泡相比，在确定卵泡数量过多上，AMH 被认为是一个更深入和更敏感的指标，而超声可用来评估不同发育阶段的卵泡（蓝色箭头）

8.4.2　PCOS 表型

PCOS 患者的血清 AMH 水平与其高雄激素的临床和生化表现[75]、稀发排卵或无排卵的严重程度相关[8, 76]。事实上，与卵巢大小和排卵正常的 PCOS 患者相比，无排卵型 PCOS 患者在体外培养比体内颗粒细胞中 AMH 产生更高，分别为 75 倍和 20 倍[23]（见第 7 章）。

研究表明，血清 AMH 水平较高和 FNPO 过多可认为是高雄激素血症的标志，可作为评估卵巢内高雄激素血症指标[77]。这有助于不同类型的 PCOS 的诊断，因为有些分类将高雄激素血症作为 PCOS 必要的诊断标准[78]。2011 年提出了以下诊断方法[37]：在排除其他因素后，高雄激素血症、稀发排卵或者无排卵作为必要的条件，如果缺少其中一项，PCOM（FNPO 多和 / 或血清 AMH 高）可作为替代诊断条件（表 8.1）[37]。因此，区分四种不同 PCOS 类型很重要，它们涉及不同的生殖和 / 或代谢问题（见第 2 章）。许多研究试图确定不同表型 PCOS 的血清 AMH 预测值，但结果复杂[79, 80]。虽然 A 型 PCOS 患者的血清 AMH 水平最高，但与 C 型（正常排卵、高雄激素血症）的患者相比，D 型（稀发排卵或无排卵、非高雄激素血症）患者 AMH 的水平更高。Alebic 等描述了不同类型的 PCOS 患者血清 AMH 的变化水平（B 型 < C 型 < D 型 < A 型），他们用 AMH/AFC 比值作为衡量卵泡内 AMH 产生指标，结果表明 A 型与 C 型 PCOS 患者相比，AMH/AFC 的变化：正常月经初潮患者 < 低促性腺激素性闭经 < 稀发排卵或无排卵患者，A 型和 D 型 PCOS 患者相比，AMH/AFC 的变化与雄激素水平无明显的相关性。月经初潮患者中（B 或 C 型）比低促性腺激素性闭经患者高，与雄激素水平无关（A 型或 D 型）[21]。最近，Carmina 等[81] 报道 FNPO 诊断 PCOS 的敏感性明显高于血清 AMH（敏感性分别为 93% 和 79%），在 A 型 PCOS 患者的诊断中敏感性分别为 93% 和 53%，B 型 PCOS 患者的敏感性分别 95% 和 50%，C 型 PCOS 患者的诊断也有帮助，敏感性分别为 91% 和 92%[81]。

表 8.1 对以往 PCOS 的诊断分类，提出的一种新的分类方法（来自 Dewailly 等[37]）

稀发排卵或无排卵	高雄激素的临床或者生化表现	卵泡数 >19 或 AMH>35pmol/L[a]	诊断
+	+	(±)[b]	PCOS
+	−	+	PCOS
−	+	+	PCOS
−	−	+	伴有 PCOM 的正常患者
+	−	−	特发性的无排卵

a. 5 ng/mL。b. 对于诊断来说不是必需的

8.4.3 不孕症治疗效果

PCOS 是不孕症常见病因之一，PCOS 常伴随排卵障碍。因此，促排卵是常用的治疗方法，但卵泡数量过多导致卵巢过度刺激综合征（OHSS）发生风险增加。我们面临的一个挑战是 PCOS 患者的最低有效促排剂量往往非常接近过度刺激量，导致 OHSS。因此，血清 AMH 水平和 FNPO 的测定在制订 PCOS 患者的最佳治疗方案中具有重要意义。

8.4.3.1 枸橼酸克罗米酚

到目前为止，很少有关于枸橼酸氯米芬（CC）促排后卵泡数量过多的预测指标（见第 10 章）。只有 Mahran 等[82] 提出血清 AMH 阈值 ≥ 3.4ng/mL，会产生 CC 抵抗现象，建议使用更高水平的起始剂量。

8.4.3.2　体外受精

关于血清 AMH 在 PCOS 患者行体外受精治疗后妊娠结局的预测相关研究很少，研究结果尚不统一[83, 84]。目前将血清 AMH 和 AFC 作为 PCOS 患者行 IVF 治疗后临床妊娠率的预测指标[80]。然而，在 IVF 助孕周期中，血清 AMH 水平和 FNPO 是发生卵巢过度刺激综合征的良好预测指标[85]，尤其对于 PCOS 患者[86]。Ocal 等[88]研究表明 AMH 水平在 6.95ng/mL 以上，OHSS 风险较高，敏感性和特异性分别为75% 和 84%[87]。血清 AMH 阈值 >3.3ng/mL，OHSS 发生风险的敏感性和特异性分别为 90% 和 71%，血清 AMH 是较 AFC、LH、FSH 有更好的预测效果。然而，由于 OHSS 的异质性，很难确立一个准确的 AMH 阈值（见第 12 章、第 18 章和第 20 章）。

8.4.3.3　腹腔镜下卵巢打孔术

目前，腹腔镜下卵巢打孔术（LOD）被推荐作为 PCOS 患者诱发排卵的二线治疗（见第 15 章）。对 CC 抵抗患者，可作为促性腺激素（Gn）刺激的替代治疗[89]。其目的是通过破坏少量卵巢皮质来诱发排卵。AMH 作为 LOD 结果的预测因子的实用性已经得到证实。最近一项研究表明[90-92]，LOD 术后 AMH 水平较低[91]。腹腔镜下卵巢打孔术前的 AMH 值 < 7.7ng/mL，预测 LOD 的失败率的敏感性和特异性分别为 78% 和 76%。

结　论

卵泡数量过多是 PCOS 诊断的一个重要的、但不是唯一的标准。在鹿特丹分类标准中，它可以作为稀发排卵或无排卵，高雄激素血症的临床或生化表现的替代指标。尽管我们在确定 PCOM 的病因学研究方面已经做出了相当大的努力，但涉及雄激素、FSH、LH 和 AMH 分泌等的病理生理学作用机制尚未完全阐明。卵泡数量过多可以用超声或血清 AMH 水平评估。结果表明，FNPO 受超声仪器和操作者的影响很大。因此，血清 AMH 可用来替代超声检查，但由于在世界范围内 AMH 的检测方法不同，目前将血清 AMH 作为诊断 PCOM的"金标准"缺乏国际指南。将 AMH 和 / 或 FNPO 作为控制性卵巢刺激中卵巢反应的预测指标，高 FNPO/AMH 的非 PCOS 排卵期妇女与正常排卵期妇女的情况可能不同。在后者中，其他混杂性因素，如肥胖和 / 或胰岛素抵抗，高雄激素血症或月经紊乱的严重程度已被证明是预测指标，这些指标与 PCOM标记物无关[93, 94]，这些预测因素应该考虑进去，特别是在决定体外受精中 Gn的启动剂量时。

参考文献

[1] Sigala J, Sifer C, Dewailly D, Robin G, Bruyneel A, Ramdane N, Lefebvre-Khalil V, Mitchell V, Decanter C. Is polycystic ovarian morphology related to a poor oocyte quality after controlled ovarian hyperstimulation for intracytoplasmic sperm injection? Results from a prospective, comparative study. Fertil Steril. 2015;103:112-8.

[2] Block E. Quantitative morphological investigations of the follicular system in women; variations at different ages. Acta Anat (Basel). 1952;14:108-23.

[3] Webber LJ, Stubbs S, Stark J, Trew GH, Margara R, Hardy K, Franks S. Formation and early development of follicles in the polycystic ovary. Lancet. 2003;362:1017-21.

[4] Maciel GA, Baracat EC, Benda JA, Markham SM, Hensinger K, Chang RJ, Erickson GF. Stockpiling of transitional and classic primary follicles in ovaries of women with polycystic ovary syndrome. J Clin Endocrinol Metab. 2004;89:5321-7.

[5] Catteau-Jonard S, Dewailly D. Physiopathologie des perturbations de la folliculogenèse dansle SOPK. Méd Reprod Gynécol Endocrinol. 2009;11:191-7.

[6] Das M, Djahanbakhch O, Hacihanefioglu B, Saridogan E, Ikram M, Ghali L, Raveendran M, Storey A. Granulosa cell survival and proliferation are altered in polycystic ovary syndrome. J Clin Endocrinol Metab. 2008;93:881-7.

[7] Webber LJ, Stubbs SA, Stark J, Margara RA, Trew GH, Lavery SA, Hardy K, Franks S. Prolonged survival in culture of preantral follicles from polycystic ovaries. J Clin Endocrinol Metab. 2007;92:1975-8.

[8] Laven JS, Mulders AG, Visser JA, Themmen AP, De Jong FH, Fauser BC. Anti-Mullerian hormone serum concentrations in normoovulatory and anovulatory women of reproductive age. J Clin Endocrinol Metab. 2004;89:318-23.

[9] Pigny P, Merlen E, Robert Y, Cortet-Rudelli C, Decanter C, Jonard S, Dewailly D. Elevated serum level of anti-Mullerian hormone in patients with polycystic ovary syndrome: relationship to the ovarian follicle excess and to the follicular arrest. J Clin Endocrinol Metab. 2003;88:5957-62.

[10] Gilling-Smith C, Willis DS, Beard RW, Franks S. Hypersecretion of androstenedione by isolated thecal cells from polycystic ovaries. J Clin Endocrinol Metab. 1994;79:1158-65.

[11] Carlsen SM, Vanky E, Fleming R. Anti-Mullerian hormone concentrations in androgen suppressed women with polycystic ovary syndrome. Hum Reprod. 2009;24:1732-8.

[12] Jonard S, Robert Y, Cortet-Rudelli C, Pigny P, Decanter C, Dewailly D. Ultrasound examination of polycystic ovaries: is it worth counting the follicles? Hum Reprod. 2003;18:598-603.

[13] Pache TD, Hop WC, de Jong FH, Leerentveld RA, van Geldorp H, Van de Kamp TM, Gooren LJ, Fauser BC. 17 beta-Oestradiol, androstenedione and inhibin levels in fluid from individual follicles of normal and polycystic ovaries, and in ovaries from androgen treated female to male transsexuals. Clin Endocrinol. 1992;36:565-71.

[14] Vendola KA, Zhou J, Adesanya OO, Weil SJ, Bondy CA. Androgens stimulate early stages of follicular growth in the primate ovary. J Clin Invest. 1998;101:2622-9.

[15] Jonard S, Dewailly D. The follicular excess in polycystic ovaries, due to intra-ovarian hyperandrogenism, may be the main culprit for the follicular arrest. Hum Reprod Update. 2004;10:107-17.

[16] Willis DS, Watson H, Mason HD, Galea R, Brincat M, Franks S. Premature response to luteinizing hormone of granulosa cells from anovulatory women with polycystic ovary syndrome: relevance to mechanism of anovulation. J Clin Endocrinol Metab. 1998;83:3984-91.

[17] Jakimiuk AJ, Weitsman SR, Navab A, Magoffin DA. Luteinizing hormone receptor, steroidogenesis acute regulatory protein, and steroidogenic enzyme messenger ribonucleic acids are overexpressed in thecal and granulosa cells from polycystic ovaries. J Clin Endocrinol Metab. 2001;86:1318-23.

[18] Hillier SG. Current concepts of the roles of follicle stimulating hormone and luteinizing hormone in folliculogenesis. Hum Reprod. 1994;9:188-91.

[19] Weenen C, Laven JS, Von Bergh AR, Cranfield M, Groome NP, Visser JA, Kramer P, Fauser BC, Themmen AP. Anti-Mullerian hormone expression pattern in the human ovary: potential implications for initial and cyclic follicle recruitment. Mol Hum Reprod. 2004;10:77-83.

20] Catteau-Jonard S, Jamin SP, Leclerc A, Gonzales J, Dewailly D, di Clemente N.Anti-Mullerian hormone, its receptor, FSH receptor, and androgen receptor genes are overexpressed by granulosa cells from stimulated follicles in women with polycystic ovary syndrome. J Clin Endocrinol Metab. 2008;93:4456-61.

[21] Alebic MS, Stojanovic N, Duhamel A, Dewailly D. The phenotypic diversity in per-follicle anti-Mullerian hormone production in polycystic ovary syndrome. Hum Reprod. 2015;30:1927-33.

[22] Bhide P, Dilgil M, Gudi A, Shah A, Akwaa C, Homburg R. Each small antral follicle in ovaries of women with polycystic ovary syndrome produces more antimullerian hormone than its counterpart in a normal ovary: an observational cross-sectional study. Fertil Steril. 2014;103:537-41.

[23] Pellatt L, Hanna L, Brincat M, Galea R, Brain H, Whitehead S, Mason H. Granulosa cell production of anti-Mullerian hormone is increased in polycystic ovaries. J Clin Endocrinol Metab. 2007;92:240-5.

[24] Grynberg M, Pierre A, Rey R, Leclerc A, Arouche N, Hesters L, Catteau-Jonard S, Frydman R, Picard JY, Fanchin R, Veitia R, di Clemente N, Taieb J. Differential regulation of ovarian anti-mullerian hormone (AMH) by estradiol through alpha- and beta-estrogen receptors. J Clin Endocrinol Metab. 2012;97:E1649-57.

[25] Pellatt L, Rice S, Dilaver N, Heshri A, Galea R, Brincat M, Brown K, Simpson ER, Mason HD. Anti-Mullerian hormone reduces follicle sensitivity to follicle-stimulating hormone in human granulosa cells. Fertil Steril. 2011;96:1246-51.e1.

[26] Pierre A, Peigne M, Grynberg M, Arouche N, Taieb J, Hesters L, Gonzales J, Picard JY, Dewailly D, Fanchin R, Catteau-Jonard S, di Clemente N. Loss of LH-induced down-regulation of anti-Mullerian hormone receptor expression may contribute to anovulation in women with polycystic ovary syndrome. Hum Reprod. 2013;28:762-9.

[27] Pellatt L, Rice S, Mason HD. Anti-Mullerian hormone and polycystic ovary syndrome: a mountain too high? Reproduction. 2010;139:825-33.

[28] Balen AH, Laven JS, Tan SL, Dewailly D. Ultrasound assessment of the polycystic ovary: international consensus definitions. Hum Reprod Update. 2003;9:505-14.

[29] Rotterdam ESHRE. ASRM-sponsored PCOS consensus workshop group. Revised 2003 consensus on diagnostic criteria and long-term health risks related to polycystic ovary syndrome (PCOS). Hum Reprod. 2004;19:41-7.

[30] Dewailly D, Lujan ME, Carmina E, Cedars MI, Laven J, Norman RJ, Escobar-Morreale HF. Definition and significance of polycystic ovarian morphology: a task force report from the Androgen Excess and Polycystic Ovary Syndrome Society. Hum Reprod Update. 2014;20:334-52.

[31] Christ JP, Willis AD, Brooks ED, Vanden Brink H, Jarrett BY, Pierson RA, Chizen DR, Lujan ME. Follicle number, not assessments of the ovarian stroma, represents the best ultrasonographic marker of polycystic ovary syndrome. Fertil Steril. 2014;101:280-87.e1.

[32] Broekmans FJ, de Ziegler D, Howles CM, Gougeon A, Trew G, Olivennes F. The antral follicle count: practical recommendations for better standardization. Fertil Steril. 2010;94:1044-51.

[33] Sample WF, Lippe BM, Gyepes MT. Gray-scale ultrasonography of the normal female pelvis. Radiology. 1977;125:477-83.

[34] Jonard S, Robert Y, Dewailly D. Revisiting the ovarian volume as a diagnostic criterion for polycystic ovaries. Hum Reprod. 2005;20:2893-8.

[35] Ardaens Y, Guérin du Masgenêt B, Coquel P, Levaillant JM, Poncelet E. ?chographie et imagerie pelvienne en pratique gynécologique. Issy-les-Moulineaux: Elsevier Masson; 2012.

[36] Lam PM, Raine-Fenning N. The role of three-dimensional ultrasonography in polycystic ovary syndrome. Hum Reprod. 2006;21:2209-15.

[37] Dewailly D, Gronier H, Poncelet E, Robin G, Leroy M, Pigny P, Duhamel A, Catteau-Jonard S. Diagnosis of polycystic ovary syndrome (PCOS): revisiting the threshold values of follicle count on ultrasound and of the serum AMH level for the definition of polycystic ovaries. Hum Reprod. 2011;26:3123-9.

38] Lujan ME, Jarrett BY, Brooks ED, Reines JK, Peppin AK, Muhn N, Haider E, Pierson RA, Chizen DR. Updated ultrasound criteria for polycystic ovary syndrome: reliable thresholds for elevated follicle population and ovarian volume. Hum Reprod. 2013;28:1361-8.

[39] Kristensen SL, Ramlau-Hansen CH, Ernst E, Olsen SF, Bonde JP, Vested A, Toft G. A very large proportion of young Danish women have polycystic ovaries: is a revision of the Rotterdam criteria needed? Hum Reprod. 2010;25:3117-22.

[40] Dewailly D, Andersen CY, Balen A, Broekmans F, Dilaver N, Fanchin R, Griesinger G, Kelsey TW, La Marca A, Lambalk C, Mason H, Nelson SM, Visser JA, Wallace WH, Anderson RA. The physiology and clinical utility of anti-Mullerian hormone in women. Hum Reprod Update. 2014;20:370-85.

[41] Dewailly D, Alebic MS, Duhamel A, Stojanovic N. Using cluster analysis to identify a homogeneous subpopulation of women with polycystic ovarian morphology in a population of nonhyperandrogenic women with regular menstrual cycles. Hum Reprod. 2014;29:2536-43.

[42] Carmina E, Orio F, Palomba S, Longo RA, Lombardi G, Lobo RA. Ovarian size and blood flow in women with polycystic ovary syndrome and their correlations with endocrine parameters. Fertil Steril. 2005;84:413-9.

[43] Rajpert-De Meyts E, Jorgensen N, Graem N, Muller J, Cate RL, Skakkebaek NE. Expression of anti-Mullerian hormone during normal and pathological gonadal development: association with differentiation of Sertoli and granulosa cells. J Clin Endocrinol Metab. 1999;84:3836-44.

[44] Jost A. The age factor in the castration of male rabbit fetuses. Proc Soc Exp Biol Med. 1947;66:302.

[45] Kuiri-Hanninen T, Kallio S, Seuri R, Tyrvainen E, Liakka A, Tapanainen J, Sankilampi U, Dunkel L. Postnatal developmental changes in the pituitary-ovarian axis in preterm and term infant girls. J Clin Endocrinol Metab. 2011;96:3432-9.

[46] Durlinger AL, Kramer P, Karels B, de Jong FH, Uilenbroek JT, Grootegoed JA, Themmen AP. Control of primordial follicle recruitment by anti-Mullerian hormone in the mouse ovary. Endocrinology. 1999;140:5789-96.

[47] Durlinger AL, Gruijters MJ, Kramer P, Karels B, Kumar TR, Matzuk MM, Rose UM, de Jong FH, Uilenbroek JT, Grootegoed JA, Themmen AP. Anti-Mullerian hormone attenuates the effects of FSH on follicle development in the mouse ovary. Endocrinology. 2001;142:4891-9.

[48] Durlinger AL, Gruijters MJ, Kramer P, Karels B, Ingraham HA, Nachtigal MW, Uilenbroek JT, Grootegoed JA, Themmen AP. Anti-Mullerian hormone inhibits initiation of primordial follicle growth in the mouse ovary. Endocrinology. 2002;143:1076-84.

[49] Iliodromiti S, Kelsey TW, Anderson RA, Nelson SM. Can anti-Mullerian hormone predict the diagnosis of polycystic ovary syndrome? A systematic review and meta-analysis of extracted data. J Clin Endocrinol Metab. 2013;98:3332-40.

[50] Salmon NA, Handyside AH, Joyce IM. Oocyte regulation of anti-Mullerian hormone expression in granulosa cells during ovarian follicle development in mice. Dev Biol. 2004;266:201-8.

[51] van Houten EL, Themmen AP, Visser JA. Anti-Mullerian hormone (AMH): regulator and marker of ovarian function. Ann Endocrinol (Paris). 2010;71:191-7.

[52] Fanchin R, Schonauer LM, Righini C, Guibourdenche J, Frydman R, Taieb J. Serum anti Mullerian hormone is more strongly related to ovarian follicular status than serum inhibin B, estradiol, FSH and LH on day 3. Hum Reprod. 2003;18:323-7.

[53] Jeppesen JV, Anderson RA, Kelsey TW, Christiansen SL, Kristensen SG, Jayaprakasan K, Raine-Fenning N, Campbell BK, Yding Andersen C. Which follicles make the most anti Mullerian hormone in humans? Evidence for an abrupt decline in AMH production at the time of follicle selection. Mol Hum Reprod. 2013;19:519-27.

[54] Li HW, Anderson RA, Yeung WS, Ho PC, Ng EH. Evaluation of serum antimullerian hormone and inhibin B concentrations in the differential diagnosis of secondary oligoamenorrhea. Fertil Steril. 2011;96:774-9.

[55] Pigny P, Gorisse E, Ghulam A, Robin G, Catteau-Jonard S, Duhamel A, Dewailly D. Comparative assessment of five serum antimullerian hormone assays for the diagnosis of polycystic ovary syndrome. Fertil Steril. 2016;105:1063-1069.e3.

[56] Pigny P. Anti-Mullerian hormone assay: what's up in 2013? Médecine de la reproduction. Gynecol Endocrinol. 2014;16:16-20.

[57] Pankhurst MW, McLennan IS. Human blood contains both the uncleaved precursor of anti Mullerian hormone and a complex of the NH2- and COOH-terminal peptides. Am J Physiol Endocrinol Metab. 2013;305:E1241-7.

[58] Nachtigal MW, Ingraham HA. Bioactivation of Mullerian inhibiting substance during gonadal development by a kex2/subtilisin-like endoprotease. Proc Natl Acad Sci U S A. 1996;93:7711-6.

[59] Han X, McShane M, Sahertian R, White C, Ledger W. Pre-mixing serum samples with assay buffer is a prerequisite for reproducible anti-Mullerian hormone measurement using the Beckman Coulter gen II assay. Hum Reprod. 2014;29:1042-8.

[60] van Helden J, Weiskirchen R. Performance of the two new fully automated anti-Mullerian hormone immunoassays compared with the clinical standard assay. Hum Reprod. 2015;30:1918-26.

[61] Nelson SM, Pastuszek E, Kloss G, Malinowska I, Liss J, Lukaszuk A, Plociennik L, Lukaszuk K. Two new automated, compared with two enzyme-linked immunosorbent, antimullerian hormone assays. Fertil Steril. 2015;104:1016-21.e6.

[62]   Eilertsen TB, Vanky E, Carlsen SM. Anti-Mullerian hormone in the diagnosis of polycystic ovary syndrome: can morphologic description be replaced? Hum Reprod. 2012;27:2494-502.

[63]   Singh AK, Singh R. Can anti-Mullerian hormone replace ultrasonographic evaluation in polycystic ovary syndrome? A review of current progress. Indian J Endocrinol Metab. 2015;19:731-43.

[64]   La Marca A, Stabile G, Artenisio AC, Volpe A. Serum anti-Mullerian hormone throughout the human menstrual cycle. Hum Reprod. 2006;21:3103-7.

[65]   Tsepelidis S, Devreker F, Demeestere I, Flahaut A, Gervy C, Englert Y. Stable serum levels of anti-Mullerian hormone during the menstrual cycle: a prospective study in normo-ovulatory women. Hum Reprod. 2007;22:1837-40.

[66]   van Disseldorp J, Lambalk CB, Kwee J, Looman CW, Eijkemans MJ, Fauser BC, Broekmans FJ. Comparison of inter- and intra-cycle variability of anti-Mullerian hormone and antral follicle counts. Hum Reprod. 2010;25:221-7.

[67]   Tran ND, Cedars MI, Rosen MP. The role of anti-mullerian hormone (AMH) in assessing ovarian reserve. J Clin Endocrinol Metab. 2011;96:3609-14.

[68]   Freeman EW, Gracia CR, Sammel MD, Lin H, Lim LC, Strauss 3rd JF. Association of antimullerian hormone levels with obesity in late reproductive-age women. Fertil Steril. 2007;87:101-6.

[69]   Moy V, Jindal S, Lieman H, Buyuk E. Obesity adversely affects serum anti-mullerian hormone (AMH) levels in Caucasian women. J Assist Reprod Genet. 2015;32:1305-11.

[70]   Kriseman M, Mills C, Kovanci E, Sangi-Haghpeykar H, Gibbons W. Antimullerian hormone levels are inversely associated with body mass index (BMI) in women with polycystic ovary syndrome. J Assist Reprod Genet. 2015;32:1313-6.

[71]   Somunkiran A, Yavuz T, Yucel O, Ozdemir I. Anti-Mullerian hormone levels during hormonal contraception in women with polycystic ovary syndrome. Eur J Obstet Gynecol Reprod Biol. 2007;134:196-201.

[72]   Dolleman M, Verschuren WM, Eijkemans MJ, Dolle ME, Jansen EH, Broekmans FJ, van der Schouw YT. Reproductive and lifestyle determinants of anti-Mullerian hormone in a large population-based study. J Clin Endocrinol Metab. 2013;98:2106-15.

[73]   Kallio S, Puurunen J, Ruokonen A, Vaskivuo T, Piltonen T, Tapanainen JS. Antimullerian hormone levels decrease in women using combined contraception independently of administration route. Fertil Steril. 2013;99:1305-10.

[74]   Goodman NF, Cobin RH, Futterweit W, Glueck JS, Legro RS, Carmina E. American association of clinical endocrinologists, american college of endocrinology, and androgen excess and pcos society disease state clinical review: guide to the best practices in the evaluation and treatment of polycystic ovary syndrome - part 1. Endocr Pract. 2015;21:1291-300.

[75]   Eldar-Geva T, Margalioth EJ, Gal M, Ben-Chetrit A, Algur N, Zylber-Haran E, Brooks B, Huerta M, Spitz IM. Serum anti-Mullerian hormone levels during controlled ovarian hyperstimulation in women with polycystic ovaries with and without hyperandrogenism. Hum Reprod. 2005;20:1814-9.

[76]   Catteau-Jonard S, Bancquart J, Poncelet E, Lefebvre-Maunoury C, Robin G, Dewailly D. Polycystic ovaries at ultrasound: normal variant or silent polycystic ovary syndrome? Ultrasound Obstet Gynecol. 2012;40:223-9.

[77]   Dewailly D, Pigny P, Soudan B, Catteau-Jonard S, Decanter C, Poncelet E, Duhamel A. Reconciling the definitions of polycystic ovary syndrome: the ovarian follicle number and serum anti-Mullerian hormone concentrations aggregate with the markers of hyperandrogenism. J Clin Endocrinol Metab. 2010;95:4399-405.

[78]   Azziz R, Carmina E, Dewailly D, Diamanti-Kandarakis E, Escobar-Morreale HF, Futterweit W, Janssen OE, Legro RS, Norman RJ, Taylor AE, Witchel SF. The androgen excess and PCOS society criteria for the polycystic ovary syndrome: the complete task force report. Fertil Steril. 2009;91:456-88.

[79]   Hwang YI, Sung NY, Koo HS, Cha SH, Park CW, Kim JY, Yang KM, Song IO, Koong MK, Kang IS, Kim HO. Can high serum anti-Mullerian hormone levels predict the phenotypes of polycystic ovary syndrome (PCOS) and metabolic disturbances in PCOS patients? Clin Exp Reprod Med. 2013;40:135-40.

[80]   Sahmay S, Atakul N, Oncul M, Tuten A, Aydogan B, Seyisoglu H. Serum anti-Mullerian hormone levels in the main phenotypes of polycystic ovary syndrome. Eur J Obstet Gynecol Reprod Biol. 2013;170:157-61.

[81]   Carmina E, Campagna AM, Fruzzetti F, Lobo RA. AMH measurement versus ovarian ultrasound in the diagnosis of polycystic ovary sundrome in different phenotypes. Endocr Pract. 2016;22:287-93.

[82]   Mahran A, Abdelmeged A, El-Adawy AR, Eissa MK, Shaw RW, Amer SA. The predictive value of circulating anti-Mullerian hormone in women with polycystic ovarian syndrome receiving clomiphene

citrate: a prospective observational study. J Clin Endocrinol Metab. 2013;98:4170-5.

[83] Kaya C, Pabuccu R, Satiroglu H. Serum antimullerian hormone concentrations on day 3 of the in vitro fertilization stimulation cycle are predictive of the fertilization, implantation, and pregnancy in polycystic ovary syndrome patients undergoing assisted reproduction. Fertil Steril. 2010;94:2202-7.

[84] Xi W, Gong F, Lu G. Correlation of serum anti-Mullerian hormone concentrations on day 3 of the in vitro fertilization stimulation cycle with assisted reproduction outcome in polycystic ovary syndrome patients. J Assist Reprod Genet. 2012;29:397-402.

[85] Knez J, Kovacic B, Medved M, Vlaisavljevic V. What is the value of anti-Mullerian hormone in predicting the response to ovarian stimulation with GnRH agonist and antagonist protocols? Reprod Biol Endocrinol. 2015;13:58.

[86] Broer SL, Dolleman M, van Disseldorp J, Broeze KA, Opmeer BC, Bossuyt PM, Eijkemans MJ, Mol BW, Broekmans FJ, Group I-ES. Prediction of an excessive response in in vitro fertilization from patient characteristics and ovarian reserve tests and comparison in subgroups: an individual patient data meta-analysis. Fertil Steril. 2013;100:420-9. e7

87] Aghssa MM, Tarafdari AM, Tehraninejad ES, Ezzati M, Bagheri M, Panahi Z, Mahdavi S, Abbasi M. Optimal cutoff value of basal anti-mullerian hormone in iranian infertile women for prediction of ovarian hyper-stimulation syndrome and poor response to stimulation. Reprod Health. 2015;12:85.

[88] Ocal P, Sahmay S, Cetin M, Irez T, Guralp O, Cepni I. Serum anti-Mullerian hormone and antral follicle count as predictive markers of OHSS in ART cycles. J Assist Reprod Genet. 2011;28:1197-203.

89] Thessaloniki ESHRE/ASRM-Sponsored PCOS Consensus Workshop Group. Consensus on infertility treatment related to polycystic ovary syndrome. Hum Reprod. 2008;23:462-77.

[90] Elmashad AI. Impact of laparoscopic ovarian drilling on anti-Mullerian hormone levels and ovarian stromal blood flow using three-dimensional power Doppler in women with anovulatory polycystic ovary syndrome. Fertil Steril. 2011;95:2342-6.

[91] Amer SA, Li TC, Ledger WL. The value of measuring anti-Mullerian hormone in women with anovulatory polycystic ovary syndrome undergoing laparoscopic ovarian diathermy. Hum Reprod. 2009;24:2760-6.

[92] Abu Hashim H. Predictors of success of laparoscopic ovarian drilling in women with polycystic ovary syndrome: an evidence-based approach. Arch Gynecol Obstet. 2015;291:11-8.

[93] Imani B, Eijkemans MJ, te Velde ER, Habbema JD, Fauser BC. A nomogram to predict the probability of live birth after clomiphene citrate induction of ovulation in normogonadotropic oligoamenorrheic infertility. Fertil Steril. 2002;77:91-7.

[94] Imani B, Eijkemans MJ, Faessen GH, Bouchard P, Giudice LC, Fauser BC. Prediction of the individual follicle-stimulating hormone threshold for gonadotropin induction of ovulation in normogonadotropic anovulatory infertility: an approach to increase safety and efficiency. Fertil Steril. 2002;77:83-90.

第二部分
临床治疗

抗雌激素

9

Richard S. Legro

9.1 概述

本章将回顾目前 PCOS 女性诱导排卵的策略，主要关注用抗雌激素药物治疗 PCOS 女性不孕症的临床方面。抗雌激素是一个广泛的范畴；因此，我们只讨论最常见的抗雌激素形式，选择性雌激素 – 受体调节剂（SERMs），其中包括柠檬酸克罗米芬（CC）和他莫西芬和雷洛昔芬。然而，鉴于 CC 的研究数量之多，以及其在 PCOS 治疗中相对于其他 SERMs 的公认临床作用，本章将主要关注 CC。

9.2　CC

9.2.1　综述

虽然他莫昔芬也被研究用做 PCOS 女性诱导排卵的 SERM，但 CC 是最常用的。这些治疗方法和雌激素受体拮抗剂、芳香化酶抑制剂一样，最初是被研究用于激素依赖性乳腺癌的治疗。当你意识到许多针对多毛症的慢性治疗方法都是从为治疗激素依赖性前列腺癌而开发的抗雄激素药物中改进而来时，你会发现，激素依赖性癌症和老药新用对 PCOS 患者的治疗带了巨大经济负担。

虽然 SERMs，尤其是 CC，是治疗 PCOS 女性无排卵性不孕使用时间最长的药物之一，但其作用机制仍未完全阐明。图 9.1 总结了主要的和已知的作用机制。具体来说，它们被认为是作用于下丘脑的雌激素受体拮抗剂，刺激促性腺激素释放激素（GnRH）分泌和随后的卵泡刺激激素（FSH）的分泌。相对于 PCOS 女性特征性的黄体生成素（LH）的分泌增加而言，CC 主要是增加 FSH 的分泌，恢复卵泡的发育。在许多情况下，可使有过多发育停滞的窦状卵泡的 PCOS 女性出现多个卵泡发育。

它们也可能对身体其他部位产生类似的影响，例如，它们可能拮抗雌激素对子宫内膜刺激的发育，导致黄体期子宫内膜厚度变薄，尽管排卵率增加，但胚胎植入的机会更低。然而，这一理论受到了在 PCOS 女性使用来曲唑与 CC 的临床试验的挑战，临床试验表明，CC 组的黄体中期内膜厚度明显高于来曲唑组[2]。这些发现可能会消除容易获得但临床意义不大的替代终点在预测妊娠结局中的意义的误解。

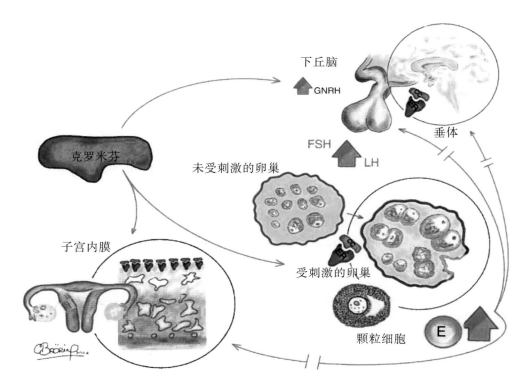

图 9.1　CC 的作用机制（来自 Palomba[1]）

总的来说，即使在短时间使用 CC 后（如 5 天），血液循环中性激素结合球蛋白（SHBG）水平也能显著增加，表明 CC 具有雌激素效应。CC 的代谢是复杂的，因为它是两种异构体的复合物（zu-CC 和 en-CC，其可能具有不同的作用），具有长的半衰期（5~7 天），这些代谢物（尤其是 zu-cc）可能通过连续循环中的遗留效应而随着时间的推移累积[3]。

9.2.2　功效

CC 的累积成功率取决于所研究的人群，因此，文献中 3~6 个月的累积活产率在 20%~80% 之间，相差很大[4, 5]。表 9.1 总结了从研究中确定的各种预测因素[5-8]。需要注意的是，尽管已有多组研究报道了已知的预测因素，但很少有妊娠预测模型在随后的前瞻性临床试验中得到验证[9]。大多数不孕症研究在诱导排卵前筛选出其他导致不孕症的原因。这一过程有很好的临床意义。原因在于一个未经筛查的 PCOS 女性出现不孕不育时有可能存在很多其他导致不孕的因素（见第 6 章）。例如，10% 的男性有少精子症，需要进一步评估或进行另一种治疗，5% 的女性输卵管检查（通过 HSG、宫腔声学造影或腹腔镜检查）示双侧输卵管梗阻，有更大比例的患者子宫内膜充盈缺损或单侧输卵管阻塞，这些可能会影响疗效[10]。

有新的证据表明，过高的抗苗勒激素（AMH）水平与两种较差的 CC 疗效有关，即耐药性增加和妊娠率降低[9]。这可能与普遍观念相同，即 PCOS 越严重的患者对一线治疗的反应越弱，而较轻的患者则相反。通常很难区分生殖异常（如高雄激素血症）与代谢异常（如胰岛素抵抗）的独立影响（见第 6 章）。一个很好的例子是 SHBG 的检测，它既增加对循环中低雄激素和高雌激素的反应，也降低了胰岛素水平和改善了胰岛素敏感性[11, 12]。SHBG 的基线升高和疗效的增加都与 PCOS 妊娠率的提高有关[9, 13]。

表 9.1　CC 诱导排卵妊娠的预测因素

已知的预测因素	可疑预测因素	
年轻	排除其他不孕因素	
更短的备孕时间	之前对 SERMs 没有反应	
低体重指数	AMH 水平较低 （高于正常下限值）	
更少高雄激素血症		
更轻胰岛素抵抗		
近期流产		

9.2.3　副作用

患者认为潮热是一个特别恼人的副作用。此外，有一个理论观点认为由于脑垂体增大、视交叉受压导致突然进展的视觉症状。这可能是中止治疗的一个原因，在临床中，通常不进行脑成像就可以确定这些症状的来源，而且在此类病例中往往不需要进行脑成像。如果患者未怀孕，CC 最常见的副作用与妊娠反应有关，即腹痛、痉挛、痛经、乳房压痛等，也与卵泡发育、排卵、经期有关。由于不排卵而不习惯这些症状的患者，应在排卵反应的背景下对这些症状的正常情况进行咨询。CC 可诱导卵泡囊肿的形成，需要停止治疗直到囊肿消退。

多胎妊娠率在 4%~8% 之间，大多数是双胞胎，但也有病例报告记录了 CC 使用后三胎以上多胎妊娠率。根据我们在 PCOS 和不明原因不孕患者中使用 CC 的经验，与 PCOS（4.0%）相比，不明原因不孕患者的多胎妊娠率（在临床公认的妊娠中）有更高趋势（9.4%）[2, 14]。

目前还没有与 CC 相关的先天性出生缺陷的已知模式，但随着对使用来曲唑怀孕的患者出生缺陷的审查越来越多，人们更加关注这一严重的不良事件（见第 10 章）。一项回顾性图表指出，与来曲唑相比，使用 CC 治疗的不孕女性心脏相关畸形的患病率增加[15]。澳大利亚的另一项基于注册表的研究也指出，与其他形式的不孕不育治疗相比，CC 使用后出生缺陷的发生率高，但这可能是 1 型错误，因为这类患者的数量较少[16]。来曲唑和 CC 用于不明原因不孕和 PCOS 的前瞻性试验表明，两种药物的先天性畸形发生率均低于 5%。因此，与其他治疗方法相比，目前还没有支持性数据来提示使用 CC 的患者先天性畸形率增加。

9.2.4 治疗方案

CC 是在 PCOS 无排卵妇女的卵泡早期，或者更准确地说是恒定卵泡期给药的。这类女性是无月经周期的，因此从月经周期的第 3 天还是第 5 天开始是一个没有意义的问题。如果 PCOS 女性有排卵，没有理由建议在下一个周期从第 3 天或第 5 天开始。CC 的起始剂量为每天 50mg，持续 5 天。许多小组将进行基础超声检查及血清黄体酮测定，以排除周期性和意外排卵。基础超声（或黄体中期超声）用来排除残留大囊肿的存在，由于肿块效应，残留大囊肿可能引起症状、卵巢扭转或单侧卵巢卵泡发育抑制。至少，谨慎的做法是进行尿妊娠试验，以排除在给药前早孕期接触药物的可能性，此建议适用于 PCOS 女性的所有促排卵治疗方案。

就监测而言，用血清黄体酮、超声或两者来验证卵泡发育或排卵可以更快地掌握治疗剂量。如果没有排卵或卵泡发育，可以使用所谓的阶梯方案，该方案建议根据卵泡反应每 2~3 周增加一次剂量[17]。文献中提到的但在临床实践中较少使用的其他方案是"延长方案"，即从月经第 2 天开始，每天给予 100mg 的 CC，持续 9 天；"黄体期方案"，即从服用醋酸甲羟黄体酮 5 天后的第 2 天开始，每天服用 100mg 的 CC；以及"周期内重复方案"，即每隔 5 天服用相同剂量的 CC。

有限的数据表明，在无排卵患者中，卵泡监测和 hCG 触发排卵优于无排卵监测和定时性交。根据美国食品和药物管理局包装说明书的建议，CC 的剂量每天增加 50mg，最高每日剂量为 150mg 或每周期 750mg。有每日给予较高剂量 CC 或持续给药时间超过 5 天的成功报道[18]。

如果患者对药物没有反应（即 CC 抵抗），在诱导排卵前或无排卵周期之间是否需要诱导撤退性出血仍有争议[19]。这种现象的理论基础很可能要追溯到"新鲜"子宫内膜的预后优于卵泡期延长的子宫内膜这一概念；然而，子宫内膜过度脱落或孕激素刺激对下丘脑垂体轴的长期抑制也可能会造成伤害。在最终建议停止孕激素激发之前，需要进一步的前瞻性研究来证实这种做法会降低妊娠率[20]。

9.2.5 CC 辅助不孕治疗

CC 与其他药物联合使用的范围可能最广。本章包括一个精选的辅助药物的总结表（表 9.2），其中一些药物至少从一项前瞻性试验中证明获益。值得注意的是，CC 的唯一辅助疗法（佐剂）是地塞米松[21]，在关于 PCOS 女性使用抗雌激素的 Cochrane 系统综述中发现这种疗法能显著提高妊娠率。与单用 CC 相比，CC 加地塞米松治疗可有效提高妊娠率约 10 倍（OR 9.46，95% CI 5.1~17.7）。二甲双胍作为 CC 的辅助治疗药物研究最为广泛，在大型研究中，联合用药的妊娠率在统计学上并没有优于单用 CC[4, 22, 23]。然而，某些亚群的患者，尤其是肥胖患者可能会受益[4, 24]。进一步的研究有助于发现 CC 与二甲双胍在排卵质量上的差异。CC 也可以作为一种辅助治疗，以减少更昂贵的药物如促性腺激素的使用[25]，降低卵巢并发症的发生率，如卵巢过度刺激综合征（OHSS）。

表 9.2　与 CC 协同辅助治疗不孕症的药物

促排卵药
促性腺激素[25]
来曲唑[32]
肾上腺药物
地塞米松[33]
代谢药物
二甲双胍[34]
罗格列酮[35]
添加剂
L- 肉碱[36]
N- 乙酰半胱氨酸[37]
肌醇[20]

9.2.6 不确定性的方面

关于 CC 的许多问题仍然需要解决。其做为一线治疗的理想周期数尚未确定，但更长期的研究表明，CC 超过 5 或 6 个周期后使用该药的次数并不会降低每周期妊娠率[2, 4, 22]。因此，如果一个患者服用 CC 有排卵，且没有导致选择其他方案的因素影响或有更成功的治疗方法（如促性腺激素或试管婴儿），可能提示需要继续使用 CC 诱导排卵。CC 耐药性仍然是一个问题，高达 25% 的患者即使在最高剂量为 150mg/d 的情况下也不会排卵。肥胖患者的辅助治疗或孕前减重可提高 CC 排卵率 [26, 27]。这类研究为专家建议患有 PCOS 的肥胖女性在排卵前减肥提供了依据。然而，最近的研究指出，肥胖女性为追求生活方式改变而推迟不孕治疗的相对危害表现为随后 2 年的累积活产率显著降低 [28]。这方面需要进行进一步的研究。

9.3　其他 SERMs：他莫昔芬和雷洛昔芬

他莫昔芬和 CC 具有非常相似的结构，它们之间仅存在单个侧链的不同（图 9.2）。这或许可以解释，在 CC 和他莫西芬的比较试验中，它们之间的排卵率和妊娠率似乎没有什么差别 [21, 29, 30]。雷洛昔芬是一种用于 PCOS 患者诱导排卵的较新的 SERM，目前，有一项小型试验将 CC 与雷洛昔芬进行比较，指出他们之间相似的排卵率 [31]。因此，目前似乎没有理由选择他莫西芬或雷洛昔芬而不选择 CC，或没有理由在 CC 耐药或 CC 失败时使用他莫西芬或雷洛昔芬。

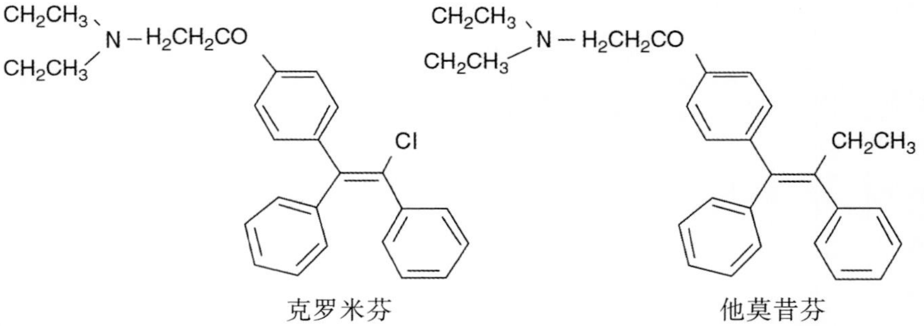

图 9.2　CC 和他莫昔芬的化学结构

结　论

尽管芳香化酶抑制剂作为一线治疗药物用于 PCOS 女性，但 CC 仍然是一种由来已久相对安全有效的诱导 PCOS 女性排卵的方法。有许多方法可以提高我们对 CC 的利用，包括确定反应物的药物遗传学研究，与其他安全且相对有效的辅助药物联合治疗方法的进一步研究，以及更好的对有排卵患者延长 CC 疗程的长期研究。这些研究可以帮助我们未来阐明 CC 在治疗 PCOS 不孕女性中的作用。

利益冲突：Legro 博士报告了咨询费来自 Euroscreen、Kindex、拜耳和千禧制药公司以及辉凌公司的研究基金资助。

基金：这项工作由尤尼斯·肯尼迪·施莱佛国立儿童健康与人类发展研究所（NICHD）资助 R01 HD056510 和 U10 HD38992（授予 R.S.L.）。

参考文献

[1] Palomba S. Aromatase inhibitors for ovulation induction. J Clin Endocrinol Metab. 2015;100: 1742-7.

[2] Legro RS, Brzyski RG, Diamond MP, et al. Letrozole versus clomiphene for infertility in the polycystic ovary syndrome. N Engl J Med. 2014;371:119-29.

[3] Adashi EY. Clomiphene citrate: mechanism(s) and site(s) of action-a hypothesis revisited. Fertil Steril. 1984;42:331-44.

[4] Legro RS, Barnhart HX, Schlaff WD, et al. Clomiphene, metformin, or both for infertility in the polycystic ovary syndrome. N Engl J Med. 2007;356:551-66.

[5] Imani B, Eijkemans MJ, te Velde ER, Habbema JD, Fauser BC. Predictors of chances to conceive in ovulatory patients during clomiphene citrate induction of ovulation in normogonadotropic oligoamenorrheic infertility. J Clin Endocrinol Metab. 1999;84:1617-22.

[6] Rausch ME, Legro RS, Barnhart HX, et al. Predictors of pregnancy in women with polycystic ovary syndrome. J Clin Endocrinol Metab. 2009;94:3458-66.

[7] Imani B, Eijkemans MJ, de Jong FH, et al. Free androgen index and leptin are the most prominent endocrine predictors of ovarian response during clomiphene citrate induction of ovulation in normogonadotropic oligoamenorrheic infertility. J Clin Endocrinol Metab. 2000;85:676-82.

[8] Imani B, Eijkemans MJ, te Velde ER, Habbema JD, Fauser BC. Predictors of patients remaining anovulatory during clomiphene citrate induction of ovulation in normogonadotropic oligoamenorrheic infertility. J Clin Endocrinol Metab. 1998;83:2361-5.

[9] Mumford SL, Legro RS, Diamond MP, et al. Baseline AMH level associated with ovulation following ovulation induction in women with polycystic ovary syndrome. J Clin Endocrinol Metab. 2016;101:3288-96.

[10] McGovern PG, Legro RS, Myers ER, et al. Utility of screening for other causes of infertility in women with "known" polycystic ovary syndrome. Fertil Steril. 2007;87:442-4.

[11] Nestler JE, Powers LP, Matt DW, et al. A direct effect of hyperinsulinemia on serum sex hormone-binding globulin levels in obese women with the polycystic ovary syndrome. J Clin Endocrinol Metab. 1991;72:83-9.

[12] Stener-Victorin E, Holm G, Labrie F, Nilsson L, Janson PO, Ohlsson C. Are there any sensitive and specific sex steroid markers for polycystic ovary syndrome? J Clin Endocrinol Metab. 2010;95:810-9.

[13] Imani B, Eijkemans MJ, te Velde ER, Habbema JD, Fauser BC. A nomogram to predict the probability of live birth after clomiphene citrate induction of ovulation in normogonadotropic oligoamenorrheic infertility. Fertil Steril. 2002;77:91-7.

[14] Diamond MP, Legro RS, Coutifaris C, et al. Letrozole, gonadotropin, or clomiphene for unexplained infertility. N Engl J Med. 2015;373:1230-40.

[15] Tulandi T, Martin J, Al-Fadhli R, et al. Congenital malformations among 911 newborns conceived after infertility treatment with letrozole or clomiphene citrate. Fertil Steril. 2006;85:1761-5.

[16] Davies MJ, Moore VM, Willson KJ, et al. Reproductive technologies and the risk of birth defects. N Engl J Med. 2012;366:1803-13.

[17] Hurst BS, Hickman JM, Matthews ML, Usadi RS, Marshburn PB. Novel clomiphene "stair step" protocol reduces time to ovulation in women with polycystic ovarian syndrome. Am J Obst Gynecol. 2009;200:510. e1-4.

[18] Lobo RA, Granger LR, Davajan V, Mishell Jr DR. An extended regimen of clomiphene citrate in women unresponsive to standard therapy. Fertil Steril. 1982;37:762.

[19] Diamond MP, Kruger M, Santoro N, et al. Endometrial shedding effect on conception and live birth in

women with polycystic ovary syndrome. Obstet Gynecol. 2012;119:902-8.

[20]   Dong X, Zheng Y, Liao X, Xiong T, Zhang H. Does progesterone-induced endometrial withdrawal bleed before ovulation induction have negative effects on IUI outcomes in patients with polycystic ovary syndrome? Int J Clin Exp Pathol. 2013;6:1157-63.

[21]   Brown J, Farquhar C. Clomiphene and other antioestrogens for ovulation induction in polycystic ovarian syndrome. Cochrane Database Syst Rev. 2016;12:CD002249. doi: 10.1002/14651858. CD002249.pub5. PMID: 27976369.

[22]   Moll E, Bossuyt PM, Korevaar JC, Lambalk CB, van der Veen F. Effect of clomiphene citrate plus metformin and clomiphene citrate plus placebo on induction of ovulation in women with newly diagnosed polycystic ovary syndrome: randomised double blind clinical trial. BMJ. 2006;332:1485.

[23]   Zain MM, Jamaluddin R, Ibrahim A, Norman RJ. Comparison of clomiphene citrate, metformin, or the combination of both for first-line ovulation induction, achievement of pregnancy, R.S. Legro117 and live birth in Asian women with polycystic ovary syndrome: a randomized controlled trial. Fertil Steril. 2009;91:514-21.

[24]   Morin-Papunen L, Rantala AS, Unkila-Kallio L, et al. Metformin improves pregnancy and live-birth rates in women with polycystic ovary syndrome (PCOS): a multicenter, double blind, placebo-controlled randomized trial. J Clin Endocrinol Metab. 2012;97:1492-500.

[25]   Ghanem ME, Elboghdady LA, Hassan M, et al. Clomiphene citrate co-treatment with low dose urinary FSH versus urinary FSH for clomiphene resistant PCOS: randomized controlled trial. J Assist Reprod Genet. 2013;30:1477-85.

[26]   Legro RS, Dodson WC, Kris-Etherton PM, et al. Randomized controlled trial of preconception interventions in infertile women with polycystic ovary syndrome. J Clin Endocrinol Metab. 2015;100:4048-58.

[27]   Clark AM, Ledger W, Galletly C, et al. Weight loss results in significant improvement in pregnancy and ovulation rates in anovulatory obese women. Hum Reprod. 1995;10:2705-12.

[28]   Mutsaerts MA, van Oers AM, Groen H, et al. Randomized trial of a lifestyle program in obese infertile women. N Engl J Med. 2016;374:1942-53.

[29]   Dhaliwal LK, Suri V, Gupta KR, Sahdev S. Tamoxifen: an alternative to clomiphene in women with polycystic ovary syndrome. J Human Reprod Sci. 2011;4:76-9.

[30]   Nardo LG. Management of anovulatory infertility associated with polycystic ovary syndrome: tamoxifen citrate an effective alternative compound to clomiphene citrate. Gynecol Endocrinol. 2004;19:235-8.

[31]   de Paula Guedes Neto E, Savaris RF, von Eye Corleta H, de Moraes GS, do Amaral Cristovam R, Lessey BA. Prospective, randomized comparison between raloxifene and clomiphene citrate for ovulation induction in polycystic ovary syndrome. Fertil Steril. 2011;96:769-73.

[32]   Hajishafiha M, Dehghan M, Kiarang N, Sadegh-Asadi N, Shayegh SN, Ghasemi-Rad M. Combined letrozole and clomiphene versus letrozole and clomiphene alone in infertile patients with polycystic ovary syndrome. Drug Des Devel Ther. 2013;7:1427-31.

[33]   Parsanezhad ME, Alborzi S, Motazedian S, Omrani G. Use of dexamethasone and clomiphene citrate in the treatment of clomiphene citrate-resistant patients with polycystic ovary syndrome and normal dehydroepiandrosterone sulfate levels: a prospective, double-blind, placebo-controlled trial. Fertil Steril. 2002;78:1001-4.

[34]   Nestler JE, Jakubowicz DJ, Evans WS, Pasquali R. Effects of metformin on spontaneous and clomiphene-induced ovulation in the polycystic ovary syndrome. N Engl J Med. 1998;338:1876-80.

[35]   Ghazeeri G, Kutteh WH, Bryer-Ash M, Haas D, Ke RW. Effect of rosiglitazone on spontaneous and clomiphene citrate-induced ovulation in women with polycystic ovary syndrome. Fertil Steril. 2003;79:562-6.

[36]   Ismail AM, Hamed AH, Saso S, Thabet HH. Adding L-carnitine to clomiphene resistant PCOS women improves the quality of ovulation and the pregnancy rate. A randomized clinical trial. Eur J Obstet Gynecol Reprod Biol. 2014;180:148-52.

[37]   Rizk AY, Bedaiwy MA, Al-Inany HG. N-acetyl-cysteine is a novel adjuvant to clomiphene citrate in clomiphene citrate-resistant patients with polycystic ovary syndrome. Fertil Steril. 2005; 83:367-70.

芳香化酶抑制剂

10

Nivin Samara, Robert F. Casper

10.1　介　绍

　　芳香化酶（AROM）是雌激素生物合成中的限速酶，抑制其活性可降低血中雌激素水平和减弱对促性腺激素分泌的负反馈。自芳香化酶抑制剂（AI）首次用于诱导 PCOS（PCOS）患者排卵治疗以来，已经过去了 15 年了[1]。来曲唑（LTZ）是主要的治疗不孕症的芳香化酶抑制剂。它现在是生育能力低下及不孕症的首选治疗方案。诱导克罗米芬（CC）耐药和初次促排的 PCOS 不孕患者排卵是其主要的适应证。LTZ 还广泛应用于不明原因不孕和轻度男性因素不孕症的治疗，可作为单独治疗或与促性腺激素和人工授精（IUI）联合治疗[2]。最近，越来越多的研究表明 LTZ 在体外受精（IVF）周期中的潜在益处，尤其是在接受生育力保存治疗的乳腺癌患者中[3-5]。在北美和世界上许多国家，LTZ 应用于非适应证患者中。药品的最初生产者发布的说明书仍然是阻止其被更广泛接受的主要障碍[6]。在过去的 15 年里，已经有许多研究描述了 LTZ 在生殖技术中使用的有利结果，且没有明显的短期或长期的副作用[7]。我们相信，根据不断积累的临床研究证据，LTZ 用于辅助生殖是安全的。同时，关于 AI 用于诱导 PCOS 患者排卵的研究也有完备的记载。与传统的 CC 治疗相比，LTZ 有几个好处，包括正常子宫内膜厚度和正常的宫颈黏液形成，主要是单卵泡排卵，降低了多胎妊娠的风险，半衰期短，避免了连续使用导致的积累效应[8]。在下一章中，我们将回顾 AI 在诱导排卵中的应用，主要关注世界卫生组织（WHO）Ⅱ型无排卵患者，主要是 PCOS。

10.2　历史

　　很长时间以来，人们致力于研究细胞色素 P450 芳香化酶在雄激素、雄稀二酮、睾酮和 16 化酶羟睾酮分别转化为雌激素、雌酮（E1）、17β 雌二醇（E2）和 17β，16α 雌三醇（E3）中的作用。AROM 在卵巢、脂肪组织、大脑、肝脏和乳腺等多种组织和器官中发挥作用。该领域的主要兴趣在于开发一个绝经后雌激素依赖型乳腺癌的改良疗法[10]。氨鲁米特（AG）于 1961 年被发现，并首次用于抗癫痫治疗。它代表了第一代 AI，早在 1974 年就被使用。在接受 AG 治疗的绝经后乳腺癌患者中，E1 水平降低[12, 13]。其主要副作用是由于它的低选择性，AG 虽对 AROM 有抑制作用，但对其他的 p450 酶也有抑制作用，如 P450scc 和参与甲状腺生物合成的某些酶[14]。

福美斯坦是一种甾体类 AI，合成于 1973 年[15]，首次报道于 1984 年[16]。福美斯坦属于第二代 AI，与 AG 相比副作用更小，在乳腺癌治疗方面进行了多次临床试验[16]。但福美斯坦未被批准用于临床，主要是因为其口服生物利用度低[17]，且发现了具有更强的选择性和 AROM 抑制作用的第三代 AI[10]。另一种第二代 AI 是法曲唑，它是一种非甾体类可逆的 AI，类似 AG，但更有效更特异[18, 19]。早在 1987 年就开始使用法曲唑，并在 1989 年成为乳腺癌治疗临床试验的一部分。法曲唑在日本被批准用于临床治疗，但未被美国食品药品管理局（FDA）批准。尽管选择性较高，但法罗唑有一些副作用，包括恶心、呕吐、疲劳和醛固酮抑制[16]。

第三代非甾体类 AI 包括阿那曲唑（ANZ）、LTZ 和依西美坦（EXM），这些药物都在 90 年代末被 FDA 批准用于绝经后雌激素依赖型乳腺癌的临床治疗[20]。第三代药物的显著特点是对 AROM 的选择性高，且副作用少[21, 22]。值得注意的是，这三种 AI 在乳腺癌治疗中都是同样有效的[23, 24]。与他莫西芬相比，这三种 AI 均有更好的疗效和更高的无病生存率。他莫西芬是一种乳腺癌治疗中的选择性雌激素受体调节剂（SERM）[21, 22]，最近也被用于诱导排卵（见第 9 章）。在第三代 AI 中，最常见的副作用是疲劳和关节痛，此外还有与雌激素减少相关的副作用，包括潮热和骨质疏松症[21, 22, 25, 26]。

10.3　药物动力学和药效学

第三代 AI 的半衰期相对较短。这一特征对生育尤其重要。从循环中清除得越快，受精卵或发育中的胚胎在植入期或植入后暴露于药物的可能性就越小，从而降低了任何致畸的可能性。LTZ 的半衰期约为 45 小时，大约 10 天或半衰期的 5 倍时间内可以从血液中完全清除。口服 LTZ 的生物利用度是 100%，4~8 小时达到血液稳态水平。LTZ 在绝经期妇女 2.5mg 的剂量能使雌激素和雌二醇浓度降低约 78%，48~72 小时后达到最大抑制。下面将与 CC 的药代动力学进行对比。

60 年来，CC 被认为是 PCOS 患者诱导排卵的唯一口服治疗方法，尽管有越来越多的证据表明，一方面它有良好的促排效果，另一方面它有影响妊娠成功率的不良反应（见第 9 章）。CC 是一种 SERM，通过占用雌激素受体（ER），阻断雌激素对垂体和下丘脑的负反馈，导致黄体生成素（LH）和卵泡刺激素（FSH）分泌增加。这种抗雌激素受体作用是非特异性的，且可以解释 CC 对宫颈黏液和子宫内膜的不利影响 [27, 28]。部分 PCOS 患者表现出对 CC 耐药和无排卵。从历史上看，在对 CC 的诱导排卵产生耐药性之后，大多数医生会转向注射促性腺激素，这可能带来不良后果，包括多胎妊娠和卵巢过度刺激综合征（OHSS）的风险（见第 21 章）。因此，CC 的最佳替代方案是类似的可以口服、廉价、半衰期短的药物 [29, 30]，且无抗雌激素作用。

LTZ-4，4′-[1H-1，2，4- 三唑 -1- 亚甲基]- 二苯对 AROM 具有高度的选择性。最初被认为可能是一种避孕药，帽猴在给予 LTZ 后观察到多个卵泡形成 [31]。几年后，在 2001 年，Mitwally 和 Casper[1] 对一组患者进行研究，这些患者无排卵，或者表现为子宫内膜较薄，无法通过 CC 治疗受孕。这些患者混杂着非排卵性和排卵性不孕症。从周期的第 3~7 天开始，他们接受 LTZ 治疗，每天 2.5mg。75% 的 PCOS 患者排卵，90% 的排卵患者有一个或多个卵泡，且子宫内膜有足够的厚度。17% 的患者在接受 LTZ 治疗后怀孕。

这是首次提出 LTZ 替代 CC 的研究，为 CC 对卵巢外组织不利的抗雌激素作用提出了解决方案。渐渐地，自从上述首次报道以来，LTZ 已经成为一种广泛应用的、超适应证用药的诱导刺激排卵的治疗方法。从过去到现在，LTZ 一直在被大量研究。这项积极的研究和临床应用有利于不断提高 LTZ 治疗方案的有效性和安全性。选择 LTZ 进行生育治疗，而不是其他第三代 AIs 是偶然发现的，一名乳腺癌患者被她的肿瘤科医生开了 LTZ 后，她向我们咨询了这种药物。值得注意的是，LTZ 已成为辅助生殖技术（ART）中使用的主要 AI，本综述的其余部分将侧重于与 LTZ 相关的数据。

10.4　作用机制

卵巢和脂肪组织产生的外周雌激素，以及在大脑的中枢分泌的雌激素，都会对下丘脑 - 垂体轴分泌的促性腺激素产生负反馈 [32-34]。通过消除早卵泡期雌激素的产生，LTZ 将引起更多的 FSH 分泌和一个或多个卵泡的募集。FSH 增加的一小部分是由于雌激素水平降低后垂体激活素释放增加所致。局部激活素，刺激促性腺激素分泌 FSH[35]。

2009 年，细胞色素 P450 AROM 首次以晶体形式纯化，使人们更好地理解其在雄激素转化为雌激素中的作用[10]。雄烯二酮是 AROM 的天然底物，与 P450 亚基的远端血红素基团 AROM 的活性位点结合。LTZ 可逆地与这个活性基团 AROM 结合，抑制雄激素向雌激素转化[10]。如前所述，LTZ 的半衰期较短，约为 45h[7, 36-39]，且 LTZ 和其他 AIs 不下调雌激素受体，也没有任何直接的雌激素或抗雌激素活性。

有研究报道，睾酮增强卵巢 FSH 受体的表达，促进卵泡期卵泡发育[40-42]。LTZ 对雄激素芳香化的抑制作用可能导致雄烯二酮和睾酮在卵巢内的蓄积。雄激素还可能增加参与卵泡发育的内分泌和旁分泌因子的局部分泌，如胰岛素样生长因子（IGF）[43, 44]。

PCOS 患者的 FSH 水平通常相对较低。一种可能的解释是由于这些患者体内大量雄激素的芳香化，中枢雌激素水平较高。预计这种效应将被 LTZ 抑制芳香化所抵消，导致早卵泡期 FSH 水平的增加和多个卵泡的募集。然而，FSH 的增加是适度的，因为与 CC 不同，LTZ 不会导致雌激素受体耗竭，一旦 AROM 抑制效应渐渐消失，雌激素负反馈得以恢复。此外，PCOS 患者体内高浓度的抑制素可能调节 FSH 的升高[45]。

抗苗勒氏激素（AMH）被认为是 PCOS 发病机制中的一个活性因子（见第 8 章）。由于 PCOS 卵巢小卵泡中颗粒细胞的大量分泌，在 PCOS 中 AMH 一般会升高。一些证据支持这样的假设，即 AMH 不仅是窦卵泡数量的一个指标，而且在抑制早期卵泡生长方面也很活跃。AMH 从初级卵泡阶段开始分泌，在窦前和小窦卵泡阶段分泌最高，在卵泡直径达到约 8mm 后分泌下降[47, 48]。AMH 抑制卵泡生长。在体外实验中，AMH 降低了 FSH 诱导的[50]及 CAMP 刺激的 AROM 活性、AROM mRNA 表达和 E2 产生[49-51]。PCOS 患者的血清 AMH 水平高于正常女性[49]。无排卵性 PCOS 患者的卵泡[52]和颗粒细胞[53]中 AMH 水平也较有排卵女性明显升高。对 CC 促排卵无反应的 PCOS 患者的总 AMH 和每个卵泡的 AMH 也较高[54]。在一项研究中，比较了 LTZ 和 CC 在 PCOS 患者排卵诱导中的作用，发现 LTZ 组与 CC 组相比，其 AMH 水平有明显的降低。这些数据提示了 LTZ 对 PCOS 患者卵巢反应的潜在积极作用的另一种可能途径。

这种激素平衡和相互作用的复杂系统结合起来，使 LTZ 对 PCOS 患者有良好疗效。AIs 在不干扰下丘脑和垂体负反馈系统的情况下诱导排卵，且对子宫内膜发育无不良影响。无排卵性 PCOS 患者的单卵泡反应是 LTZ 可以达到的合理目标，因为短的半衰期可快速恢复卵泡雌激素的产生和正常的雌激素对 FSH 的负反馈，以防止进一步的卵泡募集。然而，必须进行个性化剂量管理和超声监测，才能达到最佳效果。

10.5　临床数据

诱导排卵是 PCOS 患者生育治疗的主要目标。人们普遍认为，改变生活方式是超重或肥胖患者的一线治疗（见第 13 章）。然而，尽管据报道减重后排卵和周期规律恢复，但荟萃分析得出结论：还没有关于改变生活方式的 PCOS 女性妊娠、活产和流产率的数据[55]。荷兰最近的一项大型研究将肥胖 PCOS 患者在接受生育治疗前给予 6 个月的减重的生活方式干预，与立即促卵治疗进行了比较。这项研究的结果表明，生活方式干预没有任何好处。随访 24 个月，与生活方式干预组相比，直接排卵诱导组健康活产的妇女明显更多。干预治疗的时机通常与患者对妊娠期望、年龄和合并的不孕因素有关。由于对减肥反应的可变性，CC 已被广泛用于诱导排卵。近 60 年来，CC 一直是 PCOS 患者的一线药物治疗（见第 9 章），CC 具有口服方便、成本低廉的优点。然而，累积出生率相对较低（在高达 6 个周期中为 22%[56]）。如上所述，CC 具有有害的抗雌激素副作用，并且有可能发生多胎妊娠（3%~8%）[8]，而自然怀孕的可能性仅为 1%。不排卵或对 CC 耐药通常导致进展为促性腺激素治疗。在 PCOS 患者推荐的促性腺激素方案是"低而慢"，即在促性腺激素逐渐增加之前，连续几天使用低剂量的促性腺激素剂量，且持续强化监测，以降低多次排卵和多胎妊娠或 OHSS 的风险[57, 58]。促性腺激素每日注射，价格昂贵。更多关于促性腺激素卵巢刺激的细节见第 12 章。

如上所述，Mitwally 和 Casper 的初步研究报道了对 CC 无反应的 PCOS 患者，经过一个周期的治疗后，排卵率为 75%，妊娠率为 17%[1]。自 2001 年将 LTZ 与其他促排治疗进行比较以来，已经做了许多临床研究。尝试了各种方案，逐步产生了各种各样的指南。

早期研究将 LTZ 治疗作为 CC 诱导排卵失败或妊娠失败后 PCOS 患者的二线治疗。然而，随着比较研究的积累，越来越多的证据支持将 LTZ 作为 CC 的替代疗法及 PCOS 的首选治疗方法。荟萃分析审查了 26 项随机对照试验（RCT）的结果，证实了与 CC 相比，LTZ 提高了活产率和妊娠率[59, 60]。与 CC 相比，LTZ 的活产比值比（OR）为 1.64，临床妊娠率的 OR 为 1.4。没有证据表明妊娠后 LTZ 和 CC 之间流产率存在差异。LTZ 可以降低多胎妊娠风险，估计 OR 为 0.38。最近，Legro 等人[8] 发表了被认为是在 PCOS 中 LTZ 和 CC 诱导排卵的决定性比较。该研究显示，与 CC 相比，接受 LTZ 治疗的患者排卵率（88.5% *vs.* 76.6%）、受孕率（41.2% *vs.* 27.4%）、临床妊娠率（31.3% *vs.* 21.5%）和活产率（27.5% *vs.* 19.1%）均有所改善（见第 9 章）。

10.5.1　CC 耐药

15%~40% 的 PCOS 患者在接受 CC 多次治疗周期后仍不排卵，考虑为 CC 耐药[61]。此外，CC 耐药的定义在现有的研究中存在很大差异。一项研究将 CC 耐药定义为在达 250mgCC 治疗 5 个周期后仍不排卵[62]。LTZ 已被建议作为这些妇女的替代治疗。事实上，Mitwally 和 Casper[1] 的首次研究是针对 CC 耐药的 PCOS 患者进行的。从那时起，许多研究已经通过比较 LTZ 与其他方案治疗 CC 耐药患者，发现 LTZ 诱导排卵的成功率约 33%[63]。在 LTZ 和他莫西芬治疗 CC 耐药患者的比较研究中，LTZ 和他莫西芬的排卵率分别为 23.3%、8.89%，且 LTZ 组的妊娠率增加了 1 倍多[64]。另一项研究将 LTZ 与 CC 联合二甲双胍治疗 CC 耐药患者进行了比较，两组患者排卵率相当（分别为 64.9%、69.6%）[65]。

另一种针对 CC 耐药患者的治疗方法是腹腔镜卵巢打孔术（LOD）。在我们看来，在诱导 PCOS 排卵中，LOD 应该是一种被淘汰的治疗方法（见第 15 章）。传统上，在 CC 耐药 PCOS 患者中，它是一种替代促性腺激素的治疗方案。尽管 LOD 是一种外科手术，但它对那些负担不起昂贵的促性腺激素治疗的患者很有吸引力，并能降低因促性腺激素引起的多胎妊娠风险。然而，我们已经通过二次腹腔镜检查证实，LOD 与卵巢粘连形成有关[66]，特别是自从发现使用 LTZ 治疗后的排卵率和妊娠率与 LOD 一样，或者比 LOD 更有效之后，就应该放弃 LOD。使用 LTZ，流产率没有发现差异且活产率也增加[67, 68]。

10.6　方案和剂量

在 Mitwally 和 Casper 最初的研究中，从周期的第 3~7 天每天使用 LTZ 2.5mg，持续 5 天，效果良好。从那时起，2.5mg 的 LTZ 就成为大多数 PCOS 患者成功诱导排卵的常用治疗剂量。Al-Fadhli 等人前瞻性地比较了 5 天的 2.5mg 和 5mg 的 LTZ 治疗，观察到每天 5mg 的实验组中优势卵泡数量更多，妊娠率明显更高[69]。

Badawy 等人比较了不明原因不孕患者每天服用 2.5mg、5mg 和 7.5mg LTZ 的情况。他们发现 7.5mg 组的卵泡数量更多，但三种剂量的妊娠率没有显著差异[70]。其他研究观察了每日 2.5mg 与 5mg LTZ 均联合重组 FSH（rFSH）在不明原因不孕女性使用的疗效。虽然妊娠率没有明显差异，但是使用 5mg LTZ 时需要更低的 rFSH，从而使其更具成本效益[71]。

LTZ 其他三种可能会令人感兴趣的给药方案已有报道。在一项非随机研究中，将周期第 3 天给予单次剂量 20mg LTZ 与日剂量 2.5mg LTZ 连续 5 天进行了比较[72]。单剂量用药可与 5 日方案相媲美，且可能有几个好处，包括易于使用，比 5 日治疗方案更快速清除 LTZ 而更安全，以及改善患者的依从性。Mitwally 等人报道的另一项研究表明，如果期望多个卵泡排卵，可以采用阶梯式递增方案[73]。最后，有报道，在一些连续 5 天使用标准剂量的 LTZ 后仍未排卵的妇女中，继续使用到 10 天的疗程而成功妊娠[74]。

然而，对于年轻的 PCOS 患者，无论采用何种治疗方案，都必须牢记过度刺激的风险，而且多胎甚至高序多胎妊娠风险始终存在[8, 75]。例如，尽管单卵泡排卵是 LTZ 治疗的原则，但有报道称，一名有超过 50 个基础窦卵泡的 PCOS 患者，LTZ 用于诱导排卵后，在未监测情况下发生了六胞胎妊娠[85]。因此，我们建议使用周期监测来随访疗效，并预防任何类型刺激方案所带来的高序多胎妊娠。

10.7 副作用

在生育患者中使用 LTZ 的主要副作用包括 1% 的女性头痛和 1% 的女性腿部抽筋，这些似乎是特定的，即与剂量无关，但可能受到维生素 D 缺乏的影响[76]。大多数报道的副作用是从乳腺癌患者的研究和观察中推断出来的。这一人群与不孕治疗人群完全不同。前者通常是绝经后妇女，而后者是年轻健康的患者。在 ART 中，LTZ 治疗的时间非常短。因此，预计不会发生长期的副作用。

10.8 胎儿安全及致畸作用

基于在动物模型妊娠期间暴露于 LTZ 的早期研究中，LTZ 促排卵的安全性引起了人们的关注。妊娠期器官发生期间的暴露可导致大鼠和兔子的先天性异常以及剂量增加时的胎儿死亡率[77, 78]。这些研究考察了 LTZ 在一段时间内的作用，这与 LTZ 在生育治疗中诱导排卵的作用不一致。在一个相关性更大的动物模型中，小鼠接受 LTZ 治疗 6 周，在最后一次给药两周后允许怀孕，但没有出现胎儿异常[79]。

在 2005 年美国生殖医学学会（ASRM）年会上，一项摘要文稿描述了 LTZ 诱导排卵治疗与新生儿先天性心脏和骨骼异常之间可能存在的联系，引起了临床对 LTZ 安全性的关注[80]。本研究的比较对象是 150 名接受 LTZ 治疗后分娩的婴儿和 36 050 名自然受孕后分娩的低风险婴儿。本回顾性研究的方法设计从几个方面进行评审。该研究没有考虑到不孕患者无论采用何种治疗方式都有较高的胎儿异常风险。两组患者的年龄（LTZ 组的平均年龄为 35 岁，对照组为 30 岁），以及其他潜在的危险因素，如在 LTZ 组中有更为常见的糖尿病和双胎，都不具有可比性。此外，许多有胎儿异常或存在并发症的自然受孕患者就诊于高危医院，并没有登记在低风险的医院中。这份经过同行评审的摘要文稿没能出版。然而，LTZ 的制造商诺华制药向医生发布了一份通知警告，宣布在育龄妇女或用于生育治疗时禁用 LTZ。

如上陈述后的一年中，Tulandi 等人[81]发表了一项加拿大多中心研究，比较了 504 名 LTZ 治疗后受孕的婴儿和 397 名 CC 使用后受孕的婴儿的新生儿先天性畸形发生率。主要畸形（VSD、食管闭锁、腭裂）在 LTZ 组为 1.2%，CC 组为 3%，结果没有显著差异。与 LTZ 组（0.2%）相比，CC 组（1%）新生儿 VSD 更为普遍。此外，CC 组整体心脏异常发生率明显高于 LTZ 组（分别为 1.8% 和 0.2%）。CC 组（4.8%）与 LTZ 组（2.4%）在轻微畸形（如耳前皮赘、先天性上睑下垂、斜头畸形）方面无差异。

Tulandi 等的研究首次揭示了 CC 可能的致畸作用[81]。这种关联具有一定的生物学合理性，因为 zu–氯米芬异构体的半衰期约为 2 周[82]，这表明 CC 从体内完全清除可能需要约 10 周（5 个半衰期），包括了胎儿器官发生的部分时期[5]。从那时起，许多出版物开始关注 CC 的安全性。Reefhius 等人[83]最近发表了一篇关于 CC 和出生缺陷的文章，使用了美国疾病控制中心国家出生缺陷预防研究（NBDPS）的数据。作者观察到 CC 暴露与无脑畸形、Dandy Walker 畸形、主动脉缩窄、食管闭锁、泄殖腔外露、颅缝早闭和脐膨出的发生有显著的相关性。此外，本研究证实了 Tulandi 等人[81]先前关于包括肌性室间隔缺损（VSD）在内的心隔缺损风险显著增加的发现。另一项最近的研究发现，使用 CC 与神经管缺陷的相关性增加，且与 ART 使用无关[84]。然而，因为是 CC 患者的婴儿与自然受孕的婴儿进行比较，所以后两项发现需要谨慎看待。由于潜在相关的肥胖或葡萄糖代谢缺陷，需诱导排卵的 PCOS 患者出生缺陷的风险可能增加。

我们对 LTZ 药代动力学的理解，提高了这种药物诱导排卵的安全性。它的短半衰期（约 45 小时），避免了早卵泡期（周期的第 3~7 天）卵母细胞或胚胎暴露于 LTZ，从而减少任何理论上的致畸作用。为了进一步提高安全性，我们建议在 LTZ 开始前进行妊娠试验，以降低未诊断的早期妊娠暴露的概率。

10.9　其他芳香化酶抑制剂治疗不孕症的适应证

10.9.1　不明原因不孕

根据定义，当不能确定导致不孕或低生育能力的原因时诊断为不明原因不孕。治疗不是针对特定的问题，一种策略是增加卵泡数量或绕过不确定的障碍。LTZ，就其单卵泡发育作用而言，治疗不明原因不孕患者的效果较 PCOS 患者差[85]。在不明原因不孕患者中，LTZ、CC 和促性腺激素刺激之间的比较研究显示，与促性腺激素相比，LTZ 或 CC 治疗 4 个周期后的累积妊娠率较低，但促性腺激素组的多胎妊娠率为 30%，其中包括高序多胎妊娠。相比之下，LTZ 组和 CC 组均未报道高序多胎妊娠[86]。

10.9.2　乳腺癌与生育力保留

越来越多的乳腺癌患者能幸存下来是由于有效但仍然存在性腺毒性的化疗而治愈[87]。因此，生育保留咨询对这些患者非常重要。卵母细胞或胚胎冷冻保存是这些年轻患者保存生育能力最有效的方法[88]。在考虑这一选择时，主要关注两个方面：化疗开始前的可用时间和卵巢刺激期间的血清雌激素水平。一般来说，在 IVF 控制性卵巢刺激期间，雌激素水平可能会上升到生理水平的 10~20 倍，令人担心的是，如果肿瘤雌激素受体阳性，这种增长可能会加速乳腺癌的生长。用促性腺激素刺激卵巢，并联合使用 LTZ，以降低血清中雌激素浓度，最初被用于雌激素受体阳性的乳腺癌患者的卵母细胞冷冻保存[89, 90]。Oktay 等人[91]研究了一种方案，即在周期的第 2~3 天启动 LTZ，同时使用促性腺激素，两种药物都持续使用，直到触发卵泡成熟。与传统的长刺激方案相比，在 LTZ 联合促性腺激素方案中整个刺激过程和排卵后的雌二醇水平明显较低。两组获卵数和受精率相当。LTZ 联合促性腺激素刺激方案中需要的 FSH 量显著降低[91]。康奈尔小组最近发表的一篇文章[92]，将 220 例接受促性腺激素取卵和来曲唑保存卵细胞的乳腺癌患者与 451 例仅使用促性腺激素进行选择性卵细胞冷冻的年龄匹配患者进行了比较。这项研究发现，与对照组相比，雌二醇浓度较低的乳腺癌患者获得的成熟卵母细胞数量明显更多。56例乳腺癌患者随后进行了冷冻胚胎移植，活产率为 32%[92]。

在乳腺癌患者中评估了其他多种方案，包括在促性腺激素刺激期间对添加他莫西芬或 LTZ 的比较[93]。LTZ 似乎通过实现多种预期效果提供了一个良好的响应。第一，LTZ 会导致雌激素负反馈减弱，从而释放更多的内源性 FSH，招募更多的卵泡。第二，LTZ 通过降低乳腺组织本身的雌激素水平直接保护乳腺组织。第三，如上所述，LTZ 降低卵巢刺激期间循环中的雌激素水平[91, 94]。LTZ 联合促性腺激素用于 IVF 的卵巢刺激，并没有发现会增加乳腺癌的复发率[95]。

已经证实卵巢卵泡的发育呈波形，并且这些卵泡发育波形贯穿于整个周期，随机启动刺激卵泡得到了更广泛的应用[96]。因此，卵泡刺激可以在月经周期的任何阶段启动。这一发现使医生能够缩短取卵的关键时间，以免延迟化疗开始的时间。

10.9.3　预防 OHSS

在接受卵巢刺激的乳腺癌患者中观察到的结果可能有助于发展新的治疗策略来预防 OHSS。对于是否可以通过 LTZ 降低雌激素水平来降低 OHSS 的风险存在争议[76]。对 OHSS 大鼠模型的研究表明，LTZ 降低血管内皮生长因子（VEGF），增加色素上皮衍生因子（PEDF），从而降低血管通透性[97]。最近的一项临床研究表明，在黄体期，随着 LTZ 剂量的增加，VEGF 水平呈剂量依赖性下降[78]。这些发现表明，LTZ 可以降低 OHSS 的风险，尽管目前还不清楚 LTZ 是直接影响 VEGF 和 PEDF 分泌，还是通过减少雌二醇间接影响。

结　论

最近的一级证据表明，LTZ 是 PCOS 女性诱导排卵的一线治疗方法。子宫内膜和子宫颈无抗雌激素作用、维持正常的雌激素对 FSH 释放的反馈、大部分时候是单卵泡排卵，这些都表明 LTZ 可能比 CC 更安全，可供社区的妇科医生在没有超声监测的情况下使用。然而，在一份 PCOS 患者单独使用 LTZ 后发生六胞胎妊娠的病例报告中[75]指出，在考虑任何促排方法时，至少需要进行最低限度的监测。在不明原因不孕症中，CC 和 LTZ 的妊娠率相似。但是 CC 的半衰期很长，这引起了人们对早期妊娠中 SERM 持续存在的顾虑，这可能与胎儿致畸、特别是心脏畸形有关。仅从这一观点来看，LTZ 也可能是治疗不明原因不孕症的首选。

参考文献

[1] Mitwally MF, Casper RF. Use of an aromatase inhibitor for induction of ovulation in patients with an inadequate response to clomiphene citrate. Fertil Steril. 2001;75:305-9.

[2] Kar S. Current evidence supporting "letrozole" for ovulation induction. J Hum Reprod Sci. 2013;6:93-8.

[3] Beckmann MW, Findeklee S. Fertility preservation in breast cancer patients by embryo cryopreservation after ovarian stimulation with letrozole and FSH. Strahlenther Onkol. 2015;191:895-6.

[4] Goldrat O, et al. Progesterone levels in letrozole associated controlled ovarian stimulation for fertility preservation in breast cancer patients. Hum Reprod. 2015;30:2184-9.

[5] Turan V, et al. Safety and feasibility of performing two consecutive ovarian stimulation cycles with the use of letrozole-gonadotropin protocol for fertility preservation in breast cancer patients. Fertil Steril. 2013;100:1681-5.e1.

[6] Klement AH, Casper RF. The use of aromatase inhibitors for ovulation induction. Curr Opin Obstet Gynecol. 2015;27:206-9.

[7] Palomba S. Aromatase inhibitors for ovulation induction. J Clin Endocrinol Metab. 2015;100:1742-7.

[8] Legro RS, et al. Letrozole versus clomiphene for infertility in the polycystic ovary syndrome. N Engl J Med. 2014;371:119-29.

[9] Haynes BP, et al. The pharmacology of letrozole. J Steroid Biochem Mol Biol. 2003;87:35-45.

[10] Ghosh D, Lo J, Egbuta C. Recent progress in the discovery of next generation inhibitors of aromatase from the structure-function perspective. J Med Chem. 2016;59:5131-48.

[11] Lipton A, Santen RJ. Proceedings: medical adrenalectomy using aminoglutethimide and dexamethasone in advanced breast cancer. Cancer. 1974;33:503-12.

[12] Dowsett M, et al. Effective inhibition by low dose aminoglutethimide of peripheral aromatization in postmenopausal breast cancer patients. Br J Cancer. 1985;52:31-5.

[13] Santen RJ, et al. Aminoglutethimide inhibits extraglandular estrogen production in postmenopausal women with breast carcinoma. J Clin Endocrinol Metab. 1978;47:1257-65.

[14] Pittman JA, Brown RW. Antithyroid and antiadrenocortical activity of aminoglutethimide. J Clin Endocrinol Metab. 1966;26:1014-6.

[15] Burnett RD, Kirk DN. Some observations on the preparation of 2-hydroxy-steroid 4-en-3 ones. J Chem Soc Perkin 1. 1973;17:1830-6.

[16] Coombes RC, et al. 4-Hydroxyandrostenedione in treatment of postmenopausal patients with advanced breast cancer. Lancet. 1984;2:1237-9.

[17] Dowsett M, et al. Dose-related endocrine effects and pharmacokinetics of oral and intramuscular 4-hydroxyandrostenedione in postmenopausal breast cancer patients. Cancer Res. 1989;49:1306-12.

[18] Santen RJ, et al. Potency and specificity of CGS-16949A as an aromatase inhibitor. Endocr Res. 1990;16:77-91.

[19] Browne LJ, et al. Fadrozole hydrochloride: a potent, selective, nonsteroidal inhibitor of aromatase for the treatment of estrogen-dependent disease. J Med Chem. 1991;34:725-36.

[20] Lo J, et al. Structural basis for the functional roles of critical residues in human cytochrome p450 aromatase. Biochemistry. 2013;52:5821-9.

[21] Smith IE, Dowsett M. Aromatase inhibitors in breast cancer. N Engl J Med. 2003;348:2431-42.

[22] Brodie AM, Njar VC. Aromatase inhibitors in advanced breast cancer: mechanism of action and clinical implications. J Steroid Biochem Mol Biol. 1998;66:1-10.

[23] Goss PE, et al. Exemestane versus anastrozole in postmenopausal women with early breast cancer: NCIC CTG MA.27-a randomized controlled phase III trial. J Clin Oncol. 2013;31:1398-404.

[24] Murray J, et al. A randomised study of the effects of letrozole and anastrozole on oestrogen receptor positive breast cancers in postmenopausal women. Breast Cancer Res Treat. 2009;114:495-501.

[25] Miller WR. Biology of aromatase inhibitors: pharmacology/endocrinology within the breast. Endocr Relat Cancer. 1999;6:187-95.

[26] Gibson LJ, et al. Aromatase inhibitors for treatment of advanced breast cancer in postmenopausal women. Cochrane Database Syst Rev. 2007;1:CD003370.

[27] Randall JM, Templeton A. Cervical mucus score and in vitro sperm mucus interaction in spontaneous and clomiphene citrate cycles. Fertil Steril. 1991;56:465-8.

[28] Gonen Y, Casper RF. Sonographic determination of a possible adverse effect of clomiphene citrate on endometrial growth. Hum Reprod. 1990;5:670-4.

[29] Lipton A, et al. Letrozole (CGS 20267). A phase I study of a new potent oral aromatase inhibitor of breast cancer. Cancer. 1995;75:2132-8.

[30] Iveson TJ, et al. Phase I study of the oral nonsteroidal aromatase inhibitor CGS 20267 in postmenopausal patients with advanced breast cancer. Cancer Res. 1993;53:266-70.

[31] Shetty G, et al. Effect of estrogen deprivation on the reproductive physiology of male and female primates. J Steroid Biochem Mol Biol. 1997;61:157-66.

[32] Kamat A, et al. Mechanisms in tissue-specific regulation of estrogen biosynthesis in humans. Trends Endocrinol Metab. 2002;13:122-8.

[33] Naftolin F, et al. The cellular effects of estrogens on neuroendocrine tissues. J Steroid Biochem. 1988;30:195-207.

[34] Naftolin F, Romero R. H2-receptor antagonists and sexual differentiation. Gastroenterology. 1984;87:248-9.

[35] Mason AJ, et al. Activin B: precursor sequences, genomic structure and in vitro activities. Mol Endocrinol. 1989;3:1352-8.

[36] Bao SH, et al. Effects of letrozole and clomiphene citrate on the expression of HOXA10 and integrin alpha v beta 3 in uterine epithelium of rats. Fertil Steril. 2009;91:244-8.

[37] Casper RF, Mitwally MF. A historical perspective of aromatase inhibitors for ovulation induction. Fertil Steril. 2012;98:1352-5.

[38] Sioufi A, et al. Absolute bioavailability of letrozole in healthy postmenopausal women. Biopharm Drug Dispos. 1997;18:779-89.

[39] Sioufi A, et al. Comparative bioavailability of letrozole under fed and fasting conditions in 12 healthy subjects after a 2.5 mg single oral administration. Biopharm Drug Dispos. 1997;18:489-97.

[40] Weil S, et al. Androgen and follicle-stimulating hormone interactions in primate ovarian follicle development. J Clin Endocrinol Metab. 1999;84:2951-6.

[41] Vendola K, et al. Androgens promote oocyte insulin-like growth factor I expression and initiation of follicle development in the primate ovary. Biol Reprod. 1999;61:353-7.

[42] Vendola KA, et al. Androgens stimulate early stages of follicular growth in the primate ovary. J Clin Invest. 1998;101:2622-9.

[43] Giudice LC. Insulin-like growth factors and ovarian follicular development. Endocr Rev. 1992;13:641-69.

[44] Yen SS, Laughlin GA, Morales AJ. Interface between extra- and intraovarian factors in polycystic ovarian syndrome. Ann N Y Acad Sci. 1993;687:98-111.

[45] Casper RF. Aromatase inhibitors in ovarian stimulation. J Steroid Biochem Mol Biol. 2007;106:71-5.

[46] Laven JS, et al. Anti-Mullerian hormone serum concentrations in normoovulatory and anovulatory women of reproductive age. J Clin Endocrinol Metab. 2004;89:318-23.

[47] Stubbs SA, et al. Anti-mullerian hormone protein expression is reduced during the initial stages of follicle development in human polycystic ovaries. J Clin Endocrinol Metab. 2005;90:5536-43.

[48] Weenen C, et al. Anti-Mullerian hormone expression pattern in the human ovary: potential implications for initial and cyclic follicle recruitment. Mol Hum Reprod. 2004;10:77-83.

[49] Garg D, Tal R. The role of AMH in the pathophysiology of polycystic ovarian syndrome. Reprod Biomed Online. 2016;33:15-28.

[50] Pellatt L, et al. Granulosa cell production of anti-Mullerian hormone is increased in polycystic ovaries. J Clin Endocrinol Metab. 2007;92:240-5.

[51] Grossman MP, et al. Mullerian-inhibiting substance inhibits cytochrome P450 aromatase activity in human granulosa lutein cell culture. Fertil Steril. 2008;89(5 Suppl):1364-70.

[52] Das M, et al. Anti-Mullerian hormone is increased in follicular fluid from unstimulated ovaries in women with polycystic ovary syndrome. Hum Reprod. 2008;23:2122-6.

[53] Catteau-Jonard S, et al. Anti-Mullerian hormone, its receptor, FSH receptor, and androgen receptor genes are overexpressed by granulosa cells from stimulated follicles in women with polycystic ovary syndrome. J Clin Endocrinol Metab. 2008;93:4456-61.

[54] Mumford SL, et al. Baseline AMH level associated with ovulation following ovulation induction in women with polycystic ovary syndrome. J Clin Endocrinol Metab. 2016;101:3288-96.

[55] Moran LJ, et al. Lifestyle changes in women with polycystic ovary syndrome. Cochrane Database Syst Rev.

2011;7:CD007506.

[56] Legro RS, et al. Clomiphene, metformin, or both for infertility in the polycystic ovary syndrome. N Engl J Med. 2007;356:551-66. 10 Aromatase Inhibitors132

[57] Nugent D, et al. Gonadotrophin therapy for ovulation induction in subfertility associated with polycystic ovary syndrome. Cochrane Database Syst Rev. 2000;4:CD000410.

[58] Homburg R, Levy T, Ben-Rafael Z. A comparative prospective study of conventional regimen with chronic low-dose administration of follicle-stimulating hormone for anovulation associated with polycystic ovary syndrome. Fertil Steril. 1995;63:729-33.

[59] Franik S, et al. Aromatase inhibitors for subfertile women with polycystic ovary syndrome. Cochrane Database Syst Rev. 2014:CD010287.

[60] Franik S, et al. Aromatase inhibitors for subfertile women with polycystic ovary syndrome: summary of a Cochrane review. Fertil Steril. 2015;103:353-5.

[61] Palomba S, Falbo A, Zullo F. Management strategies for ovulation induction in women with polycystic ovary syndrome and known clomifene citrate resistance. Curr Opin Obstet Gynecol. 2009;21:465-73.

[62] Parsanezhad ME, et al. Use of dexamethasone and clomiphene citrate in the treatment of clomiphene citrate-resistant patients with polycystic ovary syndrome and normal dehydroepiandrosterone sulfate levels: a prospective, double-blind, placebo-controlled trial. Fertil Steril. 2002;78:1001-4.

[63] Kamath MS, et al. Aromatase inhibitors in women with clomiphene citrate resistance: a randomized, double-blind, placebo-controlled trial. Fertil Steril. 2010;94:2857-9.

[64] El-Gharib MN, Mahfouz AE, Farahat MA. Comparison of letrozole versus tamoxifen effects in clomiphen citrate resistant women with polycystic ovarian syndrome. J Reprod Infertil. 2015;16:30-5.

[65] Abu Hashim H, Shokeir T, Badawy A. Letrozole versus combined metformin and clomiphene citrate for ovulation induction in clomiphene-resistant women with polycystic ovary syndrome: a randomized controlled trial. Fertil Steril. 2010;94:1405-9.

[66] Greenblatt EM, Casper RF. Adhesion formation after laparoscopic ovarian cautery for polycystic ovarian syndrome: lack of correlation with pregnancy rate. Fertil Steril. 1993;60:766-70.

[67] Abdellah MS. Reproductive outcome after letrozole versus laparoscopic ovarian drilling for clomiphene-resistant polycystic ovary syndrome. Int J Gynaecol Obstet. 2011;113: 218-21.

[68] Liu W, et al. Randomized controlled trial comparing letrozole with laparoscopic ovarian drilling in women with clomiphene citrate-resistant polycystic ovary syndrome. Exp Ther Med. 2015;10:1297-302.

[69] Al-Fadhli R, et al. A randomized trial of superovulation with two different doses of letrozole. Fertil Steril. 2006;85:161-4.

[70] Badawy A, Metwally M, Fawzy M. Randomized controlled trial of three doses of letrozole for ovulation induction in patients with unexplained infertility. Reprod Biomed Online. 2007;14:559-62.

[71] Noriega-Portella L, et al. Effect of letrozole at 2.5 mg or 5.0 mg/day on ovarian stimulation with gonadotropins in women undergoing intrauterine insemination. Fertil Steril. 2008;90:1818-25.

[72] Mitwally MF, Casper RF. Single-dose administration of an aromatase inhibitor for ovarian stimulation. Fertil Steril. 2005;83:229-31.

[73] Mitwally MF, et al. Letrozole step-up protocol: a successful superovulation protocol. Fertil Steril. 2008;89:S23-4.

[74] Badawy A, et al. Extended letrozole therapy for ovulation induction in clomiphene-resistant women with polycystic ovary syndrome: a novel protocol. Fertil Steril. 2009;92:236-9.

[75] Warraich G, Vause TD. First reported case of sextuplets conceived via letrozole for ovulation induction. Fertil Steril. 2015;103:535-6.

[76] Arul Vijaya Vani S, et al. Effects of vitamin D and calcium supplementation on side effects profile in patients of breast cancer treated with letrozole. Clin Chim Acta. 2016;459:53-6.

[77] Tiboni GM, et al. Effects of the aromatase inhibitor letrozole on in utero development in rats. Hum Reprod. 2008;23:1719-23.

[78] Tiboni GM, et al. Impact of estrogen replacement on letrozole-induced embryopathic effects. Hum Reprod. 2009;24:2688-92.

[79] Luthra R, et al. Use of letrozole as a chemopreventive agent in aromatase overexpressing transgenic mice. J Steroid Biochem Mol Biol. 2003;86:461-7.

[80] Biljan MM, Hemmings R, Brassard N. The outcome of 150 babies following the treatment with letrozole or letrozole and gonadotropins. Fertil Steril. 2005;84:S95.

[81] Tulandi T, et al. Congenital malformations among 911 newborns conceived after infertility treatment with

letrozole or clomiphene citrate. Fertil Steril. 2006;85:1761-5.

[82] Young SL, Opsahl MS, Fritz MA. Serum concentrations of enclomiphene and zuclomiphene across consecutive cycles of clomiphene citrate therapy in anovulatory infertile women. Fertil Steril. 1999;71:639-44.

[83] Reefhuis J, et al. Use of clomiphene citrate and birth defects, National Birth Defects Prevention Study, 1997-2005. Hum Reprod. 2011;26:451-7.

[84] Benedum CM, et al. Association of Clomiphene and Assisted Reproductive Technologies with the risk of neural tube defects. Am J Epidemiol. 2016;183:977-87.

[85] Polyzos NP, et al. Aromatase inhibitors for female infertility: a systematic review of the literature. Reprod Biomed Online. 2009;19:456-71.

[86] Diamond MP, et al. Letrozole, gonadotropin, or clomiphene for unexplained infertility. N Engl J Med. 2015;373:1230-40.

[87] Oktay K, et al. Fertility preservation success subsequent to concurrent aromatase inhibitor treatment and ovarian stimulation in women with breast cancer. J Clin Oncol. 2015;33:2424-9.

[88] Loren AW, et al. Fertility preservation for patients with cancer: American Society of Clinical Oncology clinical practice guideline update. J Clin Oncol. 2013;31:2500-10.

[89] Siegel R, et al. Cancer statistics, 2014. CA Cancer J Clin. 2014;64:9-29.

[90] Anders CK, et al. Breast cancer before age 40 years. Semin Oncol. 2009;36:237-49.

[91] Oktay K, et al. Letrozole reduces estrogen and gonadotropin exposure in women with breast cancer undergoing ovarian stimulation before chemotherapy. J Clin Endocrinol Metab. 2006;91:3885-90.

[92] Pereira N, et al. Comparison of ovarian stimulation response in patients with breast cancer undergoing ovarian stimulation with letrozole and gonadotropins to patients undergoing ovarian stimulation with gonadotropins alone for elective cryopreservation of oocytesdagger. Gynecol Endocrinol. 2016;32:823-6.

[93] Oktay K, et al. Fertility preservation in breast cancer patients: a prospective controlled comparison of ovarian stimulation with tamoxifen and letrozole for embryo cryopreservation. J Clin Oncol. 2005;23:4347-53.

[94] Checa Vizcaino MA, et al. The effects of letrozole on ovarian stimulation for fertility preservation in cancer-affected women. Reprod Biomed Online. 2012;24:606-10.

[95] Azim AA, Costantini-Ferrando M, Oktay K. Safety of fertility preservation by ovarian stimulation with letrozole and gonadotropins in patients with breast cancer: a prospective controlled study. J Clin Oncol. 2008;26:2630-5.

[96] Baerwald AR, Pierson RA. Endometrial development in association with ovarian follicular waves during the menstrual cycle. Ultrasound Obstet Gynecol. 2004;24:453-60.

[97] Sahin N, et al. Comparison of the effects of letrozole and cabergoline on vascular permeability, ovarian diameter, ovarian tissue VEGF levels, and blood PEDF levels, in a rat model of ovarian hyperstimulation syndrome. Arch Gynecol Obstet. 2016;293:1101-6.

胰岛素增敏剂 11

Stefano Palomba, Angela Falbo,
Giovanni Battista La Sala

11.1 前 言

二甲双胍（1，1-二甲基双胍盐酸盐）是目前美国 FDA 批准的用于治疗 2 型糖尿病（DM）的口服抗高血糖药和治疗 PCOS 患者的胰岛素增敏剂（ISD）。事实上，胰岛素增敏剂用于 PCOS 治疗的相关论文 90% 与二甲双胍有关。鉴于其他各类胰岛素增敏剂的风险，没有足够的证据推荐噻唑烷二酮、肌醇类等用于无排卵性 PCOS 的治疗（见第 16 章）。二甲双胍仍然是治疗 PCOS 不孕症的主要 ISD。因此，我们将重点关注二甲双胍对 PCOS 相关不孕症的治疗。

1994 年，Velasquez 等[1] 首次评价了二甲双胍对 26 例肥胖型无排卵性 PCOS 患者的给药效果，该类患者均有胰岛素抵抗。经过口服 6 个月 1500mg/d 的二甲双胍治疗后，这些患者雄激素水平降低、体重下降，并恢复规律排卵[1]。多年来，该药物已被广泛研究。迄今为止，它已被妇科医生和内分泌学专家广泛用于治疗有排卵障碍的 PCOS 患者[2]，但这仍然是超说明书使用，因为无论是在欧洲还是美国，二甲双胍都没有被批准用于治疗 PCOS 患者。

本章将介绍二甲双胍的一般药理学、给药机制和副作用，以及它在治疗 PCOS 不孕患者中的具体用途。

11.2 药理学

11.2.1 药代动力学

二甲双胍的药代动力学途径为一级吸收的双室开放模型[3, 4]。具体来说，二甲双胍经过胃肠道吸收不完全，吸收率为 20% 到 30% 不等[3, 4]。二甲双胍的吸收呈剂量依赖性，给药后 6 小时内完全吸收，药物代谢清除慢，这决定了药物的作用率 [3, 4]。二甲双胍的生物利用度被限制在 50%~60%，因为二甲双胍的生物利用度可能是首过效应或与胃肠道吸收的综合结果 [3, 4]。二甲双胍的线性药代动力学在糖尿病和非糖尿病受试者中均有报道，吸收剂量为 1.5g [3, 4]。一旦被吸收，它会迅速积聚在食管、胃、十二指肠、唾液腺和肾脏。它由至少两种有机阳离子转运体（OCT）转运，OCT1 和 OCT2 是可饱和性的，在遗传上受基因多态性影响 [3, 4]。它不被代谢，而由肾脏直接排泄，健康志愿者的半衰期平均为 4~8 小时。据报道，肾脏的清除范围和总清除率分别为 20.1~36.9L/h 和 26.5~42.4L/h [3, 4]。

二甲双胍可经 OCT 双向通道自由通过胎盘，从胎儿向母体的转移率较高 [3, 4]，导致胎儿暴露在高于二甲双胍治疗浓度中 [3, 4]。此外，还未发现二甲双胍对人胎盘葡萄糖摄取或转运有产生影响 [5]。母乳中二甲双胍的浓度通常较低。

对于 2 型糖尿病，不同口服制剂二甲双胍的代谢效率没有差别 [3, 4]。相反，食物和几种化合物，如瓜尔豆胶，葡萄糖苷酶抑制剂阿卡波糖和组胺 H2 受体拮抗剂西咪替丁，显著影响二甲双胍的药代动力学。肾功能不全患者排泄时间延长，这与肌酐清除率相关 [3, 4]。

11.2.2 药效学

在 2 型糖尿病患者中获得的关于二甲双胍的药效学数据同样适用于 PCOS 患者。二甲双胍是一种降糖药，可改善 2 型糖尿病患者的糖耐量，降低基础血糖和餐后血糖。其药理作用机制不同于其他类型的口服降糖药。

二甲双胍可使 2 型糖尿病患者的肝脏葡萄糖产量降低 9%~30% [4, 6]。实验研究 [7] 评估饥饿大鼠胶原酶分离肝细胞葡萄糖产量，结果表明二甲双胍通过调节胰岛素的抗葡萄糖生成作用和减少胰高血糖素的糖异生作用来增强对葡萄糖的抑制。然而，二甲双胍对肝脏葡萄糖生成的作用机制仍不清楚。体外研究数据表明二甲双胍通过短期（代谢）和长期（基因表达）作用 [4] 来降低肝糖原异生。此外，二甲双胍降低肠道对葡萄糖的吸收，降低游离脂肪酸（FFA）氧化，有助于降低糖异生 [4, 8]。加速 FFA 氧化会通过提供乙酰辅酶 A、腺苷 –5– 三磷酸腺苷（ATP）和减少等效物 [4, 8] 来促进肝脏糖异生，并通过抑制丙酮酸脱氢酶活性降低外周组织的葡萄糖利用率 [4, 8]。另一方面，二甲双胍治疗引起的 FFA 氧化降低 [4, 8]，可降低肝糖原异生，增加骨骼肌葡萄糖摄取和氧化 [4, 8]，改善胰岛素敏感性。

二甲双胍通过增加外周葡萄糖的吸收和利用来改善胰岛素敏感性。对人肌肉细胞 [9] 和大鼠脂肪细胞 [10] 的研究表明，二甲双胍通过葡萄糖转运系统增加葡萄糖摄取。事实上，它促进葡萄糖转运蛋白（GLUTs）从细胞内转移到质膜。这一机制也在 PCOS 患者中得到了证实[4, 9]。实验数据也表明二甲双胍可激活 5-AMP 活化蛋白激酶（AMPK）通路[11-13]。AMPK 是一种多效的丝氨酸/苏氨酸激酶，在维持细胞能量代谢平衡中发挥重要作用，尤其是在应激条件下，下游 AMPK 底物磷酸化阻断了生物合成途径。特别是，AMPK 活化通过开启和关闭分解代谢通路来恢复细胞腺苷 -5- 三磷酸腺苷（ATP）水平[11-13]。最后，为了支持二甲双胍长期临床疗效的假设，体外培养饥饿大鼠肝细胞实验表明二甲双胍能够以非胰岛素依赖性方式调控磷酸化烯醇丙酮酸/丙酮酸循环调控蛋白的特异性基因表达[4]。

在肥胖型 PCOS 患者中，二甲双胍可减少空腹和葡萄糖刺激后的胰岛素水平，降低卵巢细胞色素 P450c17 活性，减少血清中游离睾酮浓度[14]。这些结果在瘦型 PCOS 患者中也得到证实[15]。PCOS 患者经过二甲双胍治疗后胰岛素水平降低，这与胰岛素生长因子结合蛋白 -1（IGF-BP-1）增加和 IGF-I/IGFBP-1 比率降低有关。IGF-I 刺激颗粒细胞产生雌激素[16]并与卵泡刺激素（FSH）和促黄体激素（LH）协同控制颗粒细胞芳香化酶。因此，通过降低血清胰岛素水平和 IGF-I 对卵巢的作用，二甲双胍可降低 PCOS 患者卵泡内高雄激素水平。

此外，二甲双胍可直接通过抑制卵巢糖异生，从而减少卵巢类固醇生成，特别是雄激素生成[14]。同样，二甲双胍也可能抑制肾上腺雄激素的产生。另一方面，二甲双胍通过影响 LH 的分泌进一步调节血中雄激素的水平。特别是二甲双胍可促进 LH 分泌，降低 LH 脉冲振幅，但不降低脉冲频率[4]。这个效应似乎是由下丘脑水平的 AMPK 通路介导的。事实上，在大鼠模型中，二甲双胍通过 GnRH 神经元 Thr172 位点的磷酸化增加 AMPK 的活化，促进促性腺激素释放激素（GnRH）释放[4]。最后，一些代谢激素，如脂肪因子（瘦素、抵抗素、脂联素）和胃饥饿素，可能通过 AMPK 信号发挥作用参与控制下丘脑 - 垂体 - 性腺轴水平的生殖功能和肿瘤发生的过程。

11.3 给药方案

在临床中二甲双胍没有标准化的治疗方案，文献中各种研究采用的给药方案均不同。

二甲双胍常用剂型为口服胶囊，有即时释放和缓释两种片剂。即时释放片剂有 500mg、850mg 和 1000mg，而缓释片剂有 1000mg 和 2000mg 两种。

在临床实践中二甲双胍使用剂量为 1500~2550mg/d。研究[17]显示 2000mg/d 的二甲双胍在降低糖尿病患者的血糖和糖化血红蛋白上获益最大，由于临床治疗的复杂性，目前仍没有关于 PCOS 患者的最佳治疗剂量研究数据用于指导临床。

为了尽量减少患者胃肠道的药物相关不良反应，建议空腹二甲双胍，从小剂量开始，4~6 周内逐渐增加剂量。对于即时释放的二甲双胍，建议一开始以低剂量服用，每晚服用 500mg，持续 3~4 天，然后每 3~4 天增加 500mg 至最大剂量为每次 1000mg，每日两次[18, 19]。缓释二甲双胍通常与晚餐一起服用，减轻副作用的唯一方法是将片剂分成两次给药。

几乎所有已发表的关于二甲双胍的研究都使用的是即时释放剂型。然而，关于二甲双胍在不孕症 PCOS 患者中的正确用药方案，目前尚无明确的研究数据来指导。此外，有几项关于二甲双胍诱导 PCOS 不孕患者排卵的研究使用了 1500~1700mg/d 剂量，这可能是二甲双胍的一个推荐使用剂量。此外，为确定二甲双胍的最佳剂量，还需考虑几个相应的变量。例如，最新数据表明二甲双胍对体重指数（BMI）低、胰岛素抵抗的 PCOS 患者更有效。因此应根据患者的 BMI 和胰岛素抵抗[20]来调整二甲双胍的剂量。但目前没有合适的公式来根据这些特征计算出二甲双胍的有效使用剂量。

最后，PCOS 患者二甲双胍治疗时长也没有标准化方案。事实上，目前尚不明确二甲双胍的属于症状疗法还是疗效疗法、应该连续用药多长时间、多长时间起效、何时停药。一项研究代谢水平的数据[21]显示，非胰岛素抵抗的 PCOS 人群，暂停治疗与其对外周胰岛素敏感性的有益作用快速逆转有关。并且，患者停用二甲双胍后胰岛素抵抗和高雄激素血症程度以及月经周期紊乱症状均会加重。

从临床角度出发，根据临床经验，我们建议以缓慢、递增的方式给药二甲双胍，直至最大耐受剂量[20]。

11.4 药物安全

口服二甲双胍的安全性众所周知。事实上，二甲双胍在全世界广泛用于治疗 2 型糖尿病患者。在过去几年中已用于治疗 PCOS 患者。

二甲双胍具有很好的药物耐受性。比较二甲双胍、枸橼酸氯米芬和两者联合治疗无排卵性 PCOS 不孕症患者的一项荟萃分析[22]表明，三者因不良反应而停药的比例相似（OR 0.71，95% CI 0.22~2.25）[22]。另一研究表明，二甲双胍联合 CC 与单独应用 CC 治疗无排卵性 PCOS 不孕女性，两者在停药率上无显著差异（OR 0.23，95% CI 0.04~1.24）[22]。

二甲双胍最常见的药物副作用是胃肠道反应，发生率达 30%，这限制了药物治疗的依从性。据报道，当二甲双胍用于治疗 PCOS 患者时，恶心、呕吐和胃肠等不适症状显著增加。

关于二甲双胍副作用的荟萃分析数据[22]显示，当即时释放型二甲双胍治疗时间[23]为 6~12 周或更长时间时[24-26]，恶心、呕吐（OR 3.84，95% CI 1.07~13.81）和其他胃肠道紊乱的发生率（OR4.40，95% CI 1.82~10.66）显著增高。进一步的随机对照研究表明即时释放型二甲双胍的不良事件发生率为 7.9%[27]~22.2%[28]。

随着缓释制剂二甲双胍[29]的使用，胃肠道副作用的发生率似乎降低了，但由于使用缓释制剂的研究很少，所以目前的数据还不够明确。

二甲双胍治疗的严重副作用很少见。二甲双胍中毒浓度为 100μg/mL 或更高，但有数据表明，当体内血浆二甲双胍的浓度低于 5g/mL 时，即使口服最大剂量也很少发生严重副作用。乳酸性酸中毒是一种罕见而严重的并发症。据报道，乳酸酸中毒发病率为 5.1/10 万人年，死亡率为 50%[30]。在几乎所有的病例中，乳酸性酸中毒都发生在接受二甲双胍治疗的 2 型糖尿病患者中，目前还未发现接受二甲双胍治疗的 PCOS 患者发生乳酸性酸中毒。当存在肝肾功能受损、心脏或呼吸功能不全、严重感染或酒精中毒等本身与缺氧和乳酸性酸中毒有关的疾病时，乳酸性酸中毒的发生率会增加[31, 32]。除此之外，PCOS 患者口服二甲双胍治疗，未发现更加罕见的副作用。

关于 PCOS 患者妊娠期间接受二甲双胍治疗妊娠结局的研究[33, 34]。迄今为止，美国食品药品监督管理局仍将二甲双胍定为 B 类药，即在动物模型中未发现致畸作用，但人类安全性研究尚不充分。然而，一项广泛的临床试验证实，在妊娠期糖尿病[35]患者中，单独使用二甲双胍或二甲双胍联合胰岛素与单独使用胰岛素一样安全。事实上，即使是在妊娠后开始治疗，二甲双胍对 2 型糖尿病或妊娠期糖尿病[36]的孕妇的治疗都没有出现致畸作用或胎儿结局不良的报道。关于二甲双胍安全性的两项荟萃分析：没有任何证据表明接受二甲双胍治疗的患者有出现不良妊娠结局[37, 38]。

关于 PCOS 患者妊娠期间使用二甲双胍的初步研究数据证实了二甲双胍[39]的安全性。尽管有这些数据证实使用二甲双胍的安全性，但在临床实践中，PCOS 患者若服用二甲双胍，通常在妊娠期间停用。

11.5　患者选择

几项研究[4]表明，二甲双胍的疗效因患者的临床特点而异。因此，选择合适的患者进行个体化治疗可能是优化二甲双胍治疗、提高其疗效和确保安全性的关键。然而，由于 PCOS 临床表现的异质性，这一原则应用于 PCOS 患者时变得更为复杂。

目前二甲双胍用于治疗 PCOS 患者排卵障碍的现象很普遍，但很少有相关的指南。高雄激素血症和 PCOS 协会（AEPS）[41]建议，二甲双胍可以用来治疗和防止 PCOS 患者发展为糖耐量受损（impaired glucose tolerance，IGT）。美国临床内分泌学家协会[42]推荐将二甲双胍作为超重和肥胖 PCOS 患者的初始干预药物。

目前，欧洲人类生殖与胚胎学会（ESHRE）或美国生殖医学学会（ASRM）主办的 PCOS 共识工作小组[43]得出结论，ISDs 不应作为 PCOS 患者诱发排卵的一线药物，而应仅限用于 IGT 的 PCOS 患者。

11.6　疗　效

11.6.1　应用二甲双胍预防不孕症

20 世纪 90 年代至今，已经发表了几项关于评估二甲双胍对伴有月经紊乱或排卵障碍的 PCOS 患者在明确诊断为不孕症之前疗效的研究。

关于这一问题，已有多篇系统的回顾性荟萃分析[44-49]发表，并得出了一致的结论。二甲双胍单药治疗是 PCOS 患者改善排卵的一种安全有效的治疗选择[44-49]。二甲双胍治疗 PCOS 患者在恢复正常月经周期和诱导排卵方面比安慰剂或无治疗更有效（OR 3.88，95%CI 2.25~6.69）[45]，（OR 1.50，95%CI 1.13~1.99）[45]。然而，二甲双胍对妊娠（OR 2.76，95%CI 0.85~8.98）[44]，（OR 1.07，95%CI 0.20~5.74）[45]、临床妊娠（OR 3.3，95%CI 0.92~11）、活产（OR 1.00，95%CI 0.13~7.79）[45]无明显益处。最近的 RCT[49]荟萃分析证实，二甲双胍对排卵率（OR 2.94，95%CI 1.43~6.02）的有益作用超过安慰剂，而在妊娠（OR 1.56，95%CI 0.74~3.33）或活产（OR 0.44，95%CI 0.03~5.88）上没有显著影响。

11.6.2 二甲双胍作为治疗无排卵性不孕症的一线治疗药物

有发表关于将二甲双胍作为无排卵性不孕 PCOS 患者一线药物的研究。他们中的大多数人将二甲双胍或与 CC 联合使用进行比较（见第 9 章）。

关于这个问题的荟萃分析 [22, 48, 50, 52] 显示结论不同，这可能是由于方案及人群的异质性造成的。第一个荟萃分析 [48] 评估二甲双胍、CC 或两种药物联合用于未接受过治疗的 PCOS 患者的疗效。结果显示，二甲双胍代替 CC 作为 PCOS 患者的一线治疗药物，无论是患者的临床妊娠率（OR0.88，95% CI0.19~4.1）或活产率（OR 0.96，95% CI 0.11~8.2），均无显著提高。

此外，这些结果受许多因素的影响，如二甲双胍预处理和使用固定模型分析临床异质性的数据 [53]。随后，发表了一篇使用荟萃分析 [22] 的系统综述，包括四项精心选择的两两比较的随机对照研究（RCT）[27, 28, 54, 55]，阐明单独或联合应用 CC 和二甲双胍作为 PCOS[22] 无排卵性不孕患者一线治疗的有效性。随机模型显示二甲双胍与 CC 在活产率（OR 1.17，95%CI 0.16~8.61）、妊娠率（OR 1.22，95%CI 0.23~6.55）、排卵率（OR 1.55，95%CI 0.77~5.99）方面无显著差异 [22]。还有报道二甲双胍与 CC 在治疗 PCOS 患者上的活产率（OR 0.83，95%CI 0.22~3.24）和妊娠率（OR 0.91，95%CI 0.35~2.35）无差异 [50]。在分析中，考虑到新西兰和其他州的肥胖患者未进行辅助助孕，故只纳入了非肥胖型 PCOS 患者的数据。

为了避免结果的偏倚，Tang 等 [50] 通过荟萃分析按肥胖 / 非肥胖组的研究，评估了二甲双胍在治疗原发性 PCOS 不孕患者中的作用。该研究分析了来自 2 个、5 个和 4 个 RCT 数据，分别评估合并的活产率、妊娠率和排卵率。在非肥胖型患者中，检测到二甲双胍（与 CC 相比）对活产的影响仍然存在显著差异，两个 RCT 之间的 OR 值从 4.94（95%CI 1.99~12.26）到 0.34（95%CI 0.13~0.91）[56] 不等。在肥胖患者中，CC 比二甲双胍在改善活产率方面有显著优势（OR 0.30，95%CI 0.17~0.52）。在非肥胖和肥胖患者中，二甲双胍组的临床妊娠率分别高于 CC 组（OR 1.94，95%CI 1.19~3.16）和低于 CC 组（OR 0.34，95%CI 0.21~0.55）。非肥胖组二甲双胍与 CC 相比排卵率无差异（OR 0.87，95%CI 0.60~1.26），而肥胖组使用 CC 排卵率较高（OR 0.43，95%CI 0.36~0.51）[56]。

Siebert 等 [56] 对 14 项前瞻性研究的综合数据及进一步的系统评价和 Meta 分析 [52] 证明二甲双胍与 CC 相比，活产率明显降低（OR 0.48，95% CI 0.31~0.73），但二甲双胍和 CC 在排卵、妊娠、活产、流产和多胎妊娠率上没有区别。但此分析仅限于 PCOS 患者和 BMI 低于 32kg/m² 的患者 [52]。此外，作者的结论是，一种治疗方法缺乏优势并不代表两者等效，因此，将二甲双胍作为非肥胖 PCOS 患者的一线药物治疗时应慎重。

综上所述，由于缺乏证据，二甲双胍不应作为治疗 PCOS 不孕症的主要方法。还需要进行严格的方法学检验，以确定二甲双胍与安慰剂（或不治疗）或二甲双胍与 CC 联合治疗的疗效是否存在差异[57]。

考虑到二甲双胍的胰岛素增敏作用，一些作者提出假设，在 CC 中添加二甲双胍可提高 CC 治疗原发性不孕症 PCOS 患者的疗效。Moll 等的 Meta 分析[47]包含了 7 项 RCT，比较 CC 联合二甲双胍治疗与 CC 单药治疗的疗效，显示 CC 联合二甲双胍比 CC 单药显著提高临床妊娠率（OR 1.9，95%CI 1.2~3.3），结果有显著性差异。此外，联合治疗对活产率无显著影响（OR 1.0，95%CI 0.82~1.3），结果无显著差异[48]。

通过使用更严格的标准和更新后的文献数据，3 项配对 RCT[28, 54, 55]比较了二甲双胍和 CC 在治疗原发性 PCOS 患者中采用联合治疗或 CC 单药治疗的疗效。通过这三项 RCT 的荟萃分析[22]显示，二甲双胍联合 CC 治疗的排卵率（OR 0.84，95%CI 0.60~1.18）、妊娠率（OR 0.85，95%CI 0.62~1.15）、活产率（OR 0.99，95%CI 0.70~1.40）均未高于 CC 单药治疗。值得注意的是，这 3 个参数均未发现明显的差异。然而，进一步的荟萃分析显示，在 CC 治疗原发 PCOS 患者中，添加二甲双胍能显著提高临床妊娠率（RR 1.70，95%CI 0.99~2.94）和排卵率（RR 3.84，95%CI 1.38~10.68），但研究中未提供活产率的数据。最近，Siebert 等[46]发表了一项包括 14 项前瞻性临床试验的荟萃分析，旨在评估二甲双胍联合 CC 治疗原发 PCOS 患者的疗效，分析显示二甲双胍联合 CC 提高排卵率（OR 1.6，95%CI 1.2~2.1）和妊娠率（OR 1.3，95%CI 1.0~1.6），但对活产率（OR 1.1，95%CI 0.8~1.5）无影响[51]。

最近发表了的一个多中心双盲安慰剂对照 RCT 研究[58]，目的是评估几种治疗方案对 PCOS 相关的无排卵性不孕[58]患者的疗效。320 名 PCOS 患者和非排卵性不孕患者被随机分为二甲双胍组和安慰剂组；治疗 3 个月后，如有必要，可添加适当的助孕药物。研究表明二甲双胍可改善妊娠率（53.6% vs. 40.4%）和活产率（41.9% vs. 28.8%）。COX 回归分析显示，二甲双胍联合标准助孕治疗使妊娠率提高 1.6 倍（危险率为 1.6，95%CI 1.13~2.27）[58]。

总之，根据文献中的实际证据，对无排卵不孕的 PCOS 患者，二甲双胍联合 CC 并不比 CC 单药治疗效果好。应用二甲双胍或 CC 联合二甲双胍治疗的 PCOS 患者的生活质量甚至明显低于应用 CC 联合安慰剂组[59]。而且，没有足够的数据来支持和确定 PCOS 不孕患者开始诱导排卵前使用二甲双胍预处理的最佳时长[60]。另一方面，因为缺乏明确的证据，在选择 CC 和二甲双胍作为一线治疗应慎重考虑。

11.6.3 二甲双胍作为二线治疗和 / 或用于 CC 耐药患者

有几项研究评估了二甲双胍作为二线治疗 PCOS 患者无排卵性不孕的疗效。特别是二甲双胍作为单药（治疗）、联合药（联合治疗）和 / 或在其他治疗前使用（预处理）。

11.6.3.1 二甲双胍治疗

很少有研究[24, 61, 62]探讨二甲双胍作为单一药物应用于 CC 耐药患者的潜在作用[24]。对 20 例 CC 耐药不孕症患者进行的第一项研究显示，二甲双胍在排卵率、妊娠率和活产率并没有优于 CC 单药治疗或联合使用安慰剂。

一项连续的 RCT[61] 比较了 120 例 CC 耐药 PCOS 患者使用二甲双胍单药治疗与腹腔镜卵巢打孔术（laparoscopic ovarian diathermy，LOD）的疗效。二甲双胍和 LOD 在排卵率上无差异（分别为 54.8% *vs.* 53.2%），而在妊娠率和活产率方面，二甲双胍比 LOD 更有效（分别为 21.8% *vs.* 13.4%，86.0% *vs.* 64.5%）。而且二甲双胍比 LOD 便宜 20 倍[61]。后续的荟萃分析[48]证实了二甲双胍在活产率上优于 LOD（OR 1.6，95%CI 1.1~2.5），而临床妊娠率（OR 1.3，95%CI 0.96~1.7）无明显差异。

11.6.3.2 二甲双胍的协同作用

在接受 CC、芳香化酶抑制剂和手术促排卵等其他治疗的 PCOS 患者（或 CC 耐药患者）中评估二甲双胍作为二线治疗药物的潜在疗效。有关详情，请参阅第 9 章、第 10 章和第 15 章。

关于二甲双胍联合 CC 治疗，两项荟萃分析[45, 46]一致认为，与单独使用 CC 相比，联合使用二甲双胍具有显著的优势，即研究之间存在显著差异。特别是在 CC 耐药 PCOS 患者中，二甲双胍联合 CC 治疗在排卵率（OR 4.41，95%CI 2.37~8.22）[44]，（OR 3.04，95%CI 1.77~5.24）[45] 和妊娠率（OR 4.40，95%CI 1.96~9.85）[44]，（OR 3.65，95%CI 1.11~11.99）[45] 方面优于 CC 单药治疗。

一项连续的荟萃分析[47]，旨在评估二甲双胍联合用药作为 CC 耐药 PCOS 患者的二线治疗方法，结论是联合二甲双胍给药比单独给药更有效（OR 6.82，95%CI 3.59~12.96）。但是该研究没有提供妊娠率和活产率的数据。Moll 等人[47]先后在荟萃分析中提供了关于二甲双胍联合 CC 给药效果的数据，数据显示联合治疗在临床妊娠率（OR 5.6，95%CI 2.3~13）和活产率（OR 6.4，95%CI 1.2~34）方面优于 CC 单药治疗（P=0.03）。各组间治疗结局无异质性。

最近，一项对选择性安慰剂对照 RCT 进行荟萃分析[49]显示，即使数据有异质性，CC 组有更高的排卵率（OR 4.39，95% CI 1.94~9.96）和妊娠率（OR 2.67，95% CI 1.45~4.94）。相反，二甲双胍对活产率没有任何影响（OR 1.74，95% CI 0.79~3.86），RCT 间无明显差异。

而且，对 CC 耐药、肥胖、给药时长的数据分析显示，二甲双胍短期治疗无 CC 耐药的 PCOS 患者比安慰剂更有效，而在 CC 耐药和肥胖 PCOS 患者中，二甲双胍 –CC 联合治疗的疗效显著高于 CC 联合安慰剂[49]。

最后，新数据[63, 64]证实，在对 CC 耐药的患者中，无论是肥胖还是非肥胖患者，在 CC 中添加二甲双胍均可提高临床妊娠率（OR 1.59，95% CI 1.25~2.02），但没有提高活产率（OR 1.21，95% CI 0.91~1.61）。

在有关二甲双胍联合 CC 治疗的数据中，需要考虑的关键是二甲双胍的给药时长。事实上，从生理学的角度来看，二甲双胍达到最佳疗效的给药时长应该至少 3 个月，而开始 CC 前进行短疗程二甲双胍预处理可能是次优选择[65]。遗憾的是，到目前为止，尚无足够的数据来证实在 CC 治疗无排卵性不孕症前长疗程使用二甲双胍预处理比短疗程更为有效[66]。

二甲双胍 –CC 联合治疗对 CC 耐药 PCOS 无排卵性不孕患者比 LOD 手术诱导排卵更有效[67]。特别是二甲双胍 –CC 联合给药的排卵率高于 LOD，即使两种方法在妊娠率、活产率和流产率方面无差异[67]。在一项试验中[62]，42 例 CC 耐药 PCOS 患者随机分为单纯 LOD 组、二甲双胍预处理后行 LOD 组。添加二甲双胍的 LOD 组的排卵率（86.1% vs. 44.6%）和妊娠率（47.6% vs. 19.1%）都更高。此外，一项连续的荟萃分析显示，在 LOD 后应用二甲双胍对临床妊娠率（OR 2.3%，95%CI 0.82~6.2）或活产率（OR 1.3%，95%CI 0.39~4.0）无明显益处。

来曲唑是目前研究最多的用于诱导 PCOS 患者排卵的芳香化酶抑制剂。有项 RCT 评估了二甲双胍联合来曲唑和二甲双胍联合 CC 在治疗 CC 耐药 PCOS 患者中的疗效[68]。二甲双胍联合 CC 治疗的患者血清 E2 水平和每个成熟卵泡 E2 水平均显著升高，而成熟卵泡率、排卵率和妊娠率无差异[68]。然而，二甲双胍联合来曲唑治疗的患者子宫内膜厚度和足月妊娠率明显较高[68]。

11.6.3.3　二甲双胍预处理

几项 RCT[69-74]评估了 CC 耐药 PCOS 患者在 CC 使用前进行二甲双胍预处理的疗效。研究多样化，并且均为小样本，所得数据有差异。然而，其中大多数研究[69, 71, 72]表明二甲双胍预处理提高了 CC 治疗 CC 耐药 PCOS 患者的疗效。这些发现可以解释为，对 CC 耐药的 PCOS 患者，在使用 CC 前使用二甲双胍预处理，可以通过胰岛素增敏作用来促进排卵[75]。

11.6.3.4　二甲双胍在促性腺激素治疗中的应用

对于在 IVF 周期接受促性腺激素（Gn）治疗的 PCOS 患者，二甲双胍也被提出用于诱导其单卵泡或多卵泡发育（见第 12 章和第 19 章）。虽然二甲双胍在 Gn 刺激过程中发挥有益作用的确切机制尚不清楚，但可以假设二甲双胍通过改善胰岛素抵抗进而调节卵巢对外源性促性腺激素的反应性。事实上，在二甲双胍治疗后，卵泡液中的血清睾酮和胰岛素水平下降[76]。因此，改善卵巢微环境中的高胰岛素血症和高雄激素血症可能对卵泡正常发育、卵泡均匀发育和维持正常反应性以及小卵泡闭锁至关重要。

二甲双胍在接受促性腺激素促排的单卵泡排卵周期患者中的应用

Costello 等人于 2006 年发表了第一个关于二甲双胍对接受 Gn 控制卵巢刺激（COS）的患者效果的荟萃分析[76]，二甲双胍不能有效改善临床妊娠结局。特别是二甲双胍没有改善促排周期的排卵率（90% *vs.* 73.3%，OR 3.27，95%CI 0.31~34.72）和妊娠率（28 *vs.* 10%，OR 3.46，95%CI 0.98~12.2），而 RCT 报告未研究活产率。另一方面，通过对次要指标的荟萃分析，二甲双胍似乎可以提高卵巢对 Gn 的反应性[77]。事实上，即使混合研究之间存在异质性，使用二甲双胍可显著缩短卵巢刺激时间 [加权平均持续时间（WMD）为 4.14 d，95%CI –6.36~1.93）和 Gn 的总剂量（WMD –425.05IU，95%CI –507.08~343.03）。最后，没有 RCT 报告将 OHSS 作为研究结果[77]。

随后，有两篇关于评价二甲双胍是否改变卵巢 COS 周期反应性的 RCT 先后发表[78, 79]。第一项 RCT[78]对 70 例非肥胖胰岛素抵抗性 PCOS 患者进行研究，这些患者接受低剂量的 Gn 刺激方案，随后进行定时性交或宫腔内人工授精，结果显示二甲双胍显著增加了单卵泡发育的概率，并显著降低了周期取消率。此外，在排卵率、周期取消率、妊娠率、流产率、活产率、多胎率或 OHSS 发生率方面，二甲双胍预处理和联合用药均无明显效果。第二项研究[79]表明，二甲双胍改善胰岛素抵抗型 PCOS 患者的内分泌状况，并证实二甲双胍促进 PCOS 促排周期的单卵泡发育。

最后，最近一项关于 4 个 RCT 的荟萃分析显示，在使用 Gn 促排时添加二甲双胍，临床妊娠率显著高于单独使用 Gn（OR 1.7%，95%CI 1.1~2.8），但活产率没有显著差异（OR 1.6%，95%CI 1.0~2.9）。在所有试验中，无论是妊娠率还是活产率，治疗效果均无异质性。此外，二甲双胍可有效降低多胎妊娠率（OR 0.26，

95%CI 0.07~0.96），但 OHSS 率（OR 0.59，95%CI 0.17~2.1）没有改善。二甲双胍对 OHSS 率无影响，可能是因为低剂量 Gn 促排方案刺激卵巢时 OHSS 发生率较低[80]。

总之，在接受 Gn 治疗的无排卵患者中，二甲双胍可缩短 Gn 的使用时间，降低所需的 Gn 剂量，增加单次排卵率，降低周期取消率。

二甲双胍在接受超促排卵的体外受精患者中的应用

利用网络进行回顾性评估调查，结果[81]显示，在临床实践中，全球均使用二甲双胍作为体外受精助孕的常规辅助用药。然而二甲双胍的使用方案有很大差异，并且大多数中心报告缺少支持使用该药的 Meta 证据。另一方面，来自文献的数据似乎仍然没有定论，没有确据证明二甲双胍可提高体外受精周期中使用 Gn 的疗效。特别是对 10 项 RCT 的分析[82]评估了二甲双胍给药对接受 Gn 的 IVF 和 ICSI 周期的 PCOS 不孕患者的效果。二甲双胍对妊娠率（OR 1.20，95%CI 0.90~1.61）和活产率（OR 1.69，95%CI 0.85~3.34）无临床影响。但是，它降低了 OHSS 的风险（OR 0.27，95%CI 0.16~0.46），增加了流产率（OR 0.50，95%CI 0.30~0.83）和植入率（OR 1.42，95%CI 1.24~2.75）[82]。最后，最近的荟萃分析[82]证实二甲双胍对活产率没有影响（OR 1.39，95%CI 0.81~2.40），但显著降低 OHSS 发生率（OR 0.29，95%CI 0.18~0.49）。另一方面，二甲双胍显著提高妊娠率（OR 1.52，95% CI 1.07~2.15）[82]。

综上所述，文献中的证据表明，在接受 Gn 促排 IVF/ICSI 周期治疗的 PCOS 不孕患者中，二甲双胍降低了 OHSS 的风险，而关于活产率和妊娠率的数据仍然没有定论。我们还需要进一步的 RCT 来评估二甲双胍对特定的 PCOS 年轻人群和其他特异人群的治疗效果。

结　论

二甲双胍是治疗 PCOS 不孕症研究最多的 ISD 药物。然而，它的使用是超药品说明书的。目前二甲双胍对 PCOS 患者的疗效及给药方案的认识尚不全面，只能提出较弱的建议。

二甲双胍单药治疗可改善无排卵且无其他不孕因素的 PCOS 年轻患者的排卵率和妊娠率。但二甲双胍对于原发不孕 PCOS 患者的治疗效果低于 CC。二甲双胍联合 CC 治疗可改善无其他不孕因素的 CC 耐药的 PCOS 患者的生育结局。

在接受 Gn 治疗的无排卵患者中，口服二甲双胍缩短了治疗时间和所需 Gn 剂量，并增加了单卵泡发育率，降低了周期取消率。另一方面，PCOS 不孕患者在接受 Gn 促排的 IVF/ICSI 周期治疗时，口服二甲双胍可降低 OHSS 的风险。

参考文献

[1] Velazquez EM, Mendoza S, Hamer T, Sosa F, Glueck CJ. Metformin therapy in polycystic ovary syndrome reduces hyperinsulinemia, insulin resistance, hyperandrogenemia, and systolic blood pressure, while facilitating normal menses and pregnancy. Metabolism. 1994;43:647-54.

[2] Vitek W, Alur S, Hoeger KM. Off-label drug use in the treatment of polycystic ovary syndrome. Fertil Steril. 2015;103:605-11.

[3] Dunn CJ, Peters DH. Metformin: a review of its pharmacological properties and therapeutic use in non-insulin-dependent diabetes mellitus. Drugs. 1995;49:721-49.

[4] Palomba S, Falbo A, Zullo F, Orio Jr F. Evidence-based and potential benefits of metformin in the polycystic ovary syndrome: a comprehensive review. Endocr Rev. 2009;30:1-50.

[5] Elliott BD, Langer O, Schuessling F. Human placental glucose uptake and transport are not altered by the oral antihyperglycemic agent metformin. Am JObstet Gynecol. 1997;176:527-30.

[6] Stumvoll M, Nurjhan N, Perriello G, Dailey G, Gerich JE. Metabolic effects of metformin in non-insulin-dependent diabetes mellitus. N Engl J Med. 1995;333:550-4.

[7] Wollen N, Bailey CJ. Inhibition of hepatic gluconeogenesis by metformin. Synergism with insulin. Biochem Pharmacol. 1988;37:4353-8.

[8] Bailey CJ, Turner RC. Metformin. N Engl J Med. 1996;334:574.

[9] Sarabia V, Lam L, Burdett E. Glucose transport in human skeletal muscle cells in culture. Stimulation by insulin and metformin. J Clin Invest. 1992;90:1386-95.

[10] Matthaei S, Hamann A, Klein HH. Evidence that metformin increases insulin-stimulated glucose transport by potentiating insulin-induced translocation of glucose transporters from an intracellular pool to the cell surface in rat adipocytes. Horm Metab Res. 1992;26:S34-41.

[11] Coyral-Castel S, Tosca L, Ferreira G, Jeanpierre E, Rame C, Lomet D, Caraty A, Monget P, Chabrolle C, Dupont J. The effect of AMP-activated kinase activation on gonadotrophinreleasing hormone secretion in GT1-7cells and its potential role in hypothalamic regulation of the oestrous cyclicity in rats. J Neuroendocrinol. 2008;20:335-46.

[12] Tosca L, Chabrolle C, Uzbekova S, Dupont J. Effects of metformin on bovine granulose cells steroidogenesis: possible involvement of adenosine 5′monophosphate-activated protein kinase (AMPK). Biol Reprod. 2007;76:368-78.

[13] Tosca L, Solnais P, Ferrè P, Foufelle F, Dupont J. Metformin-induced stimulation of adenosine 5′monophosphate-activated protein kinase (PRKA) impairs progesterone secretion in rat granulosa cells. Biol Reprod. 2006;75:342-51.

[14] Nestler JE, Jakubowicz DJ. Decreases in ovarian cytochrome P450c17 activity and serum free testosterone after reduction of insulin secretion in polycystic ovary syndrome. N Engl J Med. 1996;335:617-23.

[15] Nestler JE, Jakubowicz DJ. Lean women with polycystic ovary syndrome respond to insulin reduction with decreases in ovarian P450c17 activity and serum androgens. J Clin Endocrinol Metab. 1997;82:4075-9.

[16] Erickson GF, Magoffin DA, Cragun JR, Chang RJ. The effects of insulin and insulin-like growth factors-I and -II on estradiol production by granulosa cells of polycystic ovaries. J Clin Endocrinol Metab. 1990;70:894-902.

[17] Garber AJ, Duncan TG, Goodman AM, Mills DJ, Rohlf JL. Efficacy of metformin in type II diabetes: results of a double-blind, placebo-controlled, dose-response trial. Am J Med. 1997;103:491-7.

[18] Nestler JE, Stovall D, Akhter N, Iuorno MJ, Jakubowicz DJ. Strategies for the use of insulinsensitizing drugs to treat infertility in women with polycystic ovary syndrome. Fertil Steril. 2002;77:209-15.

[19] Nestler JE. Metformin for the treatment of the polycystic ovary syndrome. N Engl J Med. 2008;358:47-54.

[20] Palomba S, Falbo A, Orio F, Tolino A, Zullo F. Efficacy predictors for metformin and clomiphene citrate treatment in anovulatory infertile patients with polycystic ovary syndrome. Fertil Steril. 2008;91:2557-67. S. Palomba et al.149

[21] Palomba S, Falbo A, Russo T, Manguso F, Tolino A, Zullo F, De Feo P, Orio F. Insulin sensitivity after metformin suspension in normal-weight women with polycystic ovary syndrome. J Clin Endocrinol Metab. 2007;92:3128-35.

[22] Palomba S, Pasquali R, Orio Jr F, Nestler JE. Clomiphene citrate, metformin or both as firststep approach in treating anovulatory infertility in patients with polycystic ovary syndrome (PCOS): a systematic review of

head-to-head randomized controlled studies and meta analysis. Clin Endocrinol. 2009;70:311-21.

[23]   Yarali H, Yildiz BO, Demirol A, Zeyneloglu HB, Yigit N, Bukulmez O, Koray Z. Co-administration of metformin during rFSH treatment in patients with clomiphene citrate-resistant polycystic ovarian syndrome: a prospective randomized trial. Hum Reprod. 2002;17:289-94.

[24]   Ng EH, Wat NM, Ho PC. Effects of metformin on ovulation rate, hormonal and metabolic profiles in women with clomiphene resistant polycystic ovaries: a randomized, double-blinded placebo-controlled trial. Hum Reprod. 2001;16:1625-31.

[25]   Fleming R, Hopkinson ZE, Wallace AM, Greer IA, Sattar N. Ovarian function and metabolic factors in women with oligomenorrhea treated with metformin in a randomized double blind placebo-controlled trial. J Clin Endocrinol Metab. 2002;87:569-74.

[26]   Moghetti P, Castello R, Negri C, Tosi F, Perrone F, Caputo M, Zanolin E, Muggeo M. Metformin effects on clinical features, endocrine and metabolic profiles, and insulin sensitivity in polycystic ovary syndrome: a randomized, double-blind, placebo-controlled 6-month trial, followed by open, long-term clinical evaluation. J Clin Endocrinol Metab. 2000;85:139-46.

[27]   Zain MM, Jamaluddin R, Ibrahim A, Norman RJ. Comparison of clomiphene citrate, metformin, or the combination of both for first-line ovulation induction, achievement of pregnancy, and live birth in Asian women with polycystic ovary syndrome: a randomized controlled trial. Fertil Steril. 2009;91:514-21.

[28]   Palomba S, Orio Jr F, Falbo A, Manguso F, Russo T, Cascella T, Tolino A, Carmina E, Colao A, Zullo F. Prospective parallel randomized, double-blind, double-dummy controlled clinical trial comparing clomiphene citrate and metformin as the first-line treatment for ovulation induction in nonobese anovulatory women with polycystic ovary syndrome. J Clin Endocrinol Metab. 2005;90:4068-74.

[29]   Stepensky D, Friedman M, Srour W, Raz I, Hoffman A. Preclinical evaluation of pharmacokinetic-pharmacodynamic rationale for oral CR metformin formulation. J Control Release. 2001;71:107-15.

[30]   Salpeter SR, Greyber E, Pasternak GA, Salpeter EE. Risk of fatal and nonfatal lactic acidosis with metformin use in type 2 diabetes mellitus: systematic review and meta-analysis. Arch Intern Med. 2003;163:2594-602.

[31]   Brown JB, Pedula K, Barzilay J, Herson MK, Latare P. Lactic acidosis rates in type 2 diabetes. Diabetes Care. 1998;21:1659-63.

[32]   Jones GC, Macklin JP, Alexander WD. Contraindications to the use of metformin. BMJ. 2003;326:4-5.

[33]   Checa MA, Requena A, Salvador C, Tur R, Callejo J, Espinos JJ, Fabregues F, Herrero J. Reproductive Endocrinology Interest Group of the Spanish Society of Fertility. Insulinsensitizing agents: use in pregnancy and as therapy in polycystic ovary syndrome. Hum Reprod Update. 2005;11:375-90.

[34]   Rowan JA, Hague WM, Gao W, Battin MR, Moore MP, Investigators MGT. Metformin versus insulin for the treatment of gestational diabetes. N Engl J Med. 2008;358:2003-15.

[35]   Coetzee EJ, Jackson WP. Oral hypoglycaemics in the first trimester and fetal outcome. S Afr Med J. 1984;65:635-7.

[36]   Koren G, Gilbert C, Valois M. Metformin use during the first trimester of pregnancy. Is it safe? Can Fam Physician. 2006;52:171-2.

[37]   Gilbert C, Valois M, Koren G. Pregnancy outcome after first trimester exposure to metformin: a meta-analysis. Fertil Steril. 2006;86:658-63.

[38]   Thatcher SS, Jackson EM. Pregnancy outcome in infertile patients with polycystic ovary syndrome who were treated with metformin. Fertil Steril. 2006;85:1002-9.

[39]   Fauser BC, Diedrich K, Devroey P, on behalf of the Evian Annual Reproduction (EVAR) Workshop Group 2007. Predictors of ovarian response: progress towards individualized treatment in ovulation induction and ovarian stimulation. Hum Reprod Update. 2008;14:1-14.

[40]   Salley KE, Wickham EP, Cheang KI, Essah PA, Karjane NW, Nestler JE. Glucose in tolerance in polycystic ovary syndrome: a position statement of the Androgen Excess Society. J Clin Endocrinol Metab. 2007;92:4546-56.

[41]   Polycystic Ovary Syndrome Writing Committee. American Association of Clinical Endocrinologists position statements on metabolic and cardiovascular consequences of polycystic ovary syndrome. Endocr Pract. 2005;11:126-34.

[42]   Thessaloniki ESHRE/ASRM-Sponsored PCOS Consensus Workshop Group. Consensus on infertility treatment related to polycystic ovary syndrome. Fertil Steril. 2008;89:505-22.

[43]   Costello MF, Eden JA. A systematic review of the reproductive system effects of metformin in patients with polycystic ovary syndrome. Fertil Steril. 2003;79:1-13.

[44]   Lord JM, Flight IH, Norman RJ. Metformin in polycystic ovary syndrome: systematic review and meta-analysis. BMJ. 2003;327:951-3.

[45]   Kashyap S, Wells GA, Rosenwaks Z. Insulin-sensitizing agents as primary therapy for patients with polycystic ovarian syndrome. Hum Reprod. 2004;19:2474-83.

[46]   Siebert TI, Kruger TF, Steyn DW, Nosarka S. Is the addition of metformin efficacious in the treatment of clomiphene citrate resistant patients with polycystic ovary syndrome? A structured literature review. Fertil Steril. 2006;86:1432-7.

[47]   Moll E, van der Veen F, van Wely M. The role of metformin in polycystic ovary syndrome: a systematic review. Hum Reprod Update. 2007;13:527-37.

[48]   Creanga AA, Bradley HM, McCormick C, Witkop CT. Use of metformin in polycystic ovary syndrome: a meta-analysis. Obstet Gynecol. 2008;111:959-68.

[49]   Palomba S, Falbo A. Metformin in therapy na?ve patients with polycystic ovary syndrome. Hum Reprod Update. 2008;14:193.

[50]   Tang T, Lord JM, Norman RJ, Yasmin E, Balen AH. Insulin-sensitising drugs (metformin, rosiglitazone, pioglitazone, D-chiro-inositol) for women with polycystic ovary syndrome, oligoamenorrhoea and subfertility. Cochrane Database Syst Rev. 2012;5:CD003053.

[51]   Misso ML, Costello MF, Garrubba M, Wong J, Hart R, Rombauts L, Melder AM, Norman RJ, Teede HJ. Metformin versus clomiphene citrate for infertility in non-obese women with polycystic ovary syndrome: a systematic review and meta-analysis. Hum Reprod Update. 2013;19:2-11.

[52]   Abu Hashim H. Twenty years of ovulation induction with metformin for PCOS; what is the best available evidence? Reprod Biomed Online. 2016;32:44-53.

[53]   Legro RS, Barnhart HX, Schlaff WD, Carr BR, Diamond MP, Carson SA, Steinkampf MP, Coutifaris C, McGovern PG, Cataldo NA, Gosman GG, Nestler JE, Giudice LC, Leppert PC, Myers ER, Cooperative Multicenter Reproductive Medicine Network. Clomiphene, metformin, or both for infertility in the polycystic ovary syndrome. N Engl J Med. 2007;356:551-66.

[54]   Moll E, Bossuyt PM, Korevaar JC, Lambalk CB, van der Veen F. Effect of clomifene citrate plus metformin and clomifene citrate plus placebo on induction of ovulation in women with newly diagnosed polycystic ovary syndrome: randomised double blind clinical trial. BMJ. 2006;332:1485.

[55]   Johnson N. Metformin is a reasonable first-line treatment option for non-obese women with infertility related to anovulatory polycystic ovary syndrome-a meta-analysis of randomised trials. Aust N Z J Obstet Gynaecol. 2011;51:125-9.

[56]   Siebert TI, Viola MI, Steyn DW, Kruger TF. Is metformin indicated as primary ovulation induction agent in women with PCOS? A systematic review and meta-analysis. Gynecol Obstet Investig. 2012;73:304-13.

[57]   Morin-Papunen L, Rantala AS, Unkila-Kallio L, Tiitinen A, Hippel?inen M, Perheentupa A, Tinkanen H, Bloigu R, Puukka K, Ruokonen A, Tapanainen JS. Metformin improves pregnancy and live-birth rates in women with polycystic ovary syndrome (PCOS): a multicenter, double blind, placebo-controlled randomized trial. J Clin Endocrinol Metab. 2012;97:1492-500.

[58]   Moll E, van Wely M, Lambalk CB, Bossuyt PM, van der Veen F. Health-related quality of life in women with newly diagnosed polycystic ovary syndrome randomized between clomifene citrate plus metformin or clomifene citrate plus placebo. Hum Reprod. 2012;27:3273-8.

[59]   Sinawat S, Buppasiri P, Lumbiganon P, Pattanittum P. Long versus short course treatment with metformin and clomiphene citrate for ovulation induction in women with PCOS. Cochrane Database Syst Rev. 2012;10:CD006226.

[60]   Palomba S, Orio Jr F, Nardo LG, Falbo A, Russo T, Corea D, Doldo P, Lombardi G, Tolino A, Colao A, Zullo F. Metformin administration versus laparoscopic ovarian diathermy in clomiphene citrate-resistant women with polycystic ovary syndrome: a prospective parallel randomized double-blind placebo-controlled trial. J Clin Endocrinol Metab. 2004;89:4801-9.

[61]   Kocak I, Ustun C. Effects of metformin on insulin resistance, androgen concentration, ovulation and pregnancy rates in women with polycystic ovary syndrome following laparoscopic ovarian drilling. J Obstet Gynaecol Res. 2006;32:292-9.

[62]   Balen AH, Morley LC, Misso M, Franks S, Legro RS, Wijeyaratne CN, Stener-Victorin E, Fauser BC, Norman RJ, Teede H. The management of anovulatory infertility in women with polycystic ovary syndrome: an analysis of the evidence to support the development of global WHO guidance. Hum Reprod Update. 2016;22:687-708.

[63]   Morley LC, Tang T, Yasmin E, Lord JM, Norman RJ, Balen AH. Insulin-sensitising drugs (metformin, rosiglitazone, pioglitazone, D-chiro-inositol) for women with polycystic ovary syndrome, oligo

amenorrhoea and subfertility. Cochrane Database Syst Rev. 2016:CD003053.

[64]   Palomba S, Orio Jr F, Falbo A, Russo T, Tolino A, Zullo F. Clomiphene citrate versus metformin as first-line approach for the treatment of anovulation in infertile patients with polycystic ovary syndrome. J Clin Endocrinol Metab. 2007;92:3498-503.

[65]   Sinawat S, Buppasiri P, Lumbiganon P, Pattanittum P. Long versus short course treatment with metformin and clomiphene citrate for ovulation induction in women with PCOS. Cochrane Database Syst Rev. 2008:CD006226.

[66]   Palomba S, Falbo A, Battista L, Russo T, Venturella R, Tolino A, Orio F, Zullo F. Laparoscopic ovarian diathermy vs clomiphene citrate plus metformin as second-line strategy for infertile anovulatory patients with polycystic ovary syndrome: a randomized controlled trial. Am

J Obstet Gynecol. 2010;202:577.e1-8.

[67]   Sohrabvand F, Ansari SH, Bagheri M. Efficacy of combined metformin-letrozole in comparison with metformin-clomiphene citrate in clomiphene-resistant infertile women with polycystic ovarian disease. Hum Reprod. 2006;21:1432-5.

[68]   George SS, George K, Irwin C, Job V, Selvakumar R, Jeyaseelan V, Seshadri MS. Sequential treatment of metformin and clomiphene citrate in clomiphene-resistant women with polycystic ovary syndrome: a randomized, controlled trial. Hum Reprod. 2003;18:299-304.

[69]   Nestler JE, Jakubowicz DJ, Evans WS, Pasquali R. Effects of metformin on spontaneous and clomiphene-induced ovulation in the polycystic ovary syndrome. N Engl J Med. 1998;338:1876-80.

[70]   Palomba S, Orio Jr F, Falbo A, Russo T, Caterina G, Manguso F, Tolino A, Colao A, Zullo F. Metformin administration and laparoscopic ovarian drilling improve ovarian response to clomiphene citrate (CC) in oligo-anovulatory CC-resistant women with polycystic ovary syndrome. Clin Endocrinol. 2005;63:631-5.

[71]   Khorram O, Helliwell JP, Katz S, Bonpane CM, Jaramillo L. Two weeks of metformin improves clomiphene citrate-induced ovulation and metabolic profiles in women with polycystic ovary syndrome. Fertil Steril. 2006;85:1448-51.

[72]   Sturrock ND, Lannon B, Fay TN. Metformin does not enhance ovulation induction in clomiphene resistant polycystic ovary syndrome in clinical practice. Br J Clin Pharmacol. 2002;53:469-73.

[73]   Hwu YM, Lin SY, Huang WY, Lin MH, Lee RK. Ultra-short metformin pretreatment for clomiphene citrate-resistant polycystic ovary syndrome. Int J Gynaecol Obstet. 2005;90:39-43.

[74]   Palomba S, Falbo A, Orio F, Zullo F. Insulin sensitizing agents and reproductive function in polycystic ovary syndrome patients. Curr Opin Obstet Gynecol. 2008;20:364-73.

[75]   Stadtmauer LA, Toma SK, Riehl RM, Talbert LM. Metformin treatment of patients with polycystic ovary syndrome undergoing in vitro fertilization improves outcomes and is associated with modulation of the insulin-like growth factors. Fertil Steril. 2001;75:505-9.

[76]   Costello MF, Chapman M, Conway U. A systematic review and meta-analysis of randomized controlled trials on metformin co-administration during gonadotrophin ovulation induction or IVF in women with polycystic ovary syndrome. Hum Reprod. 2006;21:1387-99.

[77]   Palomba S, Falbo A, Orio Jr F, Manguso F, Russo T, Tolino A, Colao A, Dale B, Zullo F. A randomized controlled trial evaluating metformin pre-treatment and co-administration in nonobese insulin-resistant women with polycystic ovary syndrome treated with controlled ovarian stimulation plus timed intercourse or intrauterine insemination. Hum Reprod. 2005;20: 2879-86.

[78]   van Santbrink EJ, Hohmann FP, Eijkemans MJ, Laven JS, Fauser BC. Does metformin modify ovarian responsiveness during exogenous FSH ovulation induction in normogonadotrophic anovulation? A placebo-controlled double-blind assessment. Eur J Endocrinol. 2005;152:611-7.

[79]   Gorry A, White DM, Franks S. Infertility in polycystic ovary syndrome: focus on low-dose gonadotropin treatment. Endocrine. 2006;30:27-33.

[80]   Christianson MS, Wu H, Zhao Y, Yemini M, Leong M, Shoham Z. Metformin use in patients undergoing in vitro fertilization treatment: results of a worldwide web-based survey. J Assist Reprod Genet. 2015;32:401-6.

[81]   Palomba S, Falbo A, La Sala GB. Effects of metformin in women with polycystic ovary syndrome treated with gonadotrophins for in vitro fertilisation and intracytoplasmic sperm injection cycles: a systematic review and meta-analysis of randomised controlled trials. BJOG. 2013;120:267-76.

[82]   Tso LO, Costello MF, Albuquerque LE, Andriolo RB, Macedo CR. Metformin treatment before and during IVF or ICSI in women with polycystic ovary syndrome. Cochrane Database Syst Rev. 2014;11:CD006105.

促性腺激素

12

Sophie Christin-Maitre

12.1　概　述

在 PCOS 妇女中，促性腺激素是继枸橼酸氯米芬（CC）或芳香化酶抑制剂（Als）之后治疗不孕症的二线药物。事实上，根据研讨会的说法，在希腊 Thessaloniki 举行的欧洲人类生殖与胚胎学会（ESHRE）和美国生殖医学学会（ASRM）的支持下，应向 CC 耐药患者[1]推荐促性腺激素。最近，有人建议全球卫生组织（WHO）制订了关于 PCOS 女性无排卵性不孕症管理的指南[2]。

自 20 世纪 60 年代末以来，人类促性腺激素已被用于不孕症治疗。它的主要关注点是实现单卵泡发育和一个健康的足月单胎，避免卵巢过度刺激综合征（OHSS）和多胎妊娠。在简要介绍促卵泡激素（FSH）和促黄体生成素（LH）之后，本章将描述它们在人类卵巢生理学中的作用、使用促性腺激素的原理以及目前可用的不同类型的促性腺激素，然后将讨论促性腺激素在 PCOS 女性诱导单卵泡发育中的应用。

12.2　促性腺激素在人体生理中的作用

FSH 和 LH 是异二聚体激素，由垂体在下丘脑促性腺激素释放激素（GnRH）的控制下合成，以脉冲方式释放。这些糖蛋白由两个不同的亚基组成，一个共同的 α 亚基（92 个氨基酸）和一个特异性 β 亚基（图 12.1）。在人类中，β 在人类和 ββ 人分别含有 111 和 115 个氨基酸。α 和 β 亚基由非共价键连接。FSH 和 LH 是糖基化蛋白，因为 α 和 β 亚基各自含有两个 N– 连接的碳水化合物基团。附着的糖的类型和大小可以变化，主要取决于唾液酸的量。在人类脑垂体中已鉴定出至少 20 种不同类型的 FSH；它们被称为亚型[3]。在排卵前和排卵期，血清中酸性亚型的比率最低。碱性亚型在排卵前分泌。通过生物测定[4]，研究了 FSH 和 LH

亚型在体内和体外的生物活性。在体外测定 FSH 活性时，酸性亚型的 FSH 活性低于碱性亚型。相反，当在体内测量活性时，FSH 的酸性亚型比碱性亚型具有更高的活性。与碱性制剂相比，酸性亚型的半衰期更长。各亚型的各自作用尚未完全阐明。

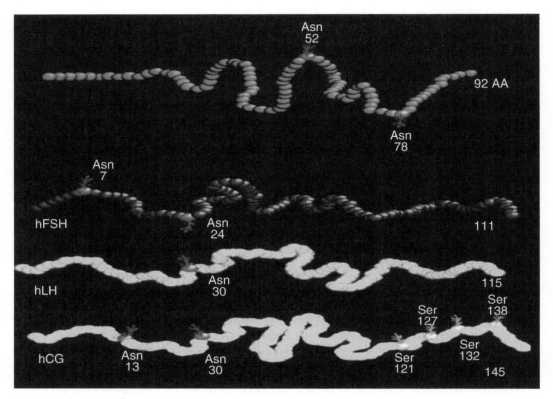

图 12.1　促性腺激素

绿色为共同的 α 亚单位，蓝色为 FSH 的特异性 β 亚单位，黄色为 hLH，和 hCG，的特异性亚单位。氨基酸为 AA；糖基化的位置用红色和粉红色表示。Asn 为 N 糖基化的天冬酰胺位点；Ser 为 O 糖基化的丝氨酸位点

当游离的 α 和 β 亚基不连接时，就不能被促性腺激素受体识别，因此不具有生物活性。根据碳水化合物上唾液酸的含量不同，每种促性腺激素的半衰期也不同。FSH 和 LH 的半衰期分别为 5 小时和 1 小时[5]。

在月经周期生理中，FSH 在黄体 - 卵泡期上升并且在卵泡期逐渐升高。FSH 的一个主要作用是诱导卵泡的募集和卵泡成熟[6]。事实上，已经在少数表现出 FSH 或 FSH 受体功能缺失突变的患者中出现卵泡生成障碍。他们的卵泡受阻在窦前期早期，直到排卵前也不能实现卵泡的完全成熟。这些罕见的患者说明，在卵泡生成过程中，卵泡成熟的早期阶段是不依赖 FSH 的，后期阶段直到排卵前阶段，是依

赖 FSH 的。

在每个月经周期开始时，会出现 5~8 个窦卵泡。然而，在人类中，只有一个卵泡被选择，并达到排卵前阶段。FSH 阈值的概念是在 1978 年提出的[7]。超过 FSH 阈值的卵泡离开生长卵泡群。超过 FSH 阈值的 10%~30% 可诱导卵泡最终成熟。由于每个卵泡具有不同的 FSH 阈值，因此卵泡非同步的概念也随之兴起。

在卵泡内，FSH 与其受体结合，受体主要分布在颗粒细胞的细胞膜上。FSH 受体（FSHR）属于 G 蛋白偶联受体家族。黄体生成素与位于细胞膜上的受体结合。根据"两细胞 – 两促性腺激素"理论，LH 与其膜细胞上的受体结合后，促进雄激素，主要是雄烯二酮[8]的产生。雄激素穿过卵泡基底膜到达颗粒细胞（图 12.2）。在优势卵泡中，雄激素在 FSH 的调控下，经芳香化酶的作用转化为雌二醇（E2）。在人类，卵泡期 E2 的逐渐升高首先对 FSH 产生负反馈。因此，对 FSH 最敏感的卵泡继续成熟，直至排卵前期[9]。另一方面，卵泡群中对 FSH 不敏感的 4~5 个剩余卵泡发生凋亡。这一过程是卵泡优势化的基础，并解释了人类生理上的单卵泡发育。相反，在其他物种中，如家兔，卵泡期末期 FSH 没有下降。因此，出现了多卵泡发育和自发的多胎妊娠。这种 FSH 的逐渐上升和下降被称为"逐渐上窗口"。David Baird 首先提出 FSH 在黄体 – 卵泡期的升高可能代表窗口[10]的开启。在排卵前峰值之前、卵泡晚期出现的 FSH 下降，可能代表了窗口[11]的关闭。根据这个理论，窗口越宽，周期募集的卵泡数量就越多。

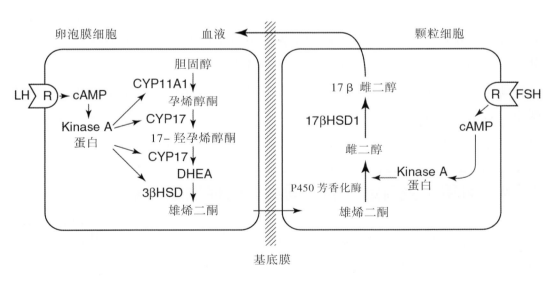

图 12.2　两细胞两促性腺激素理论：膜细胞和颗粒细胞；LH 和 FSHLH 与位于细胞膜上的受体结合，诱导雄烯二酮的产生。然后雄激素被转移到颗粒细胞中。FSH 与位于颗粒细胞细胞膜上的 FSH 受体结合后，雄烯二酮芳香化为雌二醇

卵泡期晚期，E2 反馈发生逆转，E2 升高对下丘脑和垂体产生正反馈，GnRH 脉冲增加，出现排卵前 LH 和 FSH 峰值。在卵泡期，E2 的负反馈变为正反馈。在猴子中，E2 的正反馈或负反馈取决于所涉及的下丘脑 Kiss 神经元的定位，它们位于下丘脑弓状核（ARC）或视前区（AVPV）的室旁区（parententregion of the pre-optic area， AVPV），分别诱导负反馈[12]或正反馈。

FSH 和 LH 在人类生理学中的作用在 20 世纪 90 年代初得到了阐明，随之出现了重组促性腺激素。卵泡期，少量的 LH 是卵泡膜细胞产生雄激素所必需的，由此，颗粒细胞产生 E2。重组 FSH 对垂体功能不足促性腺激素缺乏的妇女进行治疗可诱导卵泡发育，但因为患者缺乏 E2，其子宫内膜不增殖[13]。在周期中期，LH 的上升有三个主要作用。首先，它阻止颗粒细胞的增殖并产生黄体。其次，LH 升高使卵母细胞完成减数分裂，最后诱导排卵。

人脑垂体中可以合成少量人绒毛膜促性腺激素（hCG）。由于 hCG 的羧基端延长了 30 个氨基酸与 4 个 O 链寡糖，其半衰期比其他促性腺激素更长，可达 24 小时。LH 和 hCG 与卵泡内相同受体结合；因此，黄体生成素或 hCG 可用于诱导排卵。

12.3　PCOS 患者使用促性腺激素治疗的基本原理

PCOS 女性女性的卵泡发生改变，小卵泡数量增加，卵泡募集和卵泡生长有缺陷，导致不排卵。PCOS 患者被认为是世界卫生组织 II 型排卵障碍的一个亚群，其卵泡成熟障碍可能与高的抗苗勒氏激素（AMH）水平相关。事实上，一些研究已经证明 AMH 抑制了 FSH 对颗粒细胞的作用，从而导致了内源性 FSH[14]的相对缺陷。

12.4　可用于生育治疗的不同类型的促性腺激素

最初，促性腺激素是从垂体中分离出来的。然而，已经废弃了垂体促性腺激素制剂的使用，因为人类垂体的来源有限，而且可能受到病毒污染。事实上，许多克雅病病例是在使用人类垂体分泌的生长激素制剂后报告的。据报道，已有 4 例使用垂体促性腺激素治疗后发病的病例报道[15]。

Donini 等从绝经后妇女的尿液中提取人绝经期促性腺激素（hMG）[16]。这类制剂中 FSH 和 LH 的含量大致相同。每种促性腺激素的 FSH 和 LH 活性均为标准化 75IU。如果纯化后未添加 hCG，则 FSH 与 LH 生物活性的比例为 3：1。随着时间的推移，由于 FSH 在卵泡招募和成熟过程中发挥着重要作用，逐步制备了纯化的尿源性 FSH（p-FSH）制剂。该制剂中 FSH 与 LH 的生物活性比值大于 60：1。这是通过多克隆抗体去除 LH 得到的。后来，自 1993 年以来，开发了高纯度尿源性 FSH（hp-FSH）制剂。它们含有少于 0.1 IU 的 LH 和少于 5% 的不明尿蛋白。由于其纯度高，可皮下给药。

自 20 世纪 90 年代中期以来，已有了重组 FSH（r-FSH）制剂。为了产生 r-FSH，转染含有编码人类 α 和 β 亚基序列基因的载体到哺乳动物细胞，如中国仓鼠卵巢细胞系。细胞在培养基中生长，然后收集产生的重组促性腺激素。制备的 r-FSH 缺乏 LH 活性[17]。开发 r-FSH 是为了确保促性腺激素的永久可用性，增加 FSH 产量，不依赖于尿液收集，并减少批次间的可变性。此外，由于杂质很少，降低了免疫反应的风险。没有蛋白质污染的 R-FSH 可皮下使用。已经开发了预充笔装置[18]以便患者自行给药。在欧洲销售的 r-FSH 有 follitropin- 销售的置次间的可变性和 follitropin-β（Puregon®）。

在 FSH 的 β 亚基中加入 hCG 的 c 端区域，即 c 端肽（C-terminal peptide，CTP），生成长效 FSH[19]。这种分子被称为 FSH-CTP 或 corifollitropin-ide，CTP）。它主要是应用于 IVF 方案中。

许多医疗系统的成本压力增加和多个 r-FSH 专利日期到期促进了 FSH 生物仿制药[20]的开发。生物仿制药是与批准的产品具有相似的物理化学特性、功效和安全性的产品[21]。2014 年，有两种类型的 FSH 生物仿制药获得了欧洲药品管理局（EMA）批准：本福拉（Bemfola）和奥瓦雷帕（Ovaleap）。它们是 α 卵泡刺激素，被用来和 Gonal-F 比较。药代动力学研究表明，Bemfola 和 Ovaleap 与创新产品 Gonal-F 具有生物等效性。这两种生物仿制药均已在进行辅助生殖技术妇女的三期疗效和耐受性研究中进行了试验[22, 23]。IVF 助孕的结局非常相似。然而，正如 Orvieto 和 Seifer 提到的，生物仿制药可能只是兄弟姐妹，而不是同卵双胞胎[24]，因为它们的糖基化模式是不同的。

为了触发排卵，金标准是使用 hCG。事实上，它与 LH 结合在同一受体上，具有更高的亲和力。它最初是从孕妇尿液（u-hCG）中纯化的。一般是肌内注射。重组人 LH（r-LH）和重组人 hCG（r-hCG）分别于 2000 年和 2001 年上市。它们使用预充的注射器皮下注射。PCOS 患者最常见的使用剂量是单独肌内注射 5000 IU u-hCG 或 2500 IU u-h。6500 IU 剂量的 u-hCG 相当于 250CGIU u-h[25]。

12.5　PCOS 女性促性腺激素治疗的不同方案

最初，PCOS 女性不孕症治疗的 FSH 起始剂量为 150 IU/d，每 3~5 天增加 75IU/d[26]。这个方案被命名为"传统方案"。随着 OHSS 的高发生率和多胎妊娠的报道[27, 28]，每天使用 37.5~75 IU 的 FSH 起始剂量的"低剂量"方案减少了促性腺激素的剂量，逐渐取代了传统方案[29, 30]。目前有两种主要的低剂量方案，即递增和递减方案。在这两种方案中，FSH 都是在月经周期的前 7 天内开始的，对于闭经的妇女，先使用 10 天的孕激素诱导月经来潮。

12.5.1　递增方案

该方案的目标是重现生理性卵泡选择和单卵泡生长过程（图 12.3）。它再现了卵泡期 FSH 的逐渐升高。在开始使用 FSH 后，需要每周行 1 次 B 超来监测卵泡发育。如果未观察到卵泡生长，建议增加剂量。相反，一旦观察到卵泡生长，则维持相同的 FSH 剂量。这个方案的改良版是将 FSH 初始剂量持续时间由 7 天延长至 14

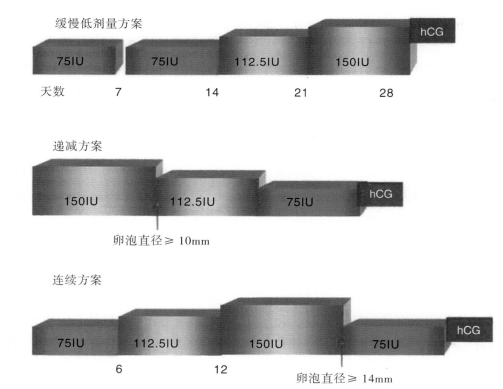

图 12.3　缓慢低剂量方案、递减方案及连续方案

天，每周剂量增量由初始剂量的 100% 减少至 50%。该方案也被称为缓慢低剂量方案[31-35]。根据 Thessaloniki 共识工作小组的建议，每日起始剂量为 37.5~50IU，之后会持续 14 天，如无反应，每 7 天只增加半支安瓿[11]。一些方案甚至建议初始剂量为 25IU，促性腺激素的增幅极低（8.3~12.5 IU）[36]。

12.5.2　递减方案

给予 FSH 负荷剂量，当超声观察到卵泡发育后逐步减少 FSH 剂量[37, 38]。已经开始成熟的卵泡对 FSH 的敏感性增加，但随着 FSH 水平的降低，不太成熟的卵泡无法生长。初始 FSH 剂量可为每日 100 或 150IU，持续 3~4 天，然后将剂量降低至每日 50~75IU。

12.5.3　递增递减联合方案

Hugues 等[39, 40]最初描述了这种序贯递增和递减方案。其目标是降低过度刺激的风险。最初使用的递增法可以确定易诱导单卵泡发育的 FSH 剂量。第二周期采用递减方案；初始剂量刚好低于单个卵泡发育阈值，因此重新创建 FSH 窗。

在所有的治疗方案中，当主导卵泡大于 17mm 时，用 hCG 诱导排卵。这个大小代表了最佳的平均直径，但是直径达 15mm 时可能就能达到效果。为避免卵巢过度刺激，建议肌注或皮下注射 5000IU 的 hCG，且 >14mm 卵泡个数应小于 2，其中最大卵泡的 >17mm。如果 15mm 以上的卵泡超过 3 个，不应使用 hCG，应建议夫妻双方避免性交或使用避孕套。

12.6　促性腺激素在诱导单卵泡发育中的结果

单卵泡发育率在递增和递减方案中非常相似[30, 41]，妊娠率也是如此。使用递增的缓慢低剂量方案，每周期的妊娠率从 11%[28]~14%[42]不等。使用递减方案，大约是 16%[43]。多项研究表明，低剂量递增方案的平均治疗时间较递减方案更长，可达 28~35 天。有趣的是，低剂量递增方案的多胎妊娠的风险较低。

很少有研究在同一研究中直接比较递增和递减方案[30, 41, 44]。最大的随机对照试验（RCT）之一，包括 83 名因 PCOS 而无排卵性不孕的女性，分配了 1：1 的[44]递增或递减方案。r-FSH 的起始剂量在递增方案中为每日 50IU，递减方案中为 100IU。递增方案的平均治疗时间较递减方案明显延长。两种方案中 r-FSH 总量相似。单卵泡发育率（hCG 给药时有一个直径 >16mm 的卵泡）在递增组高于递减组（每治疗周期分别为 68.2% 和 32%）。同样的，hCG 的使用比例在递增组为 84.6%，在递减组为 61.8%。递减组超刺激发生率明显高于递增组。其妊娠率相似。前 3 个月累积妊娠率没有统计学差异（递增方案和递减方案分别为 38.6% 和 30.8%）。在这个大的 RCT 中，使用 r–FSH 的缓慢递增方案与递减方案一样有效，但更安全。

有研究对使用 6 个月 CC 和 FSH 后的累计妊娠率进行了评估。荷兰的一项研究显示，在 12 个月和 24 个月后，这一概率分别为 50% 和 71%[45]。另一项研究报告称，1 年后的婴儿单胎活产率为 60%，2 年后的婴儿单胎活产率为 78%。多胎妊娠率低，低于 3%，未观察到 OHSS。达到妊娠的平均治疗时间为 5.1 个月（范围 0.4~24 个月）[46]。根据塞萨洛尼基共识，建议促性腺激素治疗时间不应超过 6 个排卵周期。

一些荟萃分析比较了不同 FSH 制剂类型的单卵泡诱导效果，并评估了 OHSS 和妊娠率。2000 年发表的荟萃分析显示，给予 FSH 比 hMG 更安全，可降低内源性高 LH 患者 OHSS 的风险，妊娠率[47] 相似。最近，Weiss 等人对 1726 名女性[48]进行了 14 项荟萃分析试验。10 个试验比较了 r–FSH 和尿源性促性腺激素；4 个试验比较了 p–FSH 和 hMG。没有证据表明 r–FSH 与尿源性促性腺激素的活产率之间存在差异 [OR 1.26，95% CI 0.80~1.99] 或临床妊娠率（OR 1.08，95% CI 0.83~1.39）。然而，证据的质量很低。经观察，每名使用尿源性促性腺激素的妇女的平均活产率为 16%，使用 r–FSH 的活产率为 13%~26%。汇集数据，没有证据表明使用 r–FSH 与尿源性卵泡刺激素后发生 OHSS 有差异。然而，诱导 PCOS 患者单卵泡发育应避免使用长效 CFT，因为剂量无法调整，取消周期的风险较高。

12.7 预测 PCOS 女性卵巢反应的标志物

由于患者对促性腺激素的反应各不相同，PCOS 患者尤其如此（见第 7 章和第 8 章）。因此，一些作者提出了预测模型。这些模型的目的是评估 PCOS 患者卵巢对促性腺激素的敏感性，预测预后较差的夫妇，最后调整每个患者的促性腺激素剂量。

Homburg 等认为空腹胰岛素水平可以预测促排卵所需的药物剂量[49]。几年后，Mulders 等人利用雄烯二酮和窦卵泡计数（antral follicle count，AFC）[50]预测卵巢敏感性。Imani 等发现卵巢反应与 BMI 和 β 细胞功能[51]相关。最近，Koninger 等人在一项前瞻性队列研究中纳入 48 例不育 PCOS 患者。这些患者年龄在 18~43 岁之间，接受 r–FSH，采用[52] 递增方案。在本研究中，AMH 是粗回归模型中唯一对 FSH 剂量影响有统计学意义的自变量，在对年龄、BMI、AFC、卵巢容积、雄烯二酮、睾酮、LH、FSH、LH/FSH 比值等参数进行校正后，AMH 是唯一的自变量。本研究报道，AMH 的每四分位间距的增加与每周期 r–FSH 的平均总剂量增加 51.4%（95%CI 24.7%~79%）有关。换句话说，每增加 1ng/mL 的 AMH 需要每周期平均总的 FSH 剂量增加 7.2%。

在影响诱导排卵结果的因素中，FSHR 基因外显子 10 中存在一个核苷酸多态性。次要等位基因编码另一种氨基酸，在密码子 680 上丝氨酸替代了天门冬酰胺（680Ser）[53]。Ser 680 FSHR 对促性腺激素的敏感性较低，表明 680Ser 等位基因对外源性 FSH 需求更高。相反，680Asn 对外源性 FSH 更为敏感[54]。最近的一项研究包括 240 例无排卵患者的前瞻性队列和 185 例的回顾性队列。在本研究中，与其他 FSHR 基因型[55] 相比，680Ser 等位基因的携带者在回顾性队列中接受外源性 FSH 治疗时和在前瞻性队列中更有可能实现持续妊娠。然而，本研究并未提及 FSH 的剂量。FSH 受体基因启动子 –29 位点的多态性以及 FSHB 基因启动子区域编码 FSH[56] β 5 链的多态性也可能与此有关。药物遗传学可能是未来的一种选择。

结　论

在 PCOS 女性中使用促性腺激素的主要目的是诱导单卵泡生长并避免 OHSS。促性腺激素制剂的妊娠率相似；因此，应该使用最具成本效益的方法。低剂量递增方案和递减方案在妊娠方面给出了相似的结果，但递增方案似乎更安全，使用更方便。然而，在所有情况下，治疗时间通常比递减方案治疗时间长，有必要对每个患者的治疗进行调整。因此，对医生进行单卵泡诱导培训是必要的，应予以鼓励。

参考文献

[1] The Thessaloniki ESHRE/ASRM-Sponsored PCOS Consensus Workshop Group. Consensus on infertility treatment related to polycystic ovary syndrome. Hum Reprod. 2008;23:462-77.

[2] Balen AH, Morley LC, Misso M, Franks S, Legro RS, Wijeyaratne CN, et al. The management of anovulatory infertility in women with polycystic ovary syndrome: an analysis of the evidence to support the development of global WHO guidance. Hum Reprod Update. 2016;5:1-22.

[3] Wide L. Median charge and heterogeneity of human pituitary FSH, LH and TSH. Relationship to sex and age. Acta Endocrinol. 1985;109:190-7.

[4]   Steelman SL, Pohley FM. Assay of follicle-stimulating hormone based on the augmentation with human chorionic gonadotropin. Endocrinology. 1953;53:604-16.

[5]   Ulloa-Aguirre A, Espinoza A, Damien-Matsumura P, Chappel SC. Immunological and biological potencies of the different molecular species of gonadotropins. Hum Reprod. 1988;3:491-501.

[6]   Hsueh AJ, Kawamura K, Cheng Y, Fauser BC. Intraovarian control of early folliculogenesis. Endoc Rev. 2015;36:1-24.

[7]   Brown JB. Pituitary control of ovarian function-concepts derived from gonadotropin therapy. Aust N Z J Obstet Gynecol. 1978;18:46-54.

[8]   Ben-Chetrit A, Gotlieb L, Wong PY, Casper RF. Ovarian response to recombinant follicle stimulating hormone in luteinizing hormone-depleted women: examination of the two cell-two gonadotropin theory. Fertil Steril. 1996;65:711-7.

[9]   Zeleznik AJ. The physiology of follicle selection. Reprod Biol Endocrinol. 2004;2:31-8.

10]   Baird DT. Factors regulating the growth of the preovulatory follicle in the sheep and human. J Reprod Fertil. 1983;69:343-52.

[11]   Fauser B, Van Heusden AM. Manipulation of human ovarian function: physiological concepts and clinical consequences. Endocr Rev. 1997;18:71-105.

[12]   Christian CA, Moenter SM. The neurobiology of preovulatory and estradiol-induced gonadotropin releasing hormone surges. Endoc Rev. 2010;31:544-77.

[13]   Schoot DC, Coelingh Bennink HJ, Mannaerts BM, Lamberts SW, Bouchard P, Fauser BC. Human recombinant follicle-stimulating hormone induces growth of preovulatory follicles without concomitant increase in androgen and estrogen biosynthesis in a woman with isolated gonadotropin deficiency. J Clin Endocrinol Metab. 1992;74:1471-3.

[14]   Dewailly D, Andersen CY, Balen A, Broekmans F, Dilaver N, Fanchin R, Griesinger G, Kelsey TW, La Marca A, Lambalk C, Mason H, Nelson SM, Visser JA, Wallace WH, Anderson RA. The physiology and clinical utility of anti-Mullerian hormone in women. Hum Reprod Update. 2014;20:370-85.

[15]   Barrenetxea G. Iatrogenic prion diseases in humans: an update. Eur J Obstet Gynecol Reprod Biol. 2012;165:165-9.

[16]   Donini P, Puzzouli D, Montezemolo R. Purification of gonadotropins from human menopause urine. Acta Endocr. 1996;45:321-8.

[17]   Howles CM. Role of FSH and LH in ovarian function. Mol Cell Endocrinol. 2000;161:25-30.

[18]   Christen M, Schertz JC, Arriagada P, Keitel J, Uller H. The redesigned follitropin α pen injector for infertility treatment. Expert Opin Drug Deliv. 2011;8:833-9.

[19]   Duijkers IJ, Klipping C, Boerrigter PJ, Machielsen CS, De Bie JJ, Voortman G. Single dose pharmacokinetics and effects on follicular growth and serum hormones of a long-acting recombinant FSH preparation (FSH-CTP) in healthy pituitary-suppressed females. Hum Reprod. 2002;17:1987-9.

[20]   Santi D, Simoni M. Biosimilar recombinant follicle stimulating hormones in infertility treatment. Expert Opin Biol Ther. 2014;14:1399-409.

[21]   Weise M, Bielsky MC, De Smet K, Ehmann F, Ekman N, Narayanan G, Heim HK, Heinonen E, Ho K, Thorpe R, Vleminckx C, Wadhwa M, Schneider CK. Biosimilars-why terminology matters. Nat Biotechnol. 2011;29:690-3.

[22]   Rettenbacher M, Andersen AN, Garcia-Velasco JA, Sator M, Barri P, Lindenberg S, et al. A multi-centre phase 3 study comparing efficacy and safety of Bemfola (?) versus Gonal-f (?) in women undergoing ovarian stimulation for IVF. Reprod Biomed Online. 2015;30:504-13.

[23]   Strowitzki T, Kuczynski W, Mueller A, Bias P. Safety and efficacy of Ovaleap? (recombinant human follicle-stimulating hormone) for up to 3 cycles in infertile women using assisted reproductive technology: a phase 3 open-label follow-up to main study. Reprod Biol Endocrinol. 2016;10:14-31.

[24]   Orvieto R, Seifer DB. Biosimilar FSH preparations- are they identical twins or just siblings. Reprod Biol Endocrinol. 2016;14:32.

[25]   de Barros F, Leao R, Esteves SC. Gonadotropin therapy in assisted reproduction: an evolutionary perspective from biologics to biotech. Clinics. 2014;69:279-93.

[26]   Lunenfeld B, Insler V. Classification of amenorrhea states and their treatment by ovulation induction. Clin Endocrinol. 1974;3:223-37.

[27]   Thompson CR, Hanse LM. Pergonal (menotropins): a summary of clinical experience in the induction of ovulation and pregnancy. Fertil Steril. 1970;21:844-53.

[28]   Hamilton-Fairley D, Franks S. Common problems in induction of ovulation. Baill Clin Obstet Gynecol.

1990;4:609-25.

[29] White D, Polson DW, Kiddy D, Sagle P, Watson H, Gilling-Smith C, Hamilton-Fairley D, Franks S. Induction of ovulation with low-dose gonadotropins in polycystic ovary syndrome: an analysis of 109 pregnancies in 225 women. J Clin Endocrinol Metab. 1996;81:3821-4.

[30] Balasch J, Fabregues F, Creus M, Puerto B, Pe?arrubia J, Vanrell JA. Follicular development and hormone concentrations following recombinant FSH administration for anovulation associated with polycystic ovarian syndrome: prospective, randomized comparison between low dose step-up and modified step-down regimens. Hum Reprod. 2001;16:652-6.

[31] Kamrava M, Seibel MM, Berger MJ, Thompson I, Taymor ML. Reversal of persistent anovulation in polycystic ovarian disease by administration of chronic low-dose follicle-stimulating hormone. Fertil Steril. 1982;37:520-3.

[32] Seibel MM, Kamrava MM, McArdle C, Taymor ML. Treatment of polycystic ovary disease with chronic low-dose follicle stimulating hormone: biochemical changes and ultrasound correlation. Int J Fertil. 1984;29:39-43.

[33] Polson DW, Mason HD, Saldahna MB, Franks S. Ovulation of a single dominant follicle during treatment with low-dose pulsatile follicle stimulating hormone in women with polycystic ovary syndrome. Clin Endocrinol. 1987;26:205-12.

[34] Sagle MA, Hamilton-Fairley D, Kiddy DS, Franks S. A comparative, randomized study of low-dose human menopausal gonadotropin and follicle-stimulating hormone in women with polycystic ovarian syndrome. Fertil Steril. 1991;55:56-60.

[35] Dale O, Tanbo T, Lunde O, Abyholm T. Ovulation induction with low-dose follicle-stimulating hormone in women with the polycystic ovary syndrome. Acta Obstet Gynecol Scand. 1993;72:43-6.

[36] Orvieto R, Homburg R. Ultra-low dose follicle-stimulating hormone regimen for patients with polycystic ovary syndrome one click, one follicle, one pregnancy. Fertil Steril. 2009;91:1533-5.

[37] Mizunuma H, Takagi T, Yamada K, Andoh K, Ibuki Y, Igarashi M. Ovulation induction by step-down administration of purified urinary follicle-stimulating hormone in patients with polycystic ovarian syndrome. Fertil Steril. 1991;55:1195.

[38] Fauser BC, Donderwinkel P, Schoot DC. The step-down principle in gonadotrophin treatment and the role of GnRH analogues. Baillieres Clin Obstet Gynaecol. 1993;7:309-30.

[39] Hugues JN, Cédrin-Durnerin I, Avril C, Bulwa S, Hervé F, Uzan M. Sequential step-up and step-down dose regimen: an alternative method for ovulation induction with follicle stimulating hormone in polycystic ovarian syndrome. Hum Reprod. 1996;11:2581-4.

[40] Hugues JN, Cédrin-Durnerin I, Howles CM, FSH OI Study Group. The use of a decremental dose regimen in patients treated with a chronic low-dose step-up protocol for WHO Group II anovulation: a prospective randomized multicentre study. Hum Reprod. 2006;21:2817-22.

[41] van Santbrink EJ, Fauser BC. Urinary follicle-stimulating hormone for normogonadotropic clomiphene-resistant anovulatory infertility: prospective, randomized comparison between low dose step-up and step-down dose regimens. J Clin Endocrinol Metab. 1997;82:3597-602.

[42] Balen AH, Braat DD, West C, Patel A, Jacobs HS. Cumulative conception and live birth rates after the treatment of anovulatory infertility: safety and efficacy of ovulation induction in 200 patients. Hum Reprod. 1994;9:1563-70.

[43] van Santbrink EJ, Donderwinkel PF, van Dessel TJ, Fauser BC. Gonadotrophin induction of ovulation using a step-down dose regimen: single centre clinical experience in 82 patients. Hum Reprod. 1995;10:1048-53.

[44] Christin-Maitre S, Hugues JN, Recombinant FSH Study Group. A comparative randomized multicentric study comparing the step-up versus step-down protocol in polycystic ovary syndrome. Hum Reprod. 2003;18:1626-31.

[45] Eijkemans MJ, Imani B, Mulders AG, Habbema JD, Fauser BC. High singleton live birth rate following classical ovulation induction in normogonadotrophic anovulatory infertility (WHO 2). Hum Reprod. 2003;18:2357-62.

[46] Veltman-Verhuist SM, Fauser BC, Eijkemans MJ. High singleton live birth rate confirmed after ovulation induction in women with anovulatory polycystic ovary syndrome: validation of a prediction model for clinical practice. Fertil Steril. 2012;98:761-8.

[47] Nugent D, Vandekerckhove P, Hughes E, Arnot M, Lilford R. Gonadotrophin therapy for ovulation induction in subfertility associated with polycystic ovary syndrome. Cochrane Database Syst Rev. 2000;4:CD000410.

[48] Weiss NS, Nahuis M, Bayram N, Mol BW, Van der Veen F, van Wely M. Gonadotrophins for ovulation

induction in women with polycystic ovarian syndrome. Cochrane Database Syst Rev. 2015;9:CD010290.

[49] Homburg R, Orvieto R, Bar-Hava I, Ben-Rafael Z. Serum levels of insulin-like growth factor-1, IGF binding protein-1 and insulin and the response to human menopausal gonadotrophins in women with polycystic ovary syndrome. Hum Reprod. 1996;11:716-9.

[50] Mulders AG, Eijkemans MJ, Imani B, Fauser BC. Prediction of chances for success or complications in gonadotrophin ovulation induction in normogonadotrophic anovulatory infertility. Reprod Biomed Online. 2003;7:170-8.

[51] Imani B, Eijkemans MJ, Faessen GH, Bouchard P, Giudice LC, Fauser BC. Prediction of the individual follicle-stimulating hormone threshold for gonadotropin induction of ovulation in normogonadotropic anovulatory infertility: an approach to increase safety and efficiency. Fertil Steril. 2002;77:83-90.

[52] K?ninger A, Sauter L, Edimiris P, Kasimir-Bauer S, Kimmig R, Strowitzki T, Schmidt B. Predictive markers for the FSH sensitivity of women with polycystic ovarian syndrome. Hum Reprod. 2014;29:518-24.

[53] Simoni M, Tempfer CB, Destenaves B, Fauser BC. Functional genetic polymorphisms and female reproductive disorders: part I: polycystic ovary syndrome and ovarian response. Hum Reprod Update. 2008;14:459-84.

[54] Perez Mayorga M, Gromoll J, Behre HM, Gassner C, Nieschlag E, Simoni M. Ovarian response to follicle-stimulating hormone (FSH) stimulation depends on the FSH receptorgenotype. J Clin Endocrinol Metab. 2000;85:3365.

[55] Valkenburg O, van Santbrink EJ, K?nig TE, Themmen AP, Uitterlinden AG, Fauser BC, Lambalk CB, Laven JS. Follicle-stimulating hormone receptor polymorphism affects the outcome of ovulation induction in normogonadotropic (World Health Organization class 2) anovulatory subfertility. Fertil Steril. 2015;103:1081-8.

[56] La Marca A, Papaleo E, Alviggi C, Ruvolo G, De Placido G, Candiani M. The combination of genetic variants of the FSHB and FSHR genes affects serum FSH in women of reproductive age. Hum Reprod. 2013;28:1369-74.

第三部分
生活方式管理和其他干预治疗

生活方式干预、自然受孕 13
或辅助生殖助孕

Renato Pasquali

13.1 概　述

PCOS 是女性高雄激素血症最常见的病因[1]。它的临床表现包括高雄激素血症的症状和体征、排卵功能障碍、无排卵性不孕以及胰岛素抵抗和代谢综合征等几种代谢紊乱[1]（见第 2 章）。大约 50% PCOS 患者出现超重或肥胖，常常表现为腹腔内脏的肥胖[2]，由于他们地域和种族的不同而表现不同。肥胖不仅影响 PCOS[3] 的严重程度，而且在 PCOS[3] 的发展和临床表现中发挥着特殊的病理生理作用。根据这一观点，我们推测继发性 PCOS 可能是肥胖，尤其是青春期肥胖，在导致全身雄激素过高和胰岛素抵抗的病理生理机制中发挥了不良影响[4, 5]。

PCOS 的一个主要后果是慢性不孕，同时又受超重和肥胖[1] 的影响。很早以前学者就认识到了肥胖的负面影响，而且，为了提高肥胖女性的生育力，人们在这一问题上已做了大量的研究。2008 年，由欧洲人类生殖与胚胎学会（ESHRE）/ 美国生殖医学学会（ASRM）主办的 PCOS 共识研讨会小组[6] 就如何管理 PCOS 患者的肥胖问题提供了具体建议，以期提高生育力。塞萨洛尼基小组强调，肥胖对生殖产生不利影响，并与无排卵性不孕、流产和妊娠后期并发症相关。尽管科学证据有限，现认为这些患者的肥胖问题与不孕治疗失败有关，因此不孕治疗前减重可能会提高排卵率、生育力并降低妊娠并发症。此外，根据在肥胖症、2 型糖尿病和其他医学领域的治疗经验[6]，人们普遍认为，对于肥胖型 PCOS 患者，应首选将改变生活方式（包括限制热量摄入和体育锻炼）作为一线干预治疗。

在同一时期，基于同样的科学证据，英国生育协会建议，肥胖患者应该在进行任何形式的不孕治疗前，努力将体重指数（BMI）降至正常。任何药物治疗应该推迟到 BMI 小于 35 再开始，而那些相对年轻的肥胖患者减重至 BMI 小于 30 将更有益处[7]。在任何情况下，我们都应为这些患者减重提供帮助，包括心理支持、饮食建议、运动课程以及在适当的情况下使用减肥药甚至减肥手术。值得注意的是，研究人员认为，减重5%~10%就足以恢复大多数患者的生育能力，并改善了代谢指标[7]。

最近，《内分泌学会指南》[8]强调：PCOS患者体重减少5%~10%即可改善月经周期和恢复排卵，尽管还没有足够的证据表明这些影响会长期存在。因此，虽然减重的效果不确定，且并不是所有的患者都能在减重的情况下恢复排卵，但仍然有证据表明不孕治疗前减重有助于提高妊娠率以及减少促排卵药物。

13.2　PCOS患者的心理状态及健康相关生活质量

心理障碍的调查和管理是对PCOS患者方法学研究[1]的重要组成部分。现有数据表明，PCOS状态对心理健康和生活质量[2]都有显著的负面影响。心理障碍通常与超重的持续发展有关，有证据表明，在这种情况下，对有心理障碍的患者进行生活方式干预或药物干预的效果均较差[2]。

焦虑和抑郁在这些患者中很常见。除外其他因素，焦虑，尤其是抑郁可能与不孕不育有关。而且，PCOS患者经常出现饮食失调，特别是年轻患者。这可能是另一个影响月经周期和排卵功能异常的因素[9]。饮食失调并不是PCOS患者特有的表现。事实上，超重或肥胖患者也经常出现饮食失调。在PCOS患者中，与PCOS表型（特别是多毛症和月经紊乱）相关的心理障碍可能与饮食失调的发展相关，这可能与特定的激素失衡有关，但这一点尚未研究清楚。但毫无疑问，饮食失调会影响任何生活方式干预的进行[13]。

PCOS患者暴露于慢性压力时的适应能力也可能发生改变，在这种情况下不孕可能会发挥负面作用。众所周知，对慢性压力暴露的不适应可能促进慢性疾病的发展，包括肥胖、代谢紊乱和心理功能障碍[14]。

有研究表明，长期的压力暴露可能会影响PCOS的特征，尤其是那些与卵巢功能障碍有关的特征，比如不孕[15]。PCOS患者经常被观察到因其特征而形成的负面身体形象，包括多毛、痤疮、脱发或者超重[13]。

为了确定最有效的工具和最佳方法用以评估和管理PCOS患者的抑郁症、焦虑症、饮食失调和负面身体形象以及他们的生活质量，对PCOS患者进一步进行精心设计的试验显得非常重要。这对于有生育要求的不孕患者来说尤其重要。在任何情况下，对心理症状、饮食失调或饮食紊乱的评估不仅可以通过健康相关生活质量（HRQoL）来测定，还可以通过适当的有效问卷[2]或网上提供的结构化访谈[13]进行。认识到这些心理障碍可能有助于临床医生规划生活方式，以提高患者的依从性，提高治疗效果，并最终成功妊娠。

13.3　生活方式干预前对 PCOS 患者的饮食习惯进行评估

适当的营养状况是开始和维持正常生殖功能的关键决定因素。遗憾的是，不当的饮食习惯和 PCOS 风险之间的关系还没有得到深入的研究，现有的数据仍然很少，而且往往相互矛盾。研究人员发现，与对照组相比，大多数 PCOS 患者的每日能量摄入和食物构成没有差异，尽管有报道称，在细分的患者亚组中，特定营养素和食物类别存在细微差异。然而，与正常人群相比，PCOS 患者是否有不同的饮食摄入模式和食物偏好还未确定。有趣的是，在不同的护士健康研究队列[17]报告中，无排卵性不孕症的风险增加与动物蛋白、总碳水化合物和高血糖指数食品、低脂乳制品和可乐饮料的消费量增加有关。在一项病例对照研究中，超重或肥胖型 PCOS 患者与年龄和体重匹配的非 PCOS 患者进行了比较[18]，我们发现两组之间的饮食在能量和大量营养素摄入量方面没有差异。然而，与对照组相比，报告显示 PCOS 患者更喜欢食用奶酪和高血糖指数的淀粉糖，更喜欢生油而不是其他煮熟的脂肪。这可能具有一定的临床意义，然而很少有研究将无排卵性不孕[18]或 PCOS[19]与高血糖指数食物摄入联系起来。总的来说，现有的数据很少支持营养因素高度影响 PCOS 的假设。

糖基化终产物（AGEs）的研究史代表了这一领域的一项新进展。食物是 AGEs和其他氧化剂[20]的主要来源。AGEs 的来源与食物的制作技术和烹饪方法密切相关。在高温和干燥条件下烹饪的食物 AGEs 含量最高，尤其是脂肪含量高的食物。饮食中的 AGEs 会提高氧化应激和炎症的状态[20, 22]，并促进糖尿病、胰岛素抵抗和动脉粥样硬化的发展，这已在小鼠实验得到证实[20]。近年来的研究表明，氧化应激可能也参与了 PCOS[23]的病理生理过程。肥胖型 PCOS 患者的 AGEs 摄入量是否与正常体重女性或正常体重参照人群不同，目前尚不清楚。一种旨在评估饮食习惯的观察性横断面研究，对来自意大利 Emilia Romagna 地区的 15~19 岁高中学生（265名女性和 227 名男性）进行个人访谈，了解他们的饮食习惯，用于评估他们饮食中常量和微量元素的组成。根据地中海饮食质量指数（M-DQI）和每日摄入的总AGES，评估饮食的常量和微量营养素成分及饮食质量。研究发现，大多数（>90%）

受试者的 M-DQI 得分相对较低，且男性的 M-DQI 得分比女性低。有趣的是，每天摄入的总 AGEs 与 M-DQI 呈显著正相关。PCOS 患者中的 AGEs 和高级氧化蛋白产物都比健康对照组[25]高，并且可以通过控制饮食减重[26]来降低。在前面提到的研究中发现，PCOS 组和非 PCOS 对照组[18]在 AGE 摄入量上无显著差异。因此，PCOS 患者的 AGES 摄入是否较高还需要更多研究。尽管如此，考虑到 PCOS 对生育能力有着明显的负面影响，具体的饮食调节是否能改善这些患者的生育能力值得研究。

13.4 健康饮食对生育过程有积极影响吗

健康的饮食可以提高排卵障碍患者的生育能力，虽然有关饮食变化对无排卵女性特别是 PCOS 患者生育能力影响的研究数据很少。除了有数据证实可通过补充叶酸来降低胎儿畸形风险外，其他关于饮食与不同微量营养素影响生育的研究数据很少。

有研究强调了地中海饮食模式的潜在益处。PCOS 患者体内的维生素 D 水平通常低于正常水平，尤其是肥胖患者[28]。在一些研究中，补充维生素 D 已被证明可以改善 PCOS[29]患者的排卵。补充维生素 D 是否可有效地提高药物促排或辅助生殖技术（ART）的患者的生育能力，需要进一步研究。

如前一段所述，人们对 AGEs 的潜在作用产生了特别的兴趣。AGEs 不仅在 PCOS 的病理生理上发挥作用，也对女性的生育能力有潜在作用。减少 AGEs 摄入可能会影响 PCOS 不孕患者的治疗，提供具体的饮食建议，不仅能改善她们的代谢紊乱环境，而且提高她们的生育能力[21]。现有文献支持这一观点，即通过改善烹饪方法，使 AGEs 尽可能减少，以改善 PCOS[21]相关的排卵功能。然而，没有数据比较不同种族的不同饮食习惯对[30]AGEs 的影响。在任何情况下，环境来源的 AGEs 可通过饮食调整来减少。

有新观点主张进一步研究对不孕症患者进行营养治疗的[31]疗效。不孕症可能是由于特定的饮食不足或不平衡造成的，因此，纠正或增加饮食中缺失的成分可能会有所帮助。美国护士健康机构研究表明，排卵障碍的风险增加与许多饮食因素有关，包括蛋白质、膳食脂肪、碳水化合物、酒精、咖啡因和乳制品的摄入[32]。例如，饮食中的血糖指数与排卵性不孕发生率呈正相关，而维生素摄入量与排卵性不孕[33]发生率呈负相关。肥胖动物模型出现了卵母细胞功能障碍，包括颗粒细胞凋亡增加和卵母细胞成熟障碍，这可能意味着肥胖可能造成卵母细胞[31]线粒体功能受损。在小鼠模型中，卵母细胞线粒体中纺锤体异常和活性氧（ROS）生成增加的发生率较高[34]。人类研究证实，接受体外受精的肥胖患者的卵母细胞可能有异常的脂质积累和氧化应激，这意味着卵子发育[31]受损。这表明改善线粒体功能或许可以提高生育能力。具体来说，研究表明抗氧化剂、辅助因子和能量增强剂化合物（包括营养素）可以减少活性氧的有害影响。"线粒体饮食"的概念表明，通过补充饮食中必需的辅酶、能量增强剂和抗氧化剂（如辅酶 Q10、维生素 C、维生素 E、维生素 B6、硒、儿茶素、肉碱、原花青素、α–脂肪酸、N–乙酰半胱氨酸和 ω–3 脂肪酸等）可能会对生育能力产生积极影响。尽管目前人类研究很少，但这似乎是个值得进一步研究的令人兴奋的领域。

13.5　生活方式干预的定义

对于所有计划妊娠的女性，尤其是超重或肥胖的 PCOS 患者，应建议进行生活方式干预[35]。"生活方式"这个词经常被误解，通常指的是特定的低热量饮食，可能还包括标准化的体能锻炼。遗憾的是，这个过程很大程度上受到日常生活习惯的影响，一般只持续很短的一段时间，很少超过 6 个月[35]。有一种方法很少被使用，而且往往不属于医学诊疗的范畴，但它的作用更为全面。其不仅注重改变饮食习惯和食物喜好，还注重改变饮食行为和增强自信（这需要一个明确的方法来评估，包括使用心理模型）。澳大利亚最近关于 PCOS[13] 治疗的指南强调，医患之间需互相配合，并明确好共同目标，以便获得良好的治疗效果。将妊娠作为目标，无论如何操作和管理，都可以增加生活方式干预的依从性。遗憾的是，现有的文献在这方面没有起到太多的指导意义。通常是因为患者的精神病理因素没有得到充分重视，并且后期也没有对其进行密切的随访。

患者的精神病理因素应该得到更多重视，特别是在对患者实行药物促排治疗或 ART 治疗时。

13.6　PCOS 的生活方式干预

13.6.1　临床疗效

减重本身可以在不同程度上改善 PCOS，一些研究表明，无论是否与胰岛素增敏剂（尤其是二甲双胍）联合应用，生活方式的改变均可显著改善 PCOS 的许多关键特征，包括高雄激素血症和代谢紊乱[35]。遗憾的是，这些研究大多篇幅较短，这是它们最主要的局限性。此外，据报道，人们对减重的反应存在很大的个体差异，而且没有明确的预测指标。另一方面，研究表明，当目标明确时，患者的信心加强，从而增加减重力度[37]。

　　建议超重或肥胖型 PCOS 患者进行包括结构化饮食和 / 或身体锻炼在内的生活方式调整，以提高排卵率，增加自然妊娠或[35]ART 术后妊娠的概率。如上所述，当出现心理障碍时，应该以规范化的干预去改善心理障碍。这可能有利于患者坚持生活方式干预和改善个人生活质量。

　　大量的实验已经研究了超重或肥胖型 PCOS 患者通过饮食控制进行减重的效果。遗憾的是，没有 RCT 研究比较结构性饮食干预和非结构性饮食干预的效果。尽管如此，所有的研究一致显示，即使只是稍微减重，PCOS 的许多关键特征都能得到改善，尤其是月经周期和排卵率，而非代谢和激素参数[36]。然而很少有研究报告妊娠或活产率的结果，也很少有数据研究关于生活方式改变对肥胖型 PCOS 患者妊娠结果（活产率）的影响。最近发表了一篇关于肥胖不孕患者的大型 RCT。作者将 BMI 为 29 或更高的不孕患者随机分配为两组，一组让她们在接受不孕治疗前进行 6 个月的生活方式干预。另一组作为对照组，没有进行任何生活方式干预。主要评估结果是在随机分组后 24 个月内足月顺产一名健康婴儿。治疗结局分析显示，干预组和对照组分为平均减重 4.4kg 和 1.1kg。干预组中 27.1% 的患者和对照组中 35.2% 的患者有了妊娠结局。这些结果令人沮丧，因为研究发现在肥胖不孕患者中，不孕治疗前进行生活方式干预与立即进行不孕治疗的患者相比，并没有更高的分娩率。目前没有对肥胖型 PCOS 患者进行更多类似的研究。

　　虽然推荐摄入低脂肪、中等蛋白质和高碳水化合物，并结合适度的定期运动，以控制肥胖症和相关疾病[35]，但没有证据表明生活方式中膳食成分的常量营养素有某些特定的益处。最近 Cochrane 的一篇综述证实了这一点，该综述报告与其他[36]方法相比，低脂肪饮食的减重效果和依从性相似。因此，没有证据表明，基于常量营养素比例变化的替代饮食方法可能产生更有利的激素代谢作用，或可能产生不同的减重效果。在生殖结局方面，小规模研究也有类似的发现。关于低碳水化合物的饮食方式，应该考虑到这类饮食可能导致潜在的营养不足问题，这个问题在妊娠期间会显得特别明显。

　　最近一项关于 PCOS 患者生活方式干预作用的荟萃分析包括多项随机对照试验，纳入接受生活方式干预的任何年龄 PCOS 患者，并将其与未接受干预、最小干预或二甲双胍[39]干预的患者进行比较。这项研究的结果涉及9项试验，共纳入583名患者。然而，大多数研究存在高失访率，缺乏双盲和短期随访。尽管如此，人们还是发现了一些减重对代谢产生的益处，类似于二甲双胍的作用。在超重或肥胖PCOS患者中，体育锻炼和/或低热量饮食似乎是有效的。然而，生活方式干预对妊娠率没有显著影响，可能是与治疗周期相对较短（6个月）有关。

13.6.2　有争议的问题

如前所述，毫无疑问，体重下降5%~10%可以改善排卵率，以及获得更高的妊娠率和健康婴儿出生率。一方面，还没有明确规定每一个患者的减重程度和减重时长，特别是进行结构化饮食干预的患者，以便更好的提高自然妊娠率、改善促排效果或ART结局。另一方面，有证据表明，在较长一段时间内显著减轻体重，可以成功地改善肥胖型PCOS患者的排卵率和妊娠率。在一项长期回顾性研究中，让一组数量较多的肥胖型PCOS患者进行低热量饮食（1200 kcal/d），随后进行低强度的体能锻炼，并进行严格的定期随访和检查。在20.4±12.5个月的随访期间，大约有35%的患者完全改善了PCOS特征，尤其是恢复了正常的卵巢形态和排卵率[40]。提高排卵率显然意味着有更大的受孕机会。从这个意义上说，研究减重手术治疗肥胖型PCOS患者的效果是非常有意义的。

关于重度肥胖PCOS患者进行减重手术的效果的现有研究表明，如果能够实现足够的减重，PCOS特征可能会改善。最近的一项荟萃分析[41]，包括13项初步研究，涉及2000多名患者，提供了肥胖型PCOS患者减重手术疗效的确切信息。结果显示，术前PCOS特征的发生率为45.6%，在随访12个月时明显下降至6.8%，同时BMI从46.3下降至34.2。研究发现56.2%的患者术前月经不规律，术后明显下降到7.7%，患者不孕率从18.2%下降到4.3%[41]。总的来说，这些数据表明，如果制订适当的治疗方案，并实现显著减重，肥胖型PCOS患者的不孕率将显著降低。

13.7　肥胖、不孕和 PCOS: 个性化的治疗方案

由于证据一致表明，体重指数高对促排卵治疗结果有不利影响，可特别为接受ART助孕的患者提供机会以寻找治疗方案和生殖结果之间的关系。此外，尽管有临床建议超重或肥胖患者在采用促排卵前先减重，但现有相关研究结果仍不明确。总的来说，这表明需要根据患者的情况进行个性化干预，特别是关于不孕症治疗方

面，以寻找能够提高妊娠和生育概率的治疗方法。有针对性的综合生活方式干预，配合适当的药物，可能是个体化治疗方案的组成部分，旨在减轻体重和改善代谢，并有利于生育。制订个性化方案需要仔细进行多方面评估（表 13.1），包括医患之间的密切合作。表 13.1 总结了在规划生活方式干预时可以使用的方法。

表 13.1　个性化生活方式干预的方法学研究

1	选择可能接受医生制订的短期或长期生活方式干预的策略
2	在进行任何生活方式治疗之前，必须评估行为和心理状态，并根据临床经验，决定是否进行初步的精神或心理治疗。例如，若存在饮食失调，则需要临床治疗来提高对生活方式干预的依从性
3	在计划任何药物治疗和干预之前，对患者基础 HRQoL 的评估可以帮助医生规划患者的生活方式进行治疗
4	事先对饮食习惯进行评估有助于在个人习惯上进行饮食改变
5	在某些患者中，将体能锻炼纳入治疗计划可能有些困难。但在特定患者中，体能锻炼有助于提高患者的自信心
6	对于重度肥胖患者，基于生活方式干预的医学治疗可能会失败；因此，应该考虑包括减肥手术在内的其他治疗方案
7	计划妊娠需要采用不同的治疗策略，无论选择何种治疗策略来实现妊娠，都需要时间才能获得预期的有效结果

13.7.1　治疗干预的类型

可对 PCOS 患者实施治疗干预，进一步改善排卵，获得自然妊娠，或者使用药物诱导排卵或实施 ART。临床中，需根据患者个人情况和需求制订不同的治疗方案。对于那些希望自然妊娠的超重或肥胖 PCOS 患者可实施生活方式干预，而对那些需要促排治疗或开始接受 ART 治疗的患者需采取不同的策略。对于计划自然妊娠的超重 / 肥胖 PCOS 患者进行长期的生活方式干预是合理和有用的。虽然目前没有研究报道促排卵或 ART 治疗前进行长期生活方式干预的效果，但研究持续减重是否可以改善以上治疗结果是有意义的。然而在肥胖或重度肥胖 PCOS 患者中，这显然需要随访很长一段时间。

对于 PCOS 患者，意外妊娠是否需要适当的生活方式干预或健康饮食调整是这一医学领域面临的一个问题。如果患者体重正常，可以建议健康饮食，目的是控制体重增加，为胎儿提供一个合适的生理环境。患者生殖的全过程包括妊娠、分娩和哺乳，需要进一步的能量调节以适应该过程所需要的大量能量消耗，此外，根据社会经济状况 [42]，孕妇的初始 BMI 水平不同，能量消耗也不同。在这些情况下，可以推荐健康的饮食，并避免患者过度使用药物。

结 论

对肥胖型 PCOS 患者进行生活方式干预进而提高生育能力，这仍是一个有争议的问题。除了澳大利亚的指导方针[13]之外，世界其他地区未曾制订最佳策略。在开始生活方式计划之前，先评估是否存在可能对结果产生负面影响的心理问题显得尤为重要。很有必要根据患者的 PCOS 表型和治疗策略选择进行一个长期对照研究，这可能会得到有意义的临床结果。最后，生活方式干预应尽量基于个人需求，通常需要不同的治疗策略、较长的治疗周期和明确的治疗目标。

参考文献

[1] McCartney CR, Marshall JC. Clinical practice. Polycystic ovary syndrome. N Engl J Med. 2016;375:54-64.

[2] Conway G, Dewailly D, Diamanti-Kandarakis E, Escobar-Morreale HF, Franks S, Gambineri A, Kelestimur F, Macut D, Micic D, Pasquali R, Pfeifer M, Pignatelli D, Pugeat M, Yildiz BO, ESE PCOS Special Interest Group. The polycystic ovary syndrome: a position statement from the European Society of Endocrinology. Eur J Endocrinol. 2014;171:P1-29.

[3] Pasquali R, Diamanti-Kandarakis E, Gambineri A. Management of endocrine disease: secondary polycystic ovary syndrome: theoretical and practical aspects. Eur J Endocrinol. 2016;175:R157-69.

[4] Pasquali R, Gambineri A. A comprehensive approach in diagnosing the polycystic ovary syndrome. Womens Health (Lond). 2015;11:501-12.

[5] Rosenfield RL. Clinical review: adolescent anovulation: maturational mechanisms and implications. J Clin Endocrinol Metab. 2013;98:3572-83.

[6] The Thessaloniki ESHRE/ASRM-Sponsored PCOS Consensus Workshop Group. Consensus on infertility treatment related to polycystic ovary syndrome. Hum Reprod. 2008;23:462-77.

[7] Balen AH, Anderson R. Impact of obesity on female reproductive health: British fertility society, police and practice guidelines. Hum Fertil (Camb). 2007;10:195-206.

[8] Legro RS, Arslanian SA, Ehrmann DA, Hoeger KM, Murad MH, Pasquali R, Welt CK, Society E. Diagnosis and treatment of polycystic ovary syndrome: an Endocrine Society clinical practice guideline. J Clin Endocrinol Metab. 2013;98:4565-92.

[9] Barry J, Kuczmierczyk A, Hardiman P. Anxiety and depression in PCOS: a systematic review and meta-analysis. Hum Reprod. 2011;26:2442-51.

[10] Tan S, Hahn S, Benson S, Janssen O, Dietz T, Kimmig R, Hesse-Huissain J, Mann K, Schedlowsky M, Arck P. Psychological implications of infertility in women with PCOS. Hum Reprod. 2008;23:2064-71.

[11] Kerchner A, Lester W, Stuart SP, Dokras A. Risk of depression and other mental health disorders in women with polycystic ovary syndrome: a longitudinal study. Fertil Steril. 2009;91:207-12.

[12] Hahn S, Janssen OE, Tan S, Pleger K, Mann K, Schedlowski M, Kimmig R, Benson S, Balamitsa E, Elsenbruch S. Clinical and psychological correlates of quality-of-life in polycystic ovary syndrome. Eur J Endocrinol. 2005;153:853-60.

[13] Misso M, Boyle J, Norman R, Teede H. Development of evidenced-based guidelines for PCOS and implications for community health. Semin Reprod Med. 2014;32:230-40.

[14] Pasquali R. The hypothalamic-pituitary-adrenal axis and sex hormones in chronic stress and obesity: pathophysiological and clinical aspects. Ann N Y Acad Sci. 2012;1264:20-35.

[15] Elsenbruch S, Benson S, Hahn S, Tan S, Mann K, Pleger K, Kimmig R, Jansen O. Determinants of

emotional distress in women with PCOS. Hum Reprod. 2006;21:1092-9.

[16]   Chavarro JE, Rich-Edwards JW, Rosner BA, Willett WC. A prospective study of dairy foods intake and anovulatory infertility. Hum Reprod. 2007;22:1340-7.

[17]   Chavarro JE, Rich-Edwards JW, Rosner BA, Willett WC. A prospective study of dietary carbohydrate quantity and quality in relation to risk of ovulatory infertility. Eur J Clin Nutr. 2009;63:78-86.

[18]   Altieri P, Cavazza C, Pasqui F, Morselli AM, Gambineri A, Pasquali R. Dietary habits and their relationship with hormones and metabolism in overweight and obese women with polycystic ovary syndrome. Clin Endocrinol. 2013;78:52-9.

[19]   Douglas CC, Norris LE, Oster RA, Darnell BE, Azziz R, Gower BA. Difference in dietary intake between women with polycystic ovary syndrome and healthy controls. Fertil Steril. 2006;86:411-7.

[20]   Merhi Z. Advanced glycation end products and their relevance in female reproduction. Hum Reprod. 2014;29:135-45.

[21]   Garg D, Merhi Z. Advanced glycation end products: link between diet and ovulatory dysfunction in PCOS? Forum Nutr. 2015;7:10129-44.

[22]   Piperi C, Adamopoulos C, Dalagiorgou G, Diamanti-Kandarakis E, Papavassiliou AG. Crosstalk between advanced glycation and endoplasmic reticulum stress: emerging therapeutictargeting for metabolic diseases. J Clin Endocrinol Metab. 2012;97:2231-42.

[23]   Papalou O, Victor VM, Diamanti-Kandarakis E. Oxidative stress in polycystic ovary syndrome. Curr Pharm Des. 2016;22:2709-22.

[24]   Tarabusi V, Cavazza C, Pasqui F, Gambineri A, Pasquali R. Quality of diet, screened by the Mediterranean diet quality index and the evaluation of the content of advanced glycation end products, in a population of high school students from Emilia Romagna. Mediterr J Nutr Metab. 2010;3:153-7.

[25]   Diamanti-Kandarakis E, Katsikis I, Piperi C, Kandaraki E, Piouka A, Papavassiliou AG, Panidis D. Increased serum advanced glycation end-products is a distinct finding in lean women with polycystic ovary syndrome (PCOS). Clin Endocrinol. 2008;69:634-41.

[26]   Tantalaki E, Piperi C, Livadas S, Kollias A, Adamopoulos C, Koulouri A, Christakou C, Diamanti-Kandarakis E. Impact of dietary modification of advanced glycation end products (AGEs) on the hormonal and metabolic profile of women with polycystic ovary syndrome (PCOS). Hormones (Athens). 2014;13:65-73.

[27]   Vujkovic M, de Vries JH, Lindemans J, Macklon NS, van der Spek PJ, Steegers EA, SteegersTheunissen RP. The preconception Mediterranean dietary pattern in couples undergoing in vitro fertilization/intracytoplasmic sperm injection treatment increases the chance of pregnancy. Fertil Steril. 2010;94:2096-101.

[28]   Lerchbaum E, Rabe T. Vitamin D and female fertility. Curr Opin Obstet Gynecol. 2014;26:145-50.

[29]   Dabrowski FA, Grzechocinska B, Wielgos M. The role of vitamin D in reproductive health-a Trojan horse or the golden fleece? Forum Nutr. 2015;7:4139-53.

[30]   Pasquali R, Stener-Victorin E, Yildiz BO, Duleba AJ, Hoeger K, Mason H, Homburg R, Hickey T, Franks S, Tapanainen JS, Balen A, Abbott DH, Diamanti-Kandarakis E, Legro RS. PCOS Forum: research in polycystic ovary syndrome today and tomorrow. Clin Endocrinol. 2011;74:424-33.

[31]   Shaum KM, Polotsky AJ. Nutrition and reproduction: is there evidence to support a "fertility diet" to improve mitochondrial function? Maturitas. 2013;74:309-12.

[32]   Chavarro JE. Diet and lifestyle in the prevention of ovulatory disorder infertility. Obstet Gynecol. 2007;110:1050-8.

[33]   Chang AS, Dale AN, Moley KH. Maternal diabetes adversely affects preovulatory oocyte maturation, development, and granulosa cell apoptosis. Endocrinology. 2005;146:2445-53.

[34]   Wittemer C, Ohl J, Bailly M, Bettahar-Lebugle K, Nisand I. Does body mass index of infertile women have an impact on IVF procedure and outcome? J Assist Reprod Genet. 2000;17:547-52.

[35]   Moran LJ, Pasquali R, Teede HJ, Hoeger KM, Norman RJ. Treatment of obesity in polycystic ovary syndrome: a position statement of the androgen excess and polycystic ovary syndrome society. Fertil Steril. 2009;92:1966-82.

[36]   Moran LJ, Hutchison SK, Norman RJ, Teede HJ. Lifestyle changes in women with polycystic ovary syndrome. Cochrane Database Syst Rev. 2011;7:CD007506.

[37]   Crosignani PG, Colombo M, Vegetti W, Somigliana E, Gessati A, Ragni G. Overweight and obese anovulatory patients with polycystic ovaries: parallel improvements in anthropometric indices ovarian physiology and fertility rate induced by diet. Hum Reprod. 2003;18:1928-32.

[38]   Mutsaerts MAQ, van Oers AM, Groen H, Burggraaff JM, Kuchenbecker WK, Perquin DA, Koks CA, van Golde R, Kaaijk EM, Schierbeek JM, Oosterhuis GJ, Broekmans FJ, Bemelmans WJ, Lambalk CB,

Verberg MF, van der Veen F, Klijn NF, Mercelina PE, van Kasteren YM, Nap AW, Brinkhuis EA, Vogel NE, Mulder RJ, Gondrie ET, de Bruin JP, Sikkema JM, de Greef MH, ter Bogt NC, Land JA, Mol BW, Hoek A. Randomized trial of a lifestyle program in obese infertile women. N Engl J Med. 2016;374:1942-53.

[39] Domecq JP, Prutsky G, Mullan RJ, Hazem A, Sundaresh V, Elamin MB, Phung OJ, Wang A, Hoeger K, Pasquali R, Erwin P, Bodde A, Montori VM, Murad MH. Lifestyle modification programs in polycystic ovary syndrome: systematic review and meta-analysis. J Clin Endocrinol Metab. 2013;98:4655-63.

[40] Pasquali R, Gambineri A, Cavazza C, Ibarra Gasparini D, Ciampaglia W, Cognigni GE, Pagotto U. Heterogeneity in the responsiveness to long-term lifestyle intervention and predictability in obese women with polycystic ovary syndrome. Eur J Endocrinol. 2011;164:53-60.

[41] Skubleny D, Switzer NJ, Gill RS, Dykstra M, Shi X, Sagle MA, de Gara C, Birch DW, Karmali S. The impact of bariatric surgery on polycystic ovary syndrome: a systematic review and meta-analysis. Obes Surg. 2016;26:169-76.

[42] Butte NF, King JC. Energy requirements during pregnancy and lactation. Public Health Nutr. 2005;8:1010-27.

14 膳食补充剂、植物疗法以及中草药治疗的应用

Xiao-Ke Wu, Ernest HY Ng

14.1 概　述

PCOS 是最常见的生殖内分泌异常疾病之一。根据鹿特丹诊断标准，它影响 5%~10% 的高加索地区育龄女性和年龄在 19~45 岁中 5.6% 的中国育龄女性[1]。西药，如口服避孕药和胰岛素增敏剂，已被广泛用于改善 PCOS 症状。除了上面提到的治疗，还有一些其他的补充和替代药物（CAMs），包括膳食补充剂、植物疗法和治疗 PCOS 的中药。

14.2 膳食补充剂

一些膳食补充剂可能对 PCOS 患者有好处。然而，这一领域的大多数研究都是小规模或非随机对照研究。因此，还需要进一步精心设计研究来评估这些补充剂对 PCOS 的益处和风险。此外，要重点注意到：这里提到的治疗 PCOS 的补充剂不是由美国食品药品监督管理局（FDA）或其他国家机构批准的。

14.2.1 维生素 D

越来越多的证据表明，维生素 D 缺乏可能是 PCOS 胰岛素抵抗（IR）的发病机制及发生代谢综合征[2]的原因之一。此外，25- 羟基维生素 D 水平与 PCOS 女性受损的细胞功能、糖耐量受损（IGT）及代谢综合征密切相关[3]。两个小规模的、非对照研究表明，维生素 D 可能改善 PCOS 患者的 IR 和血脂水平[4, 5]。其中一项研究[5, 6]显示 11 名患有 PCOS 的胰岛素抵抗肥胖妇女在单次口服维生素 D3 3 000IU

3 周后，显著降低胰岛素抵抗的稳态模型评估（HOMA-IR）。此外，补充维生素 D 也可能改善 PCOS 的排卵障碍。纳入 60 例 PCOS 不孕女性的随机对照研究（RCT），口服 2~3 个月的钙（1000mg/d）+ 维生素 D（400IU/d）+ 二甲双胍（1500mg/d）组主导卵泡（14mm）数高于只口服钙 + 维生素 D 组或只口服二甲双胍组[6]。此外，最近的一项研究表明在超重和维生素 D 缺乏的 PCOS 人群中联合使用钙和维生素 D 8 周，较单独使用维生素 D 或钙[7] 相比，对改善炎症因子和氧化应激的生物标志物有积极作用。

14.2.2　维生素 B12 和叶酸

最近的两项研究表明，维生素 B 在 PCOS 患者中的作用可能很重要。第一个研究表明，IR、肥胖和高同型半胱氨酸与 PCOS 患者[8]血清中维生素 B12 的浓度降低有关。第二项研究是一项非随机、安慰剂对照、双盲试验[9]，每天补充叶酸 400mg 连续 6 个月，可提高 PCOS 患者口服二甲双胍对血管内皮的影响。然而，相关机制仍不清楚。

14.2.3　绿茶和薄荷茶

茶，仅次于水，是世界上最受欢迎的饮料，人均每天饮用 120mL[10]。绿茶已被证明具有一定的治疗功效，对大鼠和人类的糖脂代谢[11, 12]及激素系统发挥有益影响[13, 14]，这些都与对 PCOS 患者的管理非常相关。此外，草药茶可以减轻体重，并诱导高雄不育大鼠排卵[15]。然而，只有两个关于草药茶在 PCOS 中的 RCT 研究，一种使用绿茶[16]，另一种使用薄荷茶[17]。epigallocatechin-3-gallate （EGCG）是绿茶的主要成分，可显著降低 Sprague Dawley 大鼠和瘦型、肥胖型 Zucker 大鼠的体重和血循环中的睾酮、雌二醇、瘦素、胰岛素、胰岛素生长因子（IGF）-I、黄体生成素（LH）、葡萄糖、胆固醇和甘油三酯的含量。体外研究表明，在大鼠的睾丸间质细胞存在绿茶提取物、EGCG 抑制因子和刺激产生的睾酮。EGCG 的作用机制包括体外抑制 PKA/PKC 信号通路、P-450 侧链裂解酶、17- 羟基甾体脱氢酶在睾丸激素中的生成。

在 RCT 中，34 名患有 PCOS 的中国肥胖女性的为绿茶胶囊组（540mg, EGCG/d），治疗后体重下降 2.4%，并无显著差别，而体重、体重指数（BMI）和体脂肪含量在[17]治疗 3 个月后显著高于对照组。然而，两组之间在葡萄糖、脂质代谢或任何激素方面的水平没有显著差异。这项研究缺乏一个积极的发现，可能与绿茶剂量不足和样本量小有关。此外，其他民族可能对 EGCG 的反应更大，尤其是那些在日常生活中没有饮茶习惯的民族[18]。

一项纳入 41 名 PCOS 女性关于薄荷茶的 RCT 研究显示，与草药茶作为安慰剂组相比 [18]，每天喝两次薄荷茶，坚持 1 个月，可以显著降低游离睾酮和总睾酮水平，改善患者多毛症，提高黄体生成素和卵泡刺激素水平。然而仍需要进一步的研究来证实这些发现，并进一步阐明薄荷茶抗雄激素作用的机制。

14.2.4　肉桂提取物

肉桂提取物（一种传统草药）已被证明能增强胰岛素的作用，通过提高脂肪细胞对葡萄糖的吸收，增强胰岛素的作用 [19-21]。肉桂提取物还可以通过增加体内葡萄糖的摄取来改善胰岛素的作用，已被证明能增强大鼠骨骼肌胰岛素信号通路 [22]。对 15 例多 PCOS 患者的 RCT 研究显示，口服肉桂组（333mg 肉桂提取物，每天 3 次）较安慰剂组 [23] 患者的 IR 水平明显降低。

14.2.5　天桂组和其他多不饱和脂肪酸

一项纳入 25 名 PCOS 女性的 RCT 研究，饮食补充剂与 ω3 脂肪酸 4g/d（4/ 饮食补充剂与胶囊，含有 56% 二十二碳六烯酸和 27% 二十碳五烯酸），持续 8 周对降低肝脏脂肪含量以及其他心血管风险因素均产生有益影响。另一个对 17 名 PCOS 患者的研究表明，从核桃（每 800kcal 能量摄取 48g 核桃）中摄取以增加饮食不饱和脂肪酸（PUFA）含量 [25]，患者口服 3 个月后血糖水平升高。48g 核桃含有 311kcal（70kcal 来自 30g 脂肪，28kcal 来自 7g 蛋白质，以及 36kcal 来自 9g 碳水化合物），并提供 19g 亚麻酸和 3.3g 物及亚麻酸。还需要进一步的研究来证实 PCOS 患者使用 ω3 脂肪酸和其他不饱和脂肪酸的利弊。

14.2.6　微量元素

几项 RCT[26-28] 显示硒、锌和铬的补充与安慰剂相比，血清胰岛素水平、IR 标记物（HOMA-IR 和 QUICKI 胰岛素敏感性检测指数）和甘油三酯浓度降低。此外，锌和铬也降低了空腹血糖和极低密度脂蛋白（VLDL-C）浓度。

14.3　中草药

近年来，许多研究认为中草药是一种治疗女性 PCOS[29] 的替代方法。在发达国家和发展中国家，越来越多的公众对各种各样的治疗方法感兴趣并加以利用，位于

"主流"或传统西方医学实践[30]之外。更直观的是，在648名女性中，当被问及她们是否愿意使用中药时，除了使用生育药物或避孕药[30]，如果PCOS能够安全有效地得到治疗，99%的人回答"愿意"。

14.3.1 中国传统医学（TCM）

中医是一个定义明确的保健专业，其针灸和草药的实践由一个连贯和不断发展的知识体系指导，并以其独特的哲学、整体主义和持续的科学努力为基础[31]。中医的基础知识包括哲学、医学理论、诊断系统、治疗研究（包括针灸或药物）和临床研究[32]。中医的主要理论包括阴阳、五行、气血和脏腑理论。在中医中，对人体的理解是基于道家对宇宙的整体理解，而对疾病的治疗主要基于诊断和辨证。

中草药作用于脏腑内部，针灸是通过刺激体外某些区域达到作用[32]。中医理论包括传统的生理概念、维持健康、疾病发展过程和治疗方法。身体和心灵被视为更广泛的生态系统的一部分，包括环境和社会情感因素[32]。诊断系统包括疾病状态的识别和潜在的症状。这通常被称为双重诊断系统（辨证论治）[32]。准确诊断疾病和判断症状类型对确定治疗重点和治疗方案至关重要。

中草药是中医[33]的重要组成部分，其临床应用已有2500多年。在中国，在现代西医传入中国之前，这是唯一的一种医疗方式。在今天的中国，中医经常被当作是对西医的补充。而中医的历史可以追溯到几千年前。多年来，从循证医学的角度来看，它更多地依赖于一种哲学而非科学。很多核心理念都涉及保持平衡生命能量（气）的流动。中医认为器官系统对身心有贡献，指出并试图解决这些器官系统[34]的失衡。在中医，所有的疾病都被分为不同的证候（如虚证或实证）。因此，根据PCOS患者的临床表现（症状和体征）[30]，其可分为闭经（月经不来）和不孕两种疾病。即便如此，它也旨在提高使用中草药PCOS者的怀孕率等。

中医是以中医实践为基础的，包括各种中草药、针灸、推拿、运动（气功）和饮食疗法，但是在这一章中，我们只讨论中草药和植物疗法。传统上，中草药是在与不同的治疗中结合使用的。虽然有些制剂受政府的监管，但由于不同的植物在不同的收获季节的质量不同，个别制剂的质量控制仍然受到关注，而且制剂的有害添加物或副产品，如重金属、除草剂、杀虫剂、微生物、真菌毒素、昆虫、药物等也受到关注[35, 36]。中草药还包括许多动物副产品，本章也不详细讨论。例如，常用的一种诱发PCOS女性排卵的药物是从红蚯蚓腹部提取的[34]。

14.3.2 中草药的生理机制

PCOS 的病因和临床特点仍有争议，但与肾脏、肝脏和脾脏的疾病有关，并从中医长远角度来看，生殖功能被认为是由肾脏控制的。它认为肾虚可能是 PCOS 的主要原因 [37, 38]。

目前，大多数中草药治疗 PCOS 的生理机制尚不清楚 [34]。我们在中文数据库中搜索了 125 项单用中草药（54 项研究）临床试验或联合传统药物（71 项研究）治疗 PCOS（未发表数据）。大多数是随机对照研究。中草药的配方主要是根据症状的不同而制订的，通常使用中草药化合物（中草药混合物）。关键的 15 项试验评价表明，方法质量在随机化、双盲和治疗目的等方面得到了提高。大多数试验报告确认对 PCOS 患者是有治疗效果的。中草药对 PCOS 的潜在作用可能与 LH、FSH、E2 和 T 有关。但不能排除发表偏倚，需要对系统综述中的数据进一步分析 [32]。

许多药物可能具有选择性的雌激素作用和功能，如枸橼酸氯米芬（CC；见第 9 章）。例如，泽泻就在体外组织模型中发现有抑制肠道葡萄糖吸收的作用，刺激成纤维细胞和脂肪细胞的葡萄糖摄取。此外，在链脲佐菌素诱导的糖尿病小鼠模型中，它可以降低血糖和甘油三酯，并提高胰岛素水平 [40]。

其他中药如三七，在小鼠模型中也被发现有类似的抗糖尿病作用，不仅以剂量反应的方式改善糖耐量和胰岛素的作用，而且还能改善肥胖 [41]。同样的，丹参在产前雄激素化大鼠模型中也被证明能显著提高葡萄糖耐量并对治疗后的动物胰岛素信号传导产生积极影响。小檗碱是黄连的一种成分，已被证明可以提高葡萄糖的摄取和地塞米松诱导胰岛素在人表皮细胞中的作用。在这些模型中，葡萄糖代谢的这些有利变化也被证明有利于改变性激素的反馈或产生，从而改善高雄激素血症 [43]。此外，这些中草药的体外抗氧化活性已被关注 [44, 45]。

14.3.3 中草药的构成

中医对 PCOS 有三种不同的治疗方法。首先，在整个月经周期中，只给患者开一种由主药（对主要类型 / 证候或主要症状提供主要治疗作用的成分）组成的特殊配方。根据个人的症状和体征这一配方有时与一些主要药物（有助于加强主要治疗作用的成分）或辅助药物（缓解次要症状或调节主因的作用）配合使用 [46-53]。其次，根据患者月经周期的不同，对 PCOS 患者定期开出不同的处方。这个治疗的目的是恢复正常生殖内分泌功能 [54, 55]。最后也同样重要的是，中西医结合用于治疗 PCOS [56-60]。

其中一些配方可以帮助治疗 PCOS，如补肾活血配方，其基本配方如下：菟丝子 20g，熟地 10g，桑寄生 20g，仙灵皮 15g，仙灵脾 10g，黄精 10g，皂角刺 15g，桃仁 10g，山刺骨 10g，丹参 10g，干草 6g，黄芪 20g，山楂 10g，法半夏 10g，肥胖患者加知母 10g，多毛或痤疮患者加黄芩 10g[61]。丹参酮是一种从丹参中分离得到的生物活性成分，丹参是一种常用的中药。隐丹参酮主要的生物活性是丹参酮，具有多种药理作用，包括抗炎、抗氧化、抗胆碱酯酶、抗菌、抗血小板聚集和抗癌活性 [62-64]。CHM 已被用于治疗，但其有效性和安全性的证据是微乎其微的。动物实验表明隐丹参酮可诱导雄激素发生有利的改变，但是对于 PCOS 患者使用丹参酮类药物仍缺乏科学依据[65]。特别是没有已经进行了的 RCT 来评估有妊娠意愿的 PCOS 患者使用丹参酮后的高雄激素血症、代谢状况或生活质量情况。

肉桂是从肉桂属的树皮中提取的。在中医中，肉桂可以用来治疗由肾虚引起的闭经。在对动物和人类研究中发现肉桂对胰岛素敏感[20, 66, 67]。此外，在前瞻性试验中，与对照组相比，服用肉桂的患者月经更频繁 [68]。但具体机制仍不清楚。

黄连的主要活性成分小檗碱存在于多种黄连中，药用植物具有广泛的药理作用[69]。黄连素是中药，长期以来一直被用于治疗糖尿病。最近，小檗碱对 2 型糖尿病、IR、脂代谢、一氧化氮生成与代谢综合征有积极的作用 [70-73]。黄连素治疗 PCOS 的机制尚不清楚。黄连素对糖尿病动物和 2 型糖尿病患者的有益代谢作用是通过激活 AMP 活化蛋白激酶实现的，即类似于二甲双胍。

14.3.4 中草药研究的局限性

中草药已被用作患有 PCOS 的低生育能力妇女的另一种治疗方法[30]。然而，其有效性和安全性阻碍了中草药的发展，很少有证据表明中草药是安全有效的。大多数试验都是小样本，因此没有足够的证据来检测真正的差异。毫无疑问，大多数研究主要是在中国人群中进行的，并发表在中文期刊上，因此不容易获得[34]。这些研究还测试了大量不同的制剂（大多数含有多种成分），因此很少或没有针对单个制剂的重复研究（表 14.1）。

这些研究方法质量较差，没有遵守现有的配对准则综合标准[34]。这一点通过对 PCOS 低生育妇女 [30]、IGT[75] 及 2 型糖尿病 [37] 患者使用中草药的系统综述得到了很好的说明，PCOS 排卵障碍与 IR 有潜在联系（表 14.2）。虽然目前还没有足够的证据证明中草药治疗 PCOS 的安全性和有效性，但有必要对这一领域进行系统的回顾。关于这个问题，从来没有做过系统的综述。更重要的是，它是有局限的，有证据表明在 CC 治疗中加入中草药可以改善临床妊娠结局，但没有其他证据表明是确切有效的。

表 14.1　一些用于治疗 PCOS 的中草药，它们的作用机制和不良反应 [34]

机制	中国名称	拉丁文名称	英文名称	不良影响
增加胰岛素敏度性	白芍	Radix paeoniae Alba	White peony root	子宫收缩 影响血液凝固
	当归	Radix angelicae Sinensis	Angelica	子宫收缩
	党参	Salvia miltiorrhiza Bunge miltiorrhiza Bunge	Red sage	与华法林可能有相互作用或加强效果
	黄连	Rhizoma coptidis	Red sage	高血压 呼吸衰竭 感觉异常
减少排卵（通过影响雌激素）	罗勒	Ocimum basilicum	Basil	含有一种化学成分（草蒿脑）致老鼠发生肝癌
	三七	Radix no-toginseng	Panax pseudo	口干、皮肤潮红、精神紧张、睡眠问题、恶心和呕吐
	泽兰	Herba lycop	Buglewee	甲状腺大，低血糖，抑制雄激素
	泽泻	Rhizoma alismatis	Water plantain	可能有毒的新鲜根茎
	甘草	Radix glycytthizae	Licoric	高血压、水钠潴留、低钾血症加重肾脏疾病

此外，众所周知，并非所有的中草药都是无风险的。有人担心不良反应，包括过敏反应及中草药肾病（CHN）[76-78]。例如，甘草长期或过量服用会导致后天形成的明显的皮质激素过量，因为它是一种强有力的 11- 羟基类固醇脱氢酶抑制剂。这种酶使皮质醇失去活性，而活性减少，尤其是在肾脏中，可能导致过多的皮质醇与皮质激素受体发生交叉反应，从而导致水钠潴留、低钾血症和高血压[79]。此外，中草药可能会干扰用于治疗 PCOS 的其他药物的代谢。虽然至少有一项研究显示没有临床相互作用[80]，但车前草被认为会干扰许多常用的处方药，如洋地黄毒苷和三环类抗抑郁药物。

表 14.2 中草药治疗 PCOS 和 2 型糖尿病的糖代谢紊乱的系统综述 [34]

主题	检索的研究	Cochrane review 收录的研究	在中国的研究	纳入研究的对象	经试验测试的制剂	主要结论
临界正常值 PCOS[24]	267	4	4	334	6	有限的证据表明，在 CC 治疗中添加中草药与改善临床妊娠结局有关，没有任何其他证据表明有任何其他效果。RCT 的方法没有得到充分的报道
葡萄糖受损（IFG）或糖耐量受损（IGT）[61]	1926	16	15	1391	15	一些积极的证据支持中草药治疗 IGT 或 IFG。受以下因素的限制：缺乏对同一种中草药进行测试的试验，缺乏共同干预措施的细节，随机化方法不明确，缺乏报告以及存在其他偏倚风险
2 型糖尿病[31]	713	66	61	8302	69	一些中草药对 2 型糖尿病有降糖作用。然而，这些发现受到方法学质量低、样本量小的限制

结　论

　　有些补充剂可能对 PCOS 有积极作用，但确实还没有足够的证据来确定它们的有效性。此外，在日常生活中，PCOS 患者可以摄入更多的维生素 D、维生素 B12 和 EGCG 或通过饮食补充其他成分，也可以咨询专业人士中医辨证论治。最后也同样重要的是，需要进行更多精心设计的大型试验，以确保疗效和安全性。科学家也应该继续探索中草药的作用机制。

参考文献

[1]　Li R, Zhang Q, Yang D, et al. Prevalence of polycystic ovary syndrome in women in China: a large community-based study. Hum Reprod. 2013;28:2562-9.

[2]　Hahn S, Haselhorst U, Tan S, Quadbeck B, Schmidt M, Roesler S, Kimmig R, Mann K, Janssen OE. Low serum 25-hydroxyvitamin D concentrations are associated with insulin resistance and obesity in women with polycystic ovary syndrome. Exp Clin Endocrinol Diabetes. 2006;114:577-83.

[3]　Wehr E, Pilz S, Schweighofer N, Giuliani A, Kopera D, Pieber TR, Obermayer-Pietsch B. Association of hypovitaminosis D with metabolic disturbances in polycystic ovary syndrome. Eur J Endocrinol. 2009;161:575-82.

[4]   Kotsa K, Yavropoulou MP, Anastasiou O, Yovos JG. Role of vitamin D treatment in glucose metabolism in polycystic ovary syndrome. Fertil Steril. 2009;92:1053-8.

[5]   Selimoglu H, Duran C, Kiyici S, Ersoy C, Guclu M, Ozkaya G, Tuncel E, Erturk E, Imamoglu S. The effect of vitamin D replacement therapy on insulin resistance and androgen levels in women with polycystic ovary syndrome. J Endocrinol Investig. 2010;33:234-8.

[6]   Rashidi B, Haghollahi F, Shariat M, Zayerii F. The effects of calcium-vitamin D and metformin on polycystic ovary syndrome: a pilot study. Taiwan J Obstet Gynecol. 2009;48:142-7.

[7]   Foroozanfard F, Jamilian M, Bahmani F, et al. Calcium plus vitamin D supplementation influences biomarkers of inflammation and oxidative stress in overweight and vitamin D-deficient women with polycystic ovary syndrome: a randomized double-blind placebo-controlled clinical trial. Clin Endocrinol. 2015;83:888-94.

[8]   Kaya C, Cengiz SD, Satiroglu H. Obesity and insulin resistance associated with lower plasma vitamin B12 in PCOS. Reprod Biomed Online. 2009;19:721-6.

[9]   Palomba S, Falbo A, Giallauria F, Russo T, Tolino A, Zullo F, Colao A, Orio F. Effects of metformin with or without supplementation with folate on homocysteine levels and vascular endothelium of women with polycystic ovary syndrome. Diabetes Care. 2010;33:246-51.

[10]   McKay DL, Blumberg JB. The role of tea in human health: an update. J Am Coll Nutr. 2002;21:1-13.

[11]   Chantre P, Lairon D. Recent findings of green tea extract AR25 (Exolise) and its activity for the treatment of obesity. Phytomedicine. 2002;9:3-8.

[12]   Dulloo AG, Duret C, Rohrer D, Girardier L, Mensi N, Fathi M, Chantre P, Chantre P. Efficacy of a green tea extract rich in catechin polyphenols and caffeine in increasing 24-h energy expenditure and fat oxidation in humans. Am J Clin Nutr. 1999;70:1040-5.

[13]   Figueiroa MS, Cesar Vieira JS, Leite DS, Filho RC, Ferreira F, Gouveia PS, Udrisar DP, Wanderley MI. Green tea polyphenols inhibit testosterone production in rat Leydig cells. Asian J Androl. 2009;11:362-70.

[14]   Kao YH, Hiipakka RA, Liao S. Modulation of endocrine systems and food intake by green tea epigallocatechin gallate. Endocrinology. 2000;141:980-7.

[15]   Sun F, Yu J. The effect of a special herbal tea on obesity and anovulation in androgen-sterilized rats. Proc Soc Exp Biol Med. 2000;223:295-301.

[16]   Chan CC, Koo MW, Ng EH, Tang OS, Yeung WS, Ho PC. Effects of Chinese green tea on weight, and hormonal and biochemical profiles in obese patients with polycystic ovary syndrome-a randomized placebo-controlled trial. J Soc Gynecol Investig. 2006;13:63-8.

[17]   Grant P. Spearmint herbal tea has significant anti-androgen effects in polycystic ovarian syndrome. A randomized controlled trial. Phytother Res. 2010;24:186-8.

[18]   Yu Ng EH, Ho PC. Polycystic ovary syndrome in asian women. Semin Reprod Med. 2008; 26:14-21.

[19]   Anderson RA, Broadhurst CL, Polansky MM, Schmidt WF, Khan A, Flanagan VP, Schoene NW, Graves DJ. Isolation and characterization of polyphenol type-A polymers from cinnamon with insulin-like biological activity. J Agric Food Chem. 2004;52:65-70.

[20]   Broadhurst CL, Polansky MM, Anderson RA. Insulin-like biological activity of culinary and medicinal plant aqueous extracts in vitro. J Agric Food Chem. 2000;48:849-52.

[21]   Jarvill-Taylor KJ, Anderson RA, Graves DJ. A hydroxychalcone derived from cinnamon functions as a mimetic for insulin in 3T3-L1 adipocytes. J Am Coll Nutr. 2001;20:327-36.

[22]   Qin B, Nagasaki M, Ren M, Bajotto G, Oshida Y, Sato Y. Cinnamon extract (traditional herb) potentiates in vivo insulin-regulated glucose utilization via enhancing insulin signaling in rats. Diabetes Res Clin Pract. 2003;62:139-48.

[23]   Wang JG, Anderson RA, Graham III GM, Chu MC, Sauer MV, Guarnaccia MM, Lobo RA. The effect of cinnamon extract on insulin resistance parameters in polycystic ovary syndrome: a pilot study. Fertil Steril. 2007;88:240-3.

[24]   Cussons AJ, Watts GF, Mori TA, Stuckey BG. Omega-3 fatty acid supplementation decreases liver fat content in polycystic ovary syndrome: a randomized controlled trial employing proton magnetic resonance spectroscopy. J Clin Endocrinol Metab. 2009;94:3842-8.

[25]   Kasim-Karakas SE, Almario RU, Gregory L, Wong R, Todd H, Lasley BL. Metabolic and endocrine effects of a polyunsaturated fatty acid-rich diet in polycystic ovary syndrome. J Clin Endocrinol Metab. 2004;89:615-20.

[26]   Mehri J, Maryamalsadat R, Zohreh FK, et al. Metabolic response to selenium supplementation in women with polycystic ovary syndrome: a randomized, double-blind, placebo-controlled trial. Clin Endocrinol.

2015;82:885-91.

[27] Foroozanfard F, Jamilian M, Jafari Z, et al. Effects of zinc supplementation on markers of insulin resistance and lipid profiles in women with polycystic ovary syndrome: a randomized, double-blind, placebo-controlled trial. Exp Clin Endocrinol Diabetes. 2015;123:215-20.

[28] Jamilian M, Asemi Z. Chromium Supplementation and the effects on metabolic status in women with polycystic ovary syndrome: a randomized, double-blind, placebo-controlled trial. Ann Nutr Metab. 2015;67:42-8.

[29] Zhang J, Zhou L, Tang L, et al. Chinese herbal medicine for subfertile women with polycystic ovarian syndrome. Cochrane Database Syst Rev. 2010;9:1399-400.

[30] Sills ES, Perloe M, Tucker MJ, Kaplan CR, Genton MG, Schattman GL. Diagnostic and treatment characteristics of polycystic ovary syndrome: descriptive measurements of patient perception and awareness from 657 confidential self-reports. BMC Womens Health. 2001;1:3.

[31] Lim CED, Liu J. Traditional chinese medicine for gynaecological diseases. J Aust Tradit Med Soc. 2011;17:17-20.

[32] Zhang Y, Fu Y, Han F, et al. The effect of complementary and alternative medicine on subfertile women with in vitro fertilization. Evid Based Complement Alternat Med. 2014;68-78.

[33] Raja-Khan N, Stener-Victorin E, Wu X, et al. The physiological basis of complementary and alternative medicines for polycystic ovary syndrome. Ajp Endocrinol Metabol. 2011;301:E1-E10.

[34] Lim DC, Xue CC, Wong FW, et al. Acupuncture for polycystic ovarian syndrome. Cochrane Database Syst Rev. 2011;668:CD007689.

[35] Bian ZX, Moher D, Dagenais S, Li YP, TX W, Liu L, Miao JX, Song L, Zhang HM. Improving the quality of randomized controlled trials in Chinese herbal medicine, part IV: applying a revised CONSORT checklist to measure reporting quality. Zhong Xi Yi Jie He Xue Bao. 2006;4:233-42.

[36] Liu JP, Zhang M, Wang WY, Grimsgaard S. Chinese herbal medicines for type 2 diabetes mellitus. Cochrane Database Syst Rev. 2004;3:CD003642.

[37] Ni HY, Gong J. Research progress on Chinese herbal medicine in treating PCOS. Liaoning J Trad Chinese Med. 2007;34:123-4.

[38] Wang BQ, Ling M. Research development of Chinese herbal medicine for PCOS. Shandong J Trad Chinese Med. 2008;27:138-40.

[39] Lau CH, Chan CM, Chan YW, Lau KM, Lau TW, Lam FC, Che CT, Leung PC, Fung KP, Ho YY, Lau CB. Vitro antidiabetic activities of five medicinal herbs used in Chinese medicinal formulae. Phytother Res. 2008;22:1384-8.

[40] Yang XB, Huang ZM, Cao WB, Chen HY, Wang JH, Xu L. Therapeutic and protective effects of water-ethanolic extract from Rhizoma alismatis on streptozotocin-induced diabetic mice. Xhongguo Shi Yian Fang Ji Xue Za Zhi. 2002;18:336-50.

[41] Chen ZH, Li J, Liu J, Zhao Y, Zhang P, Zhang MX, Zhang L. Saponins isolated from the root of Panax notoginseng showed significant anti-diabetic effects in KK-Ay mice. Am J Chin Med. 2008;36:939-51.

[42] Zhao L, Li W, Han F, Hou L, Baillargeon JP, Kuang H, Wang Y, Wu X. Berberine reduces insulin resistance induced by dexamethasone in theca cells in vitro. Fertil Steril. 2011;95:461-3.

[43] Dvorak Z, Vrzal R. Berberine reduces insulin resistance: the roles for glucocorticoid receptor and aryl hydrocarbon receptor. Fertil Steril 95: e7.; author reply e8-e9, 2011.

[44] Lee MJ, Lee HS, Park SD, Moon HI, Park WH. Protective effects of luteolin-7-O-beta-dglucuronide methyl ester from the ethyl acetate fraction of Lycopi Herba against pro-oxidant reactive species and low-density lipoprotein peroxidation. J Enzyme Inhib Med Chem. 2010;25:702-7.

[45] Xia W, Sun C, Zhao Y, Wu L. Hypolipidemic and antioxidant activities of Sanchi (Radix Notoginseng) in rats fed with a high fat diet. Phytomedicine. 2010;18:516-20.

[46] Ning MH, Liu YJ, Ning XG. Clinical observation on yishenxiaozheng decoction for the treatment of 85 cases of polycystic ovarian disease. Hunan Guiding J TCM. 2004;10:27-8.

[47] Yang ZW, You ZL, Zhang XH, Wang Y, Zeng M. Research on influence of Bushen Huoxue Method on menstrual cyclicity and reproductive hormone in PCOS. Chin J Tradit Med Sci Technol. 2006;13:5-6.

[48] Zhang QP. Bushen Huoxue Method in treating PCOS. Chin J Inform TCM. 2004;11:1014-5.

[49] Xia Y. Cangfu Daotan Soup in treating 30 obese cases with PCOS. Tianjin J Tradit Chin Med. 2004;21(2):169.

[50] Cui FY, Liu XM. Gaoshao soup in treating 60 cases of PCOS. J Pract Tradit Chin Med. 2004;20:686-7.

[51] Wang ZH, Yang YS, Zhang YL. Clinical study of Ganshao Capsule in treating clomipheneresistant

polycystic ovarian syndrome. Chin J Integr Tradit West Med. 2005;25:704-6.

[52] Cong LX. Observation of Tiaojin Zhuyun Pellet combined with clomiphene in treating infertility caused by PCOS. J Pract Tradit Chin Med. 2006;22:290-1.

[53] Liu Y, Lu XY. Traditional Chinese medicine in treating 12 PCOS. New J Tradit Chin Med. 2005;37:74-5.

[54] Xue XW, Wang N. Effective observation on TCM combined with ultrasound in treating 56 PCOS. Chin Gen Pract. 2004;7:828.

[55] Yuan XF. TCM periodical treatment on 38 PCOS. Fujian J Tradit Chin Med. 2003;34:22.

[56] Lin Y. Combinative treatment of Chinese traditional and western medicine in 48 patients with sterility due to polycystic ovarian syndrome. Matern Child Health Care Chin. 2005;20:1642-3.

[57] Ye LQ. TCM periodical therapy combined with metformin in treating 62 PCOS. Jiangxi J Tradit Chin Med. 2004;35:22-3.

[58] Li CP. Effective observation on Bushen Tiaozhou Method in treating 30 infertility patients with PCOS. New J Tradit Chin Med. 2006;38:50-1.

[59] Li XB, Li LY. Daotan Zhongzi Fang combined with clomiphene in treating PCOS. J Pract Med. 2000;16:330-1.

[60] Li XB, Li LY, Huang JL, Liang XF. Effect of operation under celioscopy combined with kidney tonifying and phlegm removing herbal medicine for polycystic ovarian disease syndrome. Tradit Chin Drug Res Clin Pharmacol. 2002;13:75-6,131.

[61] Liang RN, Liu J, Lu J, Zhang HF. Treatment of refractory polycystic ovary syndrome by Bushen Huoxue method combined with ultrasound guided follicle aspiration. Chin J Integr Tradit West Med. 2008;28:314-7.

[62] Han J-Y, Fan J-Y, Horie Y, et al. Ameliorating effects of compounds derived from Salvia miltiorrhiza root extract on microcirculatory disturbance and target organ injury by ischemia and reperfusion. Pharmacol Ther. 2008;117:280-95.

[63] Kang BY, Chung SW, Kim SH, et al. Inhibition of interleukin-12 and interferon-gamma production in immune cells by tanshinones from Salvia miltiorrhiza. Immunopharmacology. 2008;49:355-61.

[64] Zhang Y, Jiang P, Ye M, et al. Tanshinones: sources, pharmacokinetics and anti-cancer activities. Int J Mol Sci. 2012;13:13621-66.

[65] Yang X, Zhang Y, Wu X, et al. Cryptotanshinone reverses reproductive and metabolic disturbances in prenatally androgenized rats via regulation of ovarian signaling mechanisms and androgen synthesis. Am J Phys Regul Integr Comp Phys. 2011;300:R869-75.

[66] Altschuler J, Casella S, MacKenzie T, Curtis K. The effect of cinnamon on A1C among adolescents with type 1 diabetes. Diabetes Care. 2007;30:813-6.

[67] Khan A, Khattak KN, Safdar M, Anderson RA, Ali Khan MM. Cinnamon improves glucose and lipids of people with type 2 diabetes. Diabetes Care. 2003;26:3215-8.

[68] Kort DH, Lobo RA. Preliminary evidence that cinnamon improves menstrual cyclicity in women with polycystic ovary syndrome: a randomized controlled trial. Am J Obstet Gynecol. 2014;211:487.e1-6.

[69] Birdsall TC, Kelly GS. Berberine: therapeutic potential of an alkaloid found in several medicinal plants. Altern Med Rev. 1997;2:94-103.

[70] Zhang Y, Li X, Zou D, Liu W, Yang J, Zhu N, Huo L, Wang M, Hong J, Wu P, Ren G, Ning G. Treatment of type 2 diabetes and dyslipidemia with the natural plant alkaloid berberine. J Clin Endocrinol Metab. 2008;93:2559-65.

[71] Lee YS, Kim WS, Kim KH, Yoon MJ, Cho HJ, Shen Y, Ye JM, Lee CH, Oh WK, Kim CT, Hohnen-Behrens C, Gosby A, Kraegen EW, James DE, Kim JB. Berberine, a natural plant product, activates AMP-activated protein kinase with beneficial metabolic effects in diabetic and insulin-resistant states. Diabetes. 2006;55:2256-64.

[72] Xu MG, Wang JM, Chen L, Wang Y, Yang Z, Tao J. Berberine-induced upregulation of circulating endothelial progenitor cells is related to nitric oxide production in healthy subjects. Cardiology. 2009;112:279-86.

[73] Affuso F, Mercurio V, Ruvolo A, Pirozzi C, Micillo F, Carlomagno G, Grieco F, Fazio S. A nutraceutical combination improves insulin sensitivity in patients with metabolic syndrome. World J Cardiol. 2012;4:77-83.

[74] Yin J, Xing H, Ye J. Efficacy of berberine in patients with type 2 diabetes mellitus. Metabolism. 2008;5:712-7.

[75] Grant SJ, Bensoussan A, Chang D, Kiat H, Klupp NL, Liu JP, Li X. Chinese herbal medicines for people with impaired glucose tolerance or impaired fasting blood glucose. Cochrane Database Syst Rev. 2009;4:CD006690.

[76]   Lampert N, Xu Y. Chinese herbal nephropathy. Lancet. 2002;359:796-7.

[77]   Lord GM, Cook T, Arlt VM, Schmeiser HH, Williams G, Pusey CD. Urothelial malignant disease and Chinese herbal nephropathy. Lancet. 2001;358:1515-6.

[78]   Nortier JL, Martinez MC, Schmeiser HH, Arlt VM, Bieler CA, Petein M, et al. Urothelial carcinoma associated with the use of a Chinese herb (Aristolochia fangchi). N Engl J Med. 2000;342:1686-92.

[79]   Lin SH, Chau T. A puzzling cause of hypokalaemia. Lancet. 2002;360:224.

[80]   Dasgupta A, Davis B, Wells A. Effect of plantain on therapeutic drug monitoring of digoxin and thirteen other common drugs. Ann Clin Biochem. 2006;43:223-5.

15 腹腔镜卵巢打孔术

Hatem Abu Hashim

15.1 概述

毫无疑问，PCOS 的诊疗不仅对临床医生，对研究人员也是一个挑战。图 15.1 体现了目前 PCOS 诊疗上重要问题的概览[1]。从历史上看，1935 年 Stein 和 Leventhal 首次报道了通过剖腹手术和卵巢楔形切除术治疗 PCOS 不孕女性，疗效良好[2]。30 年后，由于术后盆腔粘连的风险，该手术被放弃，取而代之的是促排卵药物，如枸橼酸氯米芬（CC）和促性腺激素[3]。然而，1984 年 Halvard Gjonnaess 通过腹腔镜下卵巢打孔术（LOD）成功治疗 PCOS 不孕女性，术后排卵率和妊娠率分别为 92% 和 80%[4]。此后，这种使用电灼（透热疗法）或激光治疗的微创、创伤更小的现代卵巢楔形切除术继续在 PCOS 不孕女性的治疗中发挥重要作用[3]。虽然 LOD 被推荐作为具有 CC 抵抗的不孕 PCOS 女性的二线治疗，但 LOD 也被建议作为无排卵 PCOS 的一线方法，或作为体外受精（IVF）周期前的辅助治疗[3, 5, 6]。LOD 似乎和促性腺激素治疗一样有效且没有增加多胎妊娠或卵巢过度刺激综合征（OHSS）的风险[3, 5, 6]。近 20 年来，由于对 PCOS 的病理生理学研究取得了显著进展，针对 CC 抵抗的 PCOS 女性的口服促排卵药物如二甲双胍[7]、CC+ 二甲双胍[8]、CC+ 他莫昔芬[9]、罗格列酮 +CC[10]、芳香化酶抑制剂等陆续问世[11, 12]。这些药物在疗效、治疗持续时间和患者依从性方面各不相同（见第 9、10 和 11 章）。此外，将 LOD 作为日间手术，我们必须保证不伤害患者原则，即必须先确保手术是安全的，才能谈手术获益的问题。

因此，本章的重点是比较 LOD 与口服促排卵治疗的效果，评估 LOD 的预测因子，批判性地评估单侧 LOD，评估 LOD 后卵巢药物刺激的疗效，最后讨论对可能的术后粘连和卵巢储备损伤的风险的担忧。其他方面也将包括潜在的作用机制、手术技巧和剂量反应，以及 LOD 作为一线或 IVF 前辅助治疗的其他潜在作用。

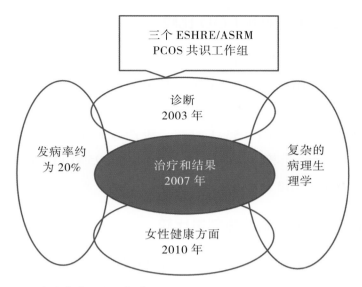

图 15.1　关于 PCOS 重要诊疗问题的概览
欧洲人类生殖和胚胎学（European society of human reproduction and embryology，ESHRE）、
美国生殖医学学会（American Society of Reproductive Medicine，ASRM）（转载自《妇产科档案》
第 291 卷第 1 期，Hatem Abu Hashim.PCOS 患者腹腔镜卵巢打孔成功的预测因素：循证方法 . 第
12 页。2014 年柏林海德堡 © 斯普林格出版社许可）

15.2　手术操作及作用机制

LOD 最常采用单极透热针电极[13]。在过去的 30 年里，关于卵巢打孔最低有效次数引发了一场热烈的讨论。在最初的 LOD 技术中，双侧卵巢穿刺 10 个以上，每个穿刺直径约 3mm，深度 2~4mm，功率 200~300w，持续 2~4 s，排卵率更高[4]。随后，增加打孔个数后主要副作用是出现术后盆腔粘连和卵巢功能衰竭[14, 15]。Armar 等报道的广泛采用的做法：每侧卵巢 640 焦耳（J）（4 个孔 ×4s×40W）是广泛采用的最低有效剂量，可以获得排卵，且妊娠率达 86%[16, 17]。这些发现随后被 Amer 等人证实，给予每侧卵巢 600J（4 个孔 ×5s×30W）可以获得排卵，妊娠率为 67%[18]。

人们提出了各种假说来解释 LOD 的促排卵机制，多数认为类似于卵巢楔形切除术，即卵泡和卵巢间质成分的破坏导致卵巢局部和血清的雄激素以及抑制素水平的下降，从而增加卵泡刺激素（FSH）的分泌，通过负反馈机制促进卵泡增长[1, 3, 19]。另外有认为手术导致卵巢血流增加，释放一系列局部生长因子，如胰岛素样生长因子 1（IGF1），与 FSH 相互作用，促进卵泡生长、成熟和排卵[1]。

15.2.1 单侧 LOD 与双侧 LOD 比较

Farquhar 等人在最近的 Cochrane 综述中研究了 5 个随机对照试验（RCTs），比较了单侧 LOD（ULOD）和双侧 LOD（BLOD）[20-24]。单侧和双侧打孔在排卵率方面无显著差异（76% *vs.* 72%；OR 1.20，95%CI 0.59~2.46），妊娠率（51.7% *vs.* 50.5%；OR 1.00，95% CI 0.55~1.83），活产率（36.4% *vs.* 41%，OR 0.83，95%CI 0.24~2.78）及流产率（9.2% *vs.* 9%；OR 1.02，95%CI 0.31~3.33）[13]。因此，通过这些数据，建议应用 ULOD 而不是 BLOD。

15.2.2 固定热剂量与调整热剂量比较

Zakherah 等人最近在 RCT 中对 120 名有 CC 抵抗的 PCOS 患者进行研究，他们提出了使用调整热剂量的概念，即根据术前卵巢容积调整能量[25]。调整热剂量组能量为 4 项研究平均剂量 [16, 18, 26, 27]，即 $625J/10.8cm^3 = 60J/cm^3$ 卵巢组织。因此，所需的卵巢打孔次数的计算由个人需要总剂量（基于术前经阴道超声测量的卵巢体积）除以每次打孔的能量（1 个孔 ×5s×30W=150J）。作者报道调整热剂量组比固定热剂量组（不管卵巢体积，接受每侧卵巢 600J，4 个孔）可以获得更好的助孕结局，排卵率和妊娠率分别为 81.8% *vs.* 62.2%，51.7% *vs.* 36.8%。此外，在调整热剂量组中，更多的患者恢复了正常月经周期（87.9% 比 *vs.* 75.4%）[25]。

最近，有关于调整剂量单侧 LOD（使用 $60J/cm^3$ 应用于较大卵巢）与 BLOD（固定剂量 1200J，即每侧卵巢 600J）对生殖结果影响的研究[28, 29]。在一项前瞻性纵向研究中，Sunj 等人研究了 96 名 CC 抵抗的 PCOS 不孕女性，这些妇女被分为 ULOD 组（应用于右卵巢，$n=49$）和 BLOD 组（$n=47$）。ULOD 组中的患者的右卵巢接受不同个数的打孔和不同热剂量，而那些 BLOD 组接受相同个数的打孔（5 个 / 卵巢）和同样热剂量（5 个孔 ×4s×30W=600J）。ULOD 组热剂量为 3 项 ULOD 研究计算的平均剂量[21, 22, 24]，即 627 J/10 或 $60J/cm^3$。每侧卵巢打孔的次数是根据以下公式计算：$60J/cm^3$ 除以 $30W/cm^3$。对这两个组随访 6 个月，评估排卵情况[28]。

有报道显示 ULOD 组后的第一次月经周期排卵率达 73%，比 BLOD 组 49% 的排卵率显著升高，绝对危险度（ARR）降低，（ARR−0.25，95% CI −0.44~−0.03）。与此同时，ULOD 组在 LOD 后 6 个月排卵率与 BLOD 组相比，升高不明显（82% *vs.* 64%；ARR −0.18，95% CI −0.35~−0.02）。ULOD 组中右卵巢较大的患者与右卵巢较小的患者相比排卵率明显增加（100% *vs.* 36%；ARR 20.64，95% CI

20.84~20.37）。值得注意的是，BLOD组也发现有同样的结果（88% *vs.* 33%；ARR 20.55，95% CI 20.73~20.28）。两组中右卵巢较大者妊娠率也明显升高。作者因此得出结论：使用调整热剂量（60J/cm³）的ULOD对CC抵抗的PCOS女性比使用固定剂量的BLOD更有效。他们认为未来有必要明确根据卵巢体积调整的ULOD是否能提高排卵率，同时对比不同侧卵巢或者增大的卵巢的疗效差异[28]。

在最近的一项RCT研究中，Rezk等人在105例CC抵抗的PCOS患者中提出了同样的问题。按照Sunj等人的公式对大卵巢应用剂量调整ULOD[28]，随访术后3个月的排卵率和妊娠率与固定剂量BLOD相当（分别为65.4% *vs.* 77.3%和15.4% *vs.* 26.4%）。然而，BLOD组术后6个月的排卵率和妊娠率显著高于ULOD组（分别为58.5% *vs.* 32.7%和49.1% *vs.* 11.5%）。也就是说，对较大卵巢使用剂量调整的ULOD，6个月后其排卵恢复率与助孕的有效性降低[29]。

15.3 适应证及疗效数据

15.3.1 CC抵抗的PCOS的疗效数据

在最近对CC抵抗的PCOS不孕女性的Cochrane综述中，Farquhar等人试验了新的治疗策略，即比较胰岛素增敏药物和芳香化酶抑制剂与LOD的有效性[13]。作者分析了25个RCT。主要结果为活产和多胎妊娠率，次要结果为排卵、妊娠、流产和OHSS率。他们报道，LOD与CC加他莫昔芬（OR 0.81，95% CI 0.42~1.53）或与芳香化酶抑制剂（OR 0.84，95% CI 0.54~1.31）比较时，没有证据表明活产率有显著差异。尽管有证据显示LOD后活产率较CC+二甲双胍（OR 0.44，95%CI 0.24~0.82）明显下降，却没有证据表明LOD后排卵率和妊娠率与其他组有差异，其中CC+二甲双胍（排卵率与妊娠率分别为OR 0.89，95%CI 0.27~2.93和OR 0.79，95%CI 0.53~1.18）、CC+他莫西芬（OR 1.34，95% CI 0.68~2.63和OR 0.97，95% CI 0.59~1.59）、芳香化酶抑制剂（排卵率OR缺如；妊娠率OR 0.89，95% CI 0.58~1.37）或罗格列酮+CC（OR 0.67，95% CI 0.13~3.44和OR 0.75，95% CI 0.23~2.50）[13]。与单独使用二甲双胍相比（OR 2.47，95% CI 1.05~5.81），LOD在妊娠方面有显著优势[13, 30]。值得注意的是，关于次要结果，即排卵、妊娠、流产和OHSS率，当LOD与这些治疗进行比较时，没有发现差异[13]。重要的是，LOD与促性腺激素促排卵治疗在活产率、临床妊娠率、自然流产率等没有显著差异（OR 0.97， 95% CI 0.59~1.59 和 OR 1.01，95%CI 0.72~1.32 以 及 OR 0.73，95% CI 0.40~1.33），而 LOD 后多胎妊娠率较低（OR 0.13，95% CI 0.03~0.52）[13]。

　　根据上述循证荟萃分析，这些替代选择应首先尝试应用于 CC 抵抗 PCOS 患者诱发排卵治疗。只有当这些方案失败时，才考虑 LOD 治疗。值得注意的是，最终应该根据一个国家或诊所的实际情况，以及每个女性自己的想法和情况（如经济、副作用、因其他原因如输卵管因素需要接受腹腔镜手术、子宫内膜异位症等）作出个性化的选择。这就是成功的循证医学实践的本质，即"在决策时认真、明确和明智地使用现有的最佳证据"[7, 31]（图 15.2）。

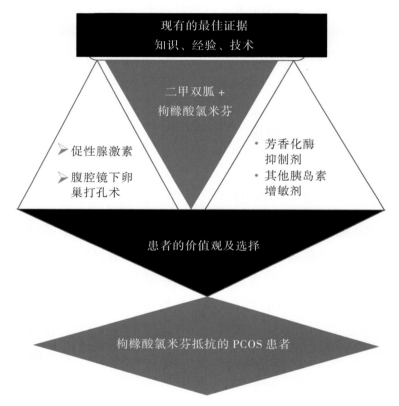

图 15.2　枸橼酸氯米芬抵抗 PCOS 不孕患者的循证决策
（经 Elsevier 惠允引自 Reproductive Biomedicine Online, Volume 32, Issue 1, Hatem Abu Hashim, Twenty years of ovulation induction with metformin for PCOS; what is the best available evidence? Page 49, ©2015 Reproductive Healthcare Ltd. Published ）

15.3.2　其他潜在作用

　　LOD 作为 PCOS 的一线治疗方法，可能具有一些理论优势，尤其是实现单卵泡排卵周期和避免 CC 的抗雌激素作用。然而，在一项 RCT 中，与 6 个 CC 促排周期相比，这些益处与临床并无相关性[32]。事实上，在随访 12 个月后，无论是每位妇女排卵率（64% *vs.* 76%）还是每周期排卵率（70% *vs.* 66%）、每位妇女妊娠率（27% *vs.* 44%）、累计妊娠率（52% *vs.* 63%）和活产率（46% *vs.* 56%）均无显著差异。

LOD 后的另一个优点是卵巢对于口服促排卵药和促性腺激素的反应性增强[33-35]。在一项前瞻性研究中，我们研究了 84 例 CC 抵抗的患者在 LOD 术后仍无排卵的情况下，再次使用 CC 刺激卵巢的效果[36]，其中排卵率为 35.7%，妊娠率为 15.5%。值得注意的是，高雄激素血症和胰岛素抵抗似乎是排卵的阴性预测因子[36]。一项对 LOD 后未能排卵或受孕的 22 名 CC 抵抗 PCOS 女性的研究，也报道了 LOD 后卵巢对促性腺激素敏感性增加[37]。LOD 后排卵率和妊娠率显著升高。此外，据报道，促性腺激素的用量、每日有效剂量和用药持续时间显著降低[37]。

另一种观点认为，LOD 可能成为 IVF 前的辅助治疗。在最近的两项回顾性研究中，与未经治疗的对照组相比，LOD 后的行 IVF 助孕的 PCOS 患者 OHSS 发生率较低[38, 39]，可能的潜在机制是 LOD 后卵巢血流速度减慢和血清血管内皮生长因子（VEGF）浓度降低[40-42]。这一发现与 50 例 PCOS 患者的 RCT 结果一致，RCT 显示 LOD 可降低 IVF 治疗中控制性超排卵（COH）过程中 OHSS 所致的周期取消率[43]。然而，中度或重度 OHSS 的发生率在组间并无差异（4% *vs.* 16%；OR 0.22，95% CI 0.02~2.11），以及妊娠率（36% *vs.* 32%；OR 1.20，95% CI 0.37~3.86）和活产率（24% *vs.* 20%；OR 1.26，95% CI 0.33~4.84）[13, 43]。

15.4 预后不良的预测因素

据报道，约 30% 的无排卵性 PCOS 女性对 LOD 无反应：术后 8 周无月经来潮、持续无排卵、黄体中期血清黄体酮水平低、妊娠试验阴性[33, 44]。因此，在实行 LOD 手术之前，利用现有的循证数据来预测其能否成功至关重要，以确保更好的治疗效果，并避免卵巢储备受损和其他并发症的风险。在这方面，值得记住温斯顿·丘吉尔爵士的名言：没有去计划就是在计划着去失败"。在最近的一篇文章中，我们评估了不同的临床、生化和超声参数，这些参数可能有助于预测 LOD 后排卵和 / 或妊娠[45-55]（表 15.1）。我们证明 CC 抵抗和卵巢多囊样改变（PCOM）的 PCOS 女性 LOD 治疗预后不良的影响因素是身体质量指数（BMI）超过 25kg/m²、不孕年限超过 3 年、基础促黄体生成激素（LH）水平低于 10IU/L、高雄激素血症（睾酮水平 ≥ 4.5nmol/L、游离雄激素指数 >15）和抗苗勒管激素（AMH）激素 ≥ 7.7ng/mL[1]。其他数据显示，

LOD 对正常体重和年轻（≤ 30 岁）、短期不孕（≤ 3.5 年）患者的助孕效果最佳[45]。

表 15.1　关于 PCOS 女性 LOD 后排卵和 / 或妊娠预测因素的研究

参考文献	研究设计	研究组	对照组	结果
Baghdadi et al. （2012）[45]	Meta– 分析	879 例 PCOSBMI <25kg/m² ）	905 例 PCOS BMI>25kg/m² ）	瘦 PCOS 女性对 LOD 的反应比肥胖女性更好（排卵率和妊娠率的相对危险度分别为 RR 1.43， 95%CI 0.22~1.66；RR 1.73， 95%CI 1.39~2.17）
Kirpalini et al. （2001）[46]	前瞻性与多元 Logstic 回归分析	70 例 CC 抵抗的 PCOS	/	更好的妊娠率： ·术前血清 LH 水平（>10IU/L） ·不孕年限短（<3 年） ·没有预先存在的输卵管疾病
Ott et al. （2009）[47]	采用单因素和多因素回归分析进行回顾性分析	100 例 CC 抵抗 PCOS（二甲双胍预处理）	/	术前血清高 LH（ ≥ 12.1IU/L）和雄烯二酮（ ≥ 3.26ng/mL）水平是 LOD 后 3 个月内自发排卵的独立预测因子
Ott et al. （2014）[48]	前瞻性与多元回归分析	21 例 CC 抵抗的 PCOS	8 例腹腔镜下诊断的不孕症	·术前雄激素二酮（OR6.53）、LH 水平（OR7.31）、继发性不孕（OR5.40）术后自发排卵率明显增高 ·术中雄烯二酮动力学并不能有效预测术后排卵
Van Willey et al. （2005）[49]	前瞻性与多因素 logistic 回归分析	83 例 CC 抵抗 PCOS	/	当 LH/FSH 比值 <2， 月经初潮 <13 岁， 葡萄糖水平 <4.5mmol/L 时，LOD 的排卵反应较差
Amer et al. （2004）[50]	采用多元 logistic 回归分析进行回顾性分析	200 例 PCOS （161 例 CC 抵抗；39 例 CC 失败）	/	显著肥胖（BMI ≥ 35kg/m²）、显著高雄激素（睾酮浓度 ≥ 4.5 nmol/L、游离雄激素指数 ≥ 15）和 / 或不孕年限长（>3 年）可能预示着 LOD 的不良反应
Kato et al. （2007）[51]	前瞻性研究	19 例 CC 抵抗 PCOS 患者睾酮水平高，使用 50ng/dL 的临界值	13 例睾酮水平正常的 CC 抵抗 PCOS 女性	两组 LOD 后自发排卵率（84.2% *vs.* 69.2%）和妊娠率（42.1% *vs.* 76.9%）

参考文献	研究设计	研究组	对照组	结果
Alborzi et al.（2001）[52]	比较研究	211 例 CC 抵抗 PCOS，卵巢体积 >8cm³ 或横截面积 >10 cm²	160 例卵巢大小正常 CC 抵抗 PCOS	两组的排卵率（90.99% vs. 88.75%）和妊娠率（73.45% vs. 71.25%），即卵巢大小非 CC 抵抗 PCOS 患者 LOD 反应的预后因素
Kong et al.（2011）[53]	回顾性研究	19 例 PCOS 合并代谢综合征患者	70 例无代谢综合征的 PCOS 患者	两组的排卵率（68% vs. 61%）和累积妊娠率（68%：61%），即代谢综合征患者不是 LOD 禁忌证
Amer et al.（2009）[54]	前瞻性研究与多元 logistic 回归分析	29 例行 LOD 的无排卵性 PCOS 患者	18 例 CC 治疗的无排卵性 PCOS	LOD 前血 AMH 水平 ≥ 7.7ng/mL 对 LOD 后无排卵的预测灵敏度为 78%，特异性为 76%
Elmashad（2011）[55]	前瞻性研究	23 例行 LOD 治疗的 CC 抵抗 PCOS 患者	20 名健康育龄期妇女	与无反应者相比，LOD 后排卵的妇女术前 AMH 明显较低 [中位数和全距；6.3（5.1~6.9）vs. 11.9（11.1~13.6）]

15.5　安全问题

LOD 的使用确实为诱导排卵开辟了一条道路，但存在全身麻醉的固有风险和腹腔镜手术的风险，如内脏和血管损伤、气体并发症等。此外，LOD 的主要并发症是术后粘连的风险，以及担心过度卵巢损伤会对卵巢储备产生负面影响[3, 27, 56]。因此，如果要考虑 LOD，我们必须确保其最初的不损害患者原则，即不会因任何医源性并发症而损害患者。

15.5.1　腹膜粘连

Api 最近对 LOD 术后附件周围粘连的发生率及其对妊娠率的影响进行了评价[57]。作者研究了 1984—2012 年间的 16 篇文章，术后粘连发生率为 0~100%（平均 35.5%，95% CI 30.8~40.4），本研究中术后妊娠率为 35%~87%（平均 64.3%，95% CI 58.2~70.7）。此外，在手术中或术后使用不同的粘连预防措施并不能降低术后粘连的发生率。因此，我们的结论是 LOD 术后附件周围粘连的发生率并不是其成功的主要制约因素。

15.5.2 卵巢储备

LOD 后卵巢储备下降的潜在风险不容忽视。Flyckt 和 Goldberg 报道这些负面的担忧没有得到现有数据的支持[58]。其他作者指出，LOD 后观察到的大多数卵巢储备标记物的变化可以解释为卵巢功能正常化，而不是卵巢储备的减少[59]。抗苗勒氏管激素是糖蛋白分化因子中转化生长因子-β 家族成员，AMH 由初级卵泡、窦前卵泡和小窦卵泡（4~6mm）的颗粒细胞分泌，被认为是卵巢储备的重要指标[60-63]。PCOS 的妇女血清 AMH 比健康妇女高 2~4 倍[62-66]，这是因为 PCOM 卵巢中产生 AMH 的小窦卵泡数量增加[60, 67]，每个颗粒细胞产生 AMH 的数量增加[68, 69]。值得注意的是，非排卵性 PCOS 颗粒细胞产生的 AMH 是正常卵巢的 75 倍，而排卵性 PCOS 仅是正常卵巢的 4 倍[68]。PCOM 卵巢的 AMH 分泌增加，对原始卵泡募集的抑制作用以及降低卵泡对循环中 FSH 的敏感性导致 PCOS 女性无排卵性不孕，在老鼠和人类卵巢都有这一发现[70, 72]（见第 8 章）。

值得注意的是，使用血清 AMH 作为预测卵巢对 CC[73, 74]、来曲唑[75]、促性腺激素[76] 和 LOD[54, 55] 反应的指标最近引起了研究者的特别兴趣。在 RCT 中，Amer 等人[54] 对 29 例无排卵 PCOS 患者进行了这一点的评估，将 LOD 作为一线治疗方案与 CC 治疗比较。LOD 组处理前血浆 AMH 浓度中位数（全距，ng/mL）为 6.1（1.0~21.0）。作者发现，LOD 后恢复排卵的妇女术前 AMH[5.6（1.0~21.0）ng/mL] 明显低于无排卵者 [9.0（6.1~17.1）ng/mL]。此外，他们还指出，血浆 AMH ≥ 7.7ng/mL 的女性治疗后排卵率降低有关，与 AMH < 7.7ng/mL 的女性相比排卵率分别为 60% 和 95%（OR 0.08，95% CI 0.01~0.89）[54]。另一项对 CC 抵抗 PCOS 女性的小样本前瞻性对照研究也发现，LOD 后恢复排卵的患者术前 AMH 明显较不排卵者低，但能量多普勒指数无明显差异[55]。此外，这些数据是在选定的 PCOM 和高 AMH 水平的患者中获得的。因此，LOD 应慎用于 AMH 处于正常和低水平的 PCOS 女性，因为卵巢损害的风险可能很高。需要进一步进行大样本精心设计的研究，以确定 CC 抵抗的 PCOS 患者 LOD 治疗前血清 AMH 的绝对基线水平（高于此水平的患者 LOD 未能恢复排卵）以及最低安全水平（可以避免卵巢损害）。

目前已有关于调整剂量的 ULOD 与 BLOD 对卵巢储备的影响的研究[29, 77]。在随后一篇文章中，Sunj 等人在同一组患者[28] 中讨论了这个问题[77]，分别测定了术前、术后（1 个月、6 个月）AMH、基础窦滤泡计数（AFC）和卵巢体积。作者报道，两组患者在 LOD 后 AMH 均有所下降；然而，随访术后第 1 个月，BLOD 组较 ULOD 组的下降更为明显，并且随访术后 6 个月期间保持不变。AMH 是卵巢储备最可靠的标志物之一。在本研究中 BLOD 较 ULOD 组术后 AMH 下降更显著，这可能是由于 BLOD 打孔次数多、总能量大而导致的卵巢组织损伤更大。从另一方角度来看，打孔术改善了 PCOM 的颗粒细胞过度分泌 AMH，这可被认为是有益的。令人惊讶的是，在 6 个月的随访期间，ULOD 组 AFC 和卵巢体积较基线（术前）增加的程度比 BLOD 组显著。为了解释这一现象，作者猜测 ULOD 可能会引起后续的代偿反应，意味着 PCOS 患者 ULOD 术后卵巢功能的恢复可能是短期的 [77]。在作者看来，这些变量呈偏态分布，再者 LOD 术后预期是会改善 PCOM，从而降低 AFC，因此对手术后这些变量的增加应谨慎诠释。Sunj 等认为，剂量调整的 ULOD（$60J/cm^3$）对卵巢储备没有长期影响，卵巢储备参数的变化可以视为卵巢储备的正常化，而不是减少 [77]。

Rezk 等人最近的 RCT 中报道了 ULOD 组和 BLOD 组在随访 3 个月和 6 个月的 AMH 水平有显著差异，其中 BLOD 组的 AMH 水平较低 [29]。3 个月后两组 AFC 无差异（15.2 ± 3.3 $vs.$ 15.1 ± 3.2）。但随访 6 个月时 ULOD 组明显升高（18.6 ± 3.1 $vs.$ 16.4 ± 3.2）。与上述研究结果不同，术后 AFC 报告值仍低于基线（ULOD 组、BLOD 组分别为 19.1 ± 5.4 和 18.9 ± 5.5）[77]。这与 LOD 后的 PCOM 减少、进而引起 AFC 减少的设想是一致的。这些提示也表明，剂量调整后的 ULOD 对卵巢储备无长期影响，术后变化可视为卵巢储备的正常化而非减少 [29]。

对 LOD 术后患者行 IVF 的结局评估可以评估 LOD 对卵巢储备的影响。最近，在对 237 例无排卵性不孕症 PCOS 患者的回顾性研究中，来自中国的研究组分析了与未接受过 LOD 治疗的 PCOS 患者相比，LOD 术后对 IVF 累积持续妊娠率的影响。据报道，与未接受过 LOD 的患者比，LOD 术后组获得的卵子数、可用胚胎更少，冷冻保存的胚胎数量也更少，每枚胚胎移植的妊娠率也较低，而每一个新鲜胚胎移植周期的活产率在两组间没有差异。将冷冻胚胎移植周期纳入 IVF 结果分析后，LOD 组患者的累积妊娠率低于未行 LOD 组。Logistic 回归分析显示，与 LOD 后的 PCOS 患者相比，未行 LOD 的 PCOS 患者每次体外受精周期累积妊娠率更高（OR 1.98，95% CI 1.10~3.58）。作者的结论是，LOD 可能会降低后续 IVF 的累积妊娠率。然而，他们承认回顾性研究设计的选择偏倚、纳入 PCOS 患者的异质性以及 LOD 手术参数的不同是他们研究的主要局限性 [38]。另一项最近的回顾性研究有同样的报道：在新鲜胚胎移植周期中，未行 LOD 的 CC 抵抗 PCOS 女性获得的获卵数和胚胎数明显多于 LOD 术后患者，但两组的妊娠率相同 [39]。

> **结　论**
>
> 　　科学、实践和证据是动态的过程。这在 PCOS 的外科治疗中是很典型的，Gjonnaess 在 1984 年引入 LOD 成功地治疗了 PCOS。随后，鉴于对 PCOS 的病理生理学和代谢特征的认识取得了惊人的进展，不同的口服促排卵药也不断发展，与 LOD 竞争 PCOS 的无排卵治疗，尤其是 CC 抵抗的 PCOS 患者。最重要的是，应根据一个国家或诊所的情况，以及每个妇女自己的观点和情况，例如经济情况、副作用、因其他原因需要接受腹腔镜检查如输卵管因素、子宫内膜异位症等做出最终的个性化选择。根据目前的证据，CC 抵抗的 PCOS 患者应首先口服排卵药物进行治疗。只有当这些方案失败时，才考虑 LOD。因此，在开始这部分妇女的 LOD 治疗之前，谨慎地考虑不良反应的预测因素。如果为合适的患者选择 LOD，建议对较大的卵巢（60J/cm^3）进行能量调整的 ULOD，而不是固定剂量为 1200J 的 BLOD。现有证据表明，调整剂量的 ULOD 至少可以达到与固定剂量的 BLOD 相当的排卵率和妊娠率，但不会对卵巢储备产生长期影响。有趣的是，在 LOD 后，卵巢对口服促排卵药和促性腺激素的反应性增加。值得注意的是，谨慎地实行 LOD，手术后附件周围粘连的发生率并不是手术成功的主要限制因素。目前，没有确凿的证据表明 CC 抵抗的 PCOS 女性卵巢储备减少与 LOD 相关，而使用适当的技术可将卵巢储备参数的相关变化视为正常，而不是卵巢储备减少。

致谢

　　作者感谢 Springer（重复使用图 15.1 和表 15.1）和 Elsevier（重复使用图 15.2）出版社授予的免费使用权。

参考文献

[1]　Abu Hashim H. Predictors of success of laparoscopic ovarian drilling in women with polycystic ovary syndrome: an evidence-based approach. Arch Gynecol Obstet. 2015;291:11-8.

[2]　Stein IF, Leventhal ML. Amenorrhea associated with bilateral polycystic ovaries. Am J Obstet Gynecol. 1935;29:181-91.

[3]　Abu Hashim H, Al-Inany H, De Vos M, Tournaye H. Three decades after Gjönnaess's laparoscopic ovarian drilling for treatment of PCOS; what do we know? An evidence-based approach. Arch Gynecol Obstet. 2013;288:409-22.

[4]　Gjönnaess H. Polycystic ovarian syndrome treated by ovarian electrocautery through the laparoscope. Fertil Steril. 1984;41:20-5.

[5]   Thessaloniki ESHRE/ASRM-Sponsored PCOS Consensus Workshop Group. Consensus on infertility treatment related to polycystic ovary syndrome. Fertil Steril. 2008;89:505-22.

[6]   National collaborating centre for women's and children's health/national institute for clinical excellence. Fertility: assessment and treatment for people with fertility problems. Clinical guideline no. 156, RCOG Press, London. 2013. https://www.nice.org.uk/guidance/cg156.

[7]   Abu Hashim H. Twenty years of ovulation induction with metformin for PCOS; what is the best available evidence? Reprod Biomed Online. 2016;32:44-53.

[8]   Abu Hashim H, Foda O, Ghayaty E. Combined metformin clomiphene in clomiphene-resistant polycystic ovary syndrome: a systematic review and meta-analysis of randomized controlled trials. Acta Obstet Gynecol Scand. 2015;9:921-30.

[9]   Zakherah MS, Nasr A, El Saman AM, Shaaban OM, Shahin AY. Clomiphene citrate plus tamoxifen versus laparoscopic ovarian drilling in women with clomiphene-resistant polycystic ovary syndrome. Int J Gynaecol Obstet. 2010;108:240-3.

[10]   Roy KK, Baruah J, Sharma A, Sharma JB, Kumar S, Kachava G, Karmakar D. A prospective randomized trial comparing the clinical and endocrinological outcome with rosiglitazone versus laparoscopic ovarian drilling in patients with polycystic ovarian disease resistant to ovulation induction with clomiphene citrate. Arch Gynecol Obstet. 2010;281:939-44.

[11]   Casper RF, Mitwally MF. Review: aromatase inhibitors for ovulation induction. J Clin Endocrinol Metab. 2006;91:760-71.

[12]   Franik S, Kremer JA, Nelen WL, Farquhar C. Aromatase inhibitors for subfertile women with polycystic ovary syndrome. Cochrane Database Syst Rev. 2014;2:CD010287.

[13]   Farquhar C, Brown J, Marjoribanks J. Laparoscopic drilling by diathermy or laser for ovulation induction in anovulatory polycystic ovary syndrome. Cochrane Database Syst Rev. 2012;6:CD001122.

[14]   Dabirashrafi H, Mohamad K, Behjatnia Y, Moghadami-Tabrizi N.Adhesion formation after ovarian electrocauterization on patients with polycystic ovarian syndrome. Fertil Steril. 1991;55:1200-1.

[15]   Dabirashrafi H.Complications of laparoscopic ovarian cauterization. Fertil Steril. 1989;52:878-9.

[16]   Armar NA, McGarrigle HH, Honour J, Holownia P, Jacobs HS, Lachelin GC. Laparoscopic ovarian diathermy in the management of anovulatory infertility in women with polycystic ovaries: endocrine changes and clinical outcome. Fertil Steril. 1990;53:45-9.

[17]   Armar NA, Lachelin GC. Laparoscopic ovarian diathermy: an effective treatment for antioestrogen resistant anovulatory infertility in women with the polycystic ovary syndrome. Br J Obstet Gynaecol. 1993;100:161-4.

[18]   Amer SA, Li TC, Cooke ID. A prospective dose-finding study of the amount of thermal energy required for laparoscopic ovarian diathermy. Hum Reprod. 2003;18:1693-8.

[19]   Li RH, Ng EH. Management of anovulatory infertility. Best Pract Res Clin Obstet Gynaecol. 2012;26:757-68.

[20]   Sharma M, Kriplani A, Agarwal N. Laparoscopic bipolar versus unipolar ovarian drilling in infertile women with resistant polycystic ovarian syndrome: a pilot study. J Gynecol Surg. 2006;22:105-11.

[21]   Balen AH, Jacobs HS. A prospective study comparing unilateral and bilateral laparoscopicovarian diathermy in women with the polycystic ovary syndrome. Fertil Steril. 1994;62:921-5.

[22]   Youssef H, Atallah MM. Unilateral ovarian drilling in polycystic ovarian syndrome: a prospective randomized study. Reprod Biomed Online. 2007;15:457-62.

[23]   Al-Mizyen E, Grudzinskas JG. Unilateral laparoscopic ovarian diathermy in infertile women with clomiphene citrate resistant polycystic ovary syndrome. Fertil Steril. 2007;88:1678-80.

[24]   Roy KK, Baruah J, Moda N, Kumar S. Evaluation of unilateral versus bilateral ovarian drilling in clomiphene citrate resistant cases of polycystic ovarian syndrome. Arch Gynecol Obstet. 2009;280:573-8.

[25]   Zakherah MS, Kamal MM, Hamed HO. Laparoscopic ovarian drilling in polycystic ovary syndrome: efficacy of adjusted thermal dose based on ovarian volume. Fertil Steril. 2011;95:1115-8.

[26]   Amer SA, Li TC, Cooke ID. Laparoscopic ovarian diathermy in women with polycystic ovarian syndrome: a retrospective study on the influence of the amount of energy used on the outcome. Hum Reprod. 2002;17:1046-51.

[27]   Felemban A, Tan SL, Tulandi T. Laparoscopic treatment of polycystic ovaries with insulated needle cautery: a reappraisal. Fertil Steril. 2000;73:266-9.

[28]   Sunj M, Canic T, Baldani DP, Tandara M, Jeroncic A, Palada I. Does unilateral laparoscopic diathermy adjusted to ovarian volume increase the chances of ovulation in women with polycystic ovary syndrome? Hum Reprod. 2013;28:2417-24.

[29]   Rezk M, Sayyed T, Saleh S. Impact of unilateral versus bilateral laparoscopic ovarian drilling on ovarian

reserve and pregnancy rate: a randomized clinical trial. Gynecol Endocrinol. 2016;32:399-402.

[30] Hamed HO, Hasan AF, Ahmed OG, Ahmed MA. Metformin versus laparoscopic ovarian drilling in clomiphene-and insulin-resistant women with polycystic ovary syndrome. Int J Gynaecol Obstet. 2010;108:143-7.

[31] Sackett DL, Strauss SE, Richardson WS, Rosenberg W, Haynes RB. Evidence-based medicine: how to practice and teach EBM. 2nd ed. Edinburgh: Churchill Livingstone; 2000.

[32] Amer SA, Li TC, Metwally M, Emarh M, Ledger WL. Randomized controlled trial comparing laparoscopic ovarian diathermy with clomiphene citrate as a first-line method of ovulation induction in women with polycystic ovary syndrome. Hum Reprod. 2009;24:219-25.

[33] Bayram N, van Wely M, Kaaijk EM, Bossuyt PM, van der Veen F. Using an electrocautery strategy or recombinant follicle stimulating hormone to induce ovulation in polycystic ovary syndrome: randomised controlled trial. BMJ. 2004;328:192.

[34] Kato M, Kikuchi I, Shimaniki H, Kobori H, Aida T, Kitade M, Kumakiri J, Takeuchi H. Efficacy of laparoscopic ovarian drilling for polycystic ovary syndrome resistant to clomiphene citrate. J Obstet Gynaecol Res. 2007;33:174-80.

[35] Palomba S, Orio Jr F, Falbo A, Russo T, Caterina G, Manguso F, Tolino A, Colao A, Zullo F. Metformin administration and laparoscopic ovarian drilling improve ovarian response to clomiphene citrate (CC) in oligo-anovulatory CC-resistant women with polycystic ovary syndrome. Clin Endocrinol. 2005;63:631-5.

[36] Abu Hashim H, El-Shafei M, Badawy A, Wafa A, Zaglol H. Does laparoscopic ovarian diathermy change clomiphene-resistant PCOS into clomiphene-sensitive? Arch Gynecol Obstet. 2011;284:503-7.

[37] Farhi J, Soule S, Jacobs HS. Effect of laparoscopic ovarian electrocautery on ovarian response and outcome of treatment with gonadotropins in clomiphene citrate-resistant patients with polycystic ovary syndrome. Fertil Steril. 1995;64:930-5.

[38] Cai J, Liu L, Sun L, Sha A, Jiang X, Ren J. Effects of previous ovarian drilling on cumulative ongoing pregnancy rates among patients with polycystic ovarian syndrome undergoing in vitro fertilization. Int J Gynaecol Obstet. 2016;134:272-7.

[39] Eftekhar M, Deghani Firoozabadi R, Khani P, Ziaei Bideh E, Forghani H. Effect of laparoscopic ovarian drilling on outcomes of in vitro fertilization in clomiphene-resistant women with polycystic ovary syndrome. Int J Fertil Steril. 2016;10:42-7.

[40] Amin AF, Abdel-Aal DE, Darwish AM, Mbeki AR. Evaluation of the impact of laparoscopic ovarian drilling on Doppler indices of ovarian stroma blood flow, serum vascular endothelial growth factor, and insulin-like growth factor-1 in women with polycystic ovary syndrome. Fertil Steril. 2003;79:938-42.

[41] Parsanezhad ME, Bagheri MH, Alborzi S, Schmidt EH. Ovarian stromal blood flow changes after laparoscopic ovarian cauterization in women with polycystic ovary syndrome. Hum Reprod. 2003;18:1432-7.

[42] El Behery MM, Diab AE, Mowafy H, Ebrahiem MA, Shehata AE. Effect of laparoscopic ovarian drilling on vascular endothelial growth factor and ovarian stromal blood flow using 3-dimensional power Doppler. Int J Gynaecol Obstet. 2011;112:119-21.

[43] Rimington MR, Walker SM, Shaw RW. The use of laparoscopic ovarian electrocautery in preventing cancellation of in-vitro fertilization treatment cycles due to risk of ovarian hyperstimulation syndrome in women with polycystic ovaries. Hum Reprod. 1997;12:1443-7.

[44] Seow KM, Juan CC, Hwang JL, Ho LT. Laparoscopic surgery in polycystic ovary syndrome: reproductive and metabolic effects. Semin Reprod Med. 2008;26:101-10.

[45] Baghdadi LR, Abu Hashim H, Amer SA, Palomba S, Falbo A, Al-Ojaimi E, Ott J, Zhu W, Fernandez H, Nasr A, Ramzy AM, Clark J, Doi SA. Impact of obesity on reproductive outcomes after ovarian ablative therapy in PCOS: a collaborative meta-analysis. Reprod Biomed Online. 2012;25:227-41.

[46] Kriplani A, Manchanda R, Agarwal N, Nayar B. Laparoscopic ovarian drilling in clomiphene citrate-resistant women with polycystic ovary syndrome. J Am Assoc Gynecol Laparosc. 2001;8:511-8.

[47] Ott J, Wirth S, Nouri K, Kurz C, Mayerhofer K, Huber JC, Tempfer CB. Luteinizing hormone and androstenedione are independent predictors of ovulation after laparoscopic ovarian drilling: a retrospective cohort study. Reprod Biol Endocrinol. 2009;7:153.

[48] Ott J, Mayerhofer K, Nouri K, Walch K, Seemann R, Kurz C. Perioperative androstenedione kinetics in women undergoing laparoscopic ovarian drilling: a prospective study. Endocrine. 2014;47:936-42.

[49] van Wely M, Bayram N, van der Veen F, Bossuyt PM. Predictors for treatment failure after laparoscopic electrocautery of the ovaries in women with clomiphene citrate resistant polycystic ovary syndrome. Hum Reprod. 2005;20:900-5.

[50] Amer SA, Li TC, Ledger WL. Ovulation induction using laparoscopic ovarian drilling in women with polycystic ovarian syndrome: predictors of success. Hum Reprod. 2004;19:1719-24.

[51] Kato M, Kikuchi I, Shimaniki H, Kobori H, Aida T, Kitade M, Kumakiri J, Takeuchi H. Efficacy of laparoscopic ovarian drilling for polycystic ovary syndrome resistant to clomiphene citrate. J Obstet Gynaecol Res. 2007;33:174-80.

[52] Alborzi S, Khodaee R, Parsanejad ME. Ovarian size and response to laparoscopic ovarian electro-cauterization in polycystic ovarian disease. Int J Gynaecol Obstet. 2001;74:269-74.

[53] Kong GW, Cheung LP, Lok IH. Effects of laparoscopic ovarian drilling in treating infertile anovulatory polycystic ovarian syndrome patients with and without metabolic syndrome. Hong Kong Med J. 2011;17:5-10.

[54] Amer SA, Li TC, Ledger WL. The value of measuring anti-Mullerian hormone in women with anovulatory polycystic ovary syndrome undergoing laparoscopic ovarian diathermy. Hum Reprod. 2009;24:2760-6.

[55] Elmashad AI. Impact of laparoscopic ovarian drilling on anti-Müllerian hormone levels and ovarian stromal blood flow using three-dimensional power Doppler in women with anovulatory polycystic ovary syndrome. Fertil Steril. 2011;95:2342-6.

[56] Mercorio F, Mercorio A, Di Spiezio Sardo A, Barba GV, Pellicano M, Nappi C. Evaluation of ovarian adhesion formation after laparoscopic ovarian drilling by second-look minilaparoscopy. Fertil Steril. 2008;89:1229-33.

[57] Api M. Adhesions after laparoscopic ovarian drilling in the treatment of women with polycystic ovary syndrome: should it be a concern? J Minim Invasive Surg Sci. 2014;3:e10729.

[58] Flyckt RL, Goldberg JM. Laparoscopic ovarian drilling for clomiphene-resistant polycystic ovary syndrome. Semin Reprod Med. 2011;29:138-46.

[59] Api M. Is ovarian reserve diminished after laparoscopic ovarian drilling? Gynecol Endocrinol. 2009;25:159-65.

[60] Weenen C, Laven JS, Von Bergh AR, Cranfield M, Groome NP, Visser JA, Kramer P, Fauser BC, Themmen AP. Anti-Mullerian hormone expression pattern in the human ovary: potential implications for initial and cyclic follicle recruitment. Mol Hum Reprod. 2004;10:77-83.

[61] Visser JA, de Jong FH, Laven JSE, Themmen APN. Anti-Mullerian hormone: a new marker for ovarian function. Reproduction. 2006;131:1-9.

[62] Laven JS, Mulders AG, Visser JA, Themmen APN, De Jong FH, Fauser BC. Anti-Müllerian hormone serum concentrations in normoovulatory and anovulatory women of reproductive age. J Clin Endocrinol Metab. 2004;89:318-23.

[63] Pigny P, Merlen E, Robert Y, Cortet-Rudelli C, Decanter C, Jonard S, Dewailly D. Elevated serum level of anti-Mullerian hormone in patients with polycystic ovary syndrome: relationship to the ovarian follicle excess and to the follicular arrest. J Clin Endocrinol Metab. 2003;88:5957-62.

[64] Park AS, Lawson MA, Chuan SS, Oberfield SE, Hoeger KM, Witchel SF, Chang RJ. Serum anti-Mullerian hormone concentrations are elevated in oligomenorrheic girls without evidence of hyperandrogenism. J Clin Endocrinol Metab. 2010;95:1786-92.

[65] Lie Fong S, Schipper I, de Jong FH, Themmen AP, Visser JA, Laven JS. Serum anti-Mullerian hormone and inhibin B concentrations are not useful predictors of ovarian response during ovulation induction treatment with recombinant follicle-stimulating hormone in women with polycystic ovary syndrome. Fertil Steril. 2011;96:459-63.

[66] Bhide P, Dilgil M, Gudi A, Shah A, Akwaa C, Homburg R. Each small antral follicle in ovaries of women with polycystic ovary syndrome produces more antimüllerian hormone than its counterpart in a normal ovary: an observational cross-sectional study. Fertil Steril. 2015;103:537-41.

[67] Jeppesen JV, Anderson RA, Kelsey TW, Christiansen SL, Kristensen SG, Jayaprakasan K, Raine-Fenning N, Campbell BK, Yding Andersen C. Which follicles make the most H. Abu Hashim211 anti-Mullerian hormone in humans? Evidence for an abrupt decline in AMH production at the time of follicle selection. Mol Hum Reprod. 2013;19:519-27.

[68] Pellatt L, Hanna L, Brincat M, Galea R, Brain H, Whitehead S, Mason H. Granulosa cell production of anti-Müllerian hormone is increased in polycystic ovaries. J Clin Endocrinol Metab. 2007;92:240-5.

[69] Pellatt L, Rice S, Mason HD. Anti-Mullerian hormone and polycystic ovary syndrome: a mountain too high? Reproduction. 2010;139:825-33.

[70] Durlinger AL, Kramer P, Karels B, de Jong FH, Uilenbroek JT, Grootegoed JA, Themmen AP. Control of primordial follicle recruitment by anti-Mullerian hormone in the mouse ovary. Endocrinology. 1999;140:5789-96.

[71]   Durlinger AL, Gruijters MJ, Kramer P, Karels B, Kumar TR, Matzuk MM, Rose UM, de Jong FH, Uilenbroek JT, Grootegoed JA, Themmen AP. Anti-Mullerian hormone attenuates the effects of FSH on follicle development in the mouse ovary. Endocrinology. 2001;142:4891-9.

[72]   Pellatt L, Rice S, Dilaver N, Heshri A, Galea R, Brincat M, Brown K, Simpson ER, Mason HD. Anti-Mullerian hormone reduces follicle sensitivity to follicle stimulating hormone in human granulosa cells. Fertil Steril. 2011;96:1246-51.

[73]   Mahran A, Abdelmeged A, El-Adawy AR, Eissa MK, Shaw RW, Amer SA. The predictive value of circulating anti-Müllerian hormone in women with polycystic ovarian syndrome receiving clomiphene citrate: a prospective observational study. J Clin Endocrinol Metab. 2013;98:4170-5.

[74]   Xi W, Yang Y, Mao H, Zhao X, Liu M, Fu S. Circulating anti-mullerian hormone as predictor of ovarian response to clomiphene citrate in women with polycystic ovary syndrome. J Ovarian Res. 2016;9:3.

[75]   Mumford SL, Legro RS, Diamond MP, Coutifaris C, Steiner AZ, Schlaff WD, Alvero R, Christman GM, Casson PR, Huang H, Santoro N, Eisenberg E, Zhang H, Cedars MI. Baseline AMH level associated with ovulation following ovulation induction in women with polycystic ovary syndrome. J Clin Endocrinol Metab. 2016;101:3288-96.

[76]   Amer SA, Mahran A, Abdelmaged A, El-Adawy AR, Eissa MK, Shaw RW. The influence of circulating anti-Müllerian hormone on ovarian responsiveness to ovulation induction with gonadotrophins in women with polycystic ovarian syndrome: a pilot study. Reprod Biol Endocrinol. 2013;11:115.

[77]   Sunj M, Kasum M, Canic T, Karelovic D, Tandara M, Tandara L, Palada I. Assessment of ovarian reserve after unilateral diathermy with thermal doses adjusted to ovarian volume. Gynecol Endocrinol. 2014;30:785-8.

肌　醇　16

John E. Nestler, Antonio Simone Laganà

16.1　概　述

有证据表明，胰岛素抵抗在 PCOS 患者的高雄激素血症和稀发排卵中有着重要致病作用。瘦型和肥胖型 PCOS 患者都表现出胰岛素抵抗，这是该综合征的特征，并伴有相关的代偿性高胰岛素血症（即高胰岛素血症性胰岛素抵抗）。多个体内 [1-3] 和体外 [4, 5] 研究证明高胰岛素血症 / 胰岛素抵抗增加 PCOS 患者卵巢雄激素的产生并干扰排卵。此外，高胰岛素抑制 PCOS 患者肝脏性激素结合球蛋白（SHBG）的产生，循环游离睾酮显著增加。此外，高胰岛素血症可能改变生理性促性腺激素动态分泌，增加黄体生成素（LH）水平，后者与胰岛素共同增加卵巢雄激素的产生 [4, 7]。这些机制的影响尚不清楚，但可能与一个或多个遗传缺陷使 PCOS 患者对这些靶器官的胰岛素作用敏感度提高有关。PCOS 患者胰岛素的作用可能包括与卵巢细胞上的 IGF-1 受体结合，反过来这样可能会对排卵过程产生不利影响。

此外，PCOS 远期的代谢影响涉及生育能力和妊娠并发症。在一些患有 PCOS 的女性中，代偿性高胰岛素血症足以维持正常的糖耐量，然而在其他女性中则代偿不足，表现为葡萄糖不耐受。胰岛素抵抗是 2 型糖尿病的主要危险因素，30%~50% 的肥胖 PCOS 女性会在 30 岁时出现糖耐量受损或糖尿病 [8, 9]。此外，患有 PCOS 的女性代谢综合征的患病率是正常人群的 2~4 倍，在 30~40 岁的 PCOS 患者存在代谢综合征比例大于 50%[10]。随着 PCOS 的发展，女性出现心血管高危因素的年龄越来越早，研究表明，患有 PCOS 的女性在 50~60 岁发生心脏病的风险可能是正常人的两倍 [11-13]。

考虑到 PCOS 患者产生的胰岛素抵抗在内分泌、生殖和代谢紊乱中的中枢致病作用，几种药物和非药物的方法已经用于治疗高胰岛素及典型的胰岛素抵抗。例如，通过节食减肥提高胰岛素敏感性可以减少循环中的雄激素及提高受孕率。同样，已经研究并证明二甲双胍、曲格列酮和肌醇等药物对不孕症的 PCOS 患者有益。

基于这些考虑，人们研究了肌醇的胰岛素敏感效应以评估该药对 PCOS 的症状和体征的改善情况，包括恢复 PCOS 女性生育能力的可能性。PCOS 最重要的表现之一是无排卵，也是影响患者不孕症的主要原因。排卵功能障碍、高胰岛素血症、胰岛素抵抗和雄激素过多密切关系，人们已经在人体特别是 PCOS 女性身上评估了单独肌醇或与联合其他药物治疗效果。事实上，由于对肌醇作用的兴趣日益增加，在国际妇产科会议上 [40]，人们试图寻找使用肌醇的最佳方法。关于这个话题，本章的目的是总结关于肌醇在改善 PCOS 生育方面的作用。

16.2 肌醇的作用机制

肌醇由原核细胞和真核细胞合成，但在哺乳动物中主要从饮食中获得肌醇 –6– 磷酸。从化学结构上说，肌醇是由六碳环组成的多元醇，环的每个碳上都有一个羟基（图 16.1）。正如最近的一篇文章 [14] 所总结的那样有九种可能的肌醇立体异构形式（myo–、scyllo–、muco–、epi–、neo–、allo–、D-chiro– 和 l-chiro– 肌醇，还有并不是已知天然存在的，cis-inositol）这些变化与六种的差向异构酶的作用有关。其中肌醇（myo-inositol，MI）和 D- 手性肌醇（D-chiro-inositol，DCI）为两种亚型，肌醇和 D- 手性肌醇对胰岛素敏感性作用引起了研究者关注，并将其作为 PCOS 治疗的备选药物。之前报道过 [15]，MI 和 DCI 都起了胰岛素的第二信使作用，介导胰岛素在人体的不同作用 [16]。肌醇被转换为肌醇磷酸甘聚糖（IPG）作为胰岛

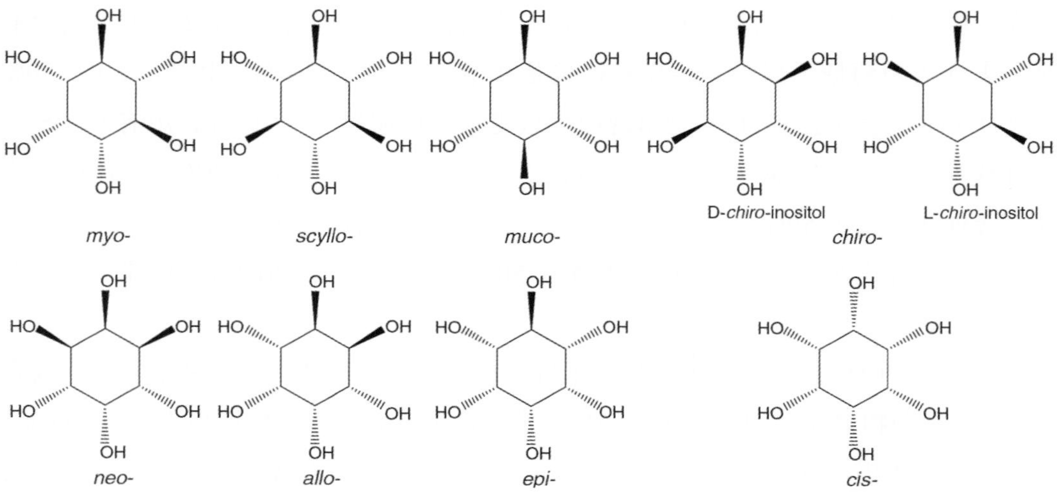

图 16.1 肌醇结构式（Mill 的研究）

素第二信使（MI–IPG）主要参与细胞摄取葡萄糖，而 D– 手性肌醇在转化为 IPG 胰岛素第二信使（DCI–IPG），主要参与糖原合成（图 16.1）。

正如以下所述，随后我们已经证明了肌醇 –IPG 会参与葡萄糖摄取[15]，而 D– 手性肌醇 –IPG 可能介导胰岛素的摄取，刺激卵巢雄激素分泌[4]，改善靶组织对胰岛素[17] 的敏感性。

肌醇可以以游离形式或磷脂酰肌醇的形式存在于细胞内（磷酸肌醇，ptdins），可以进一步磷酸化形成磷脂酰肌醇磷酸（PIP）和磷脂酰基醇二磷酸（PIP2）。在生长因子或其他激素刺激下，磷脂酶 C （PLP–C）介导 PIP2 的裂解形成三磷酸肌醇前体（InsP3），进而作为第二信使介导胰岛素的不同作用。如 Dinicola[18] 等人所述，肌醇和磷脂酶 C 无论在小鼠模型[19] 和人模型[20] 都可以间接调节 LH/FSH 活性和释放三磷酸肌醇前体。此外，三磷酸肌醇前体还与其各自的受体相互作用并控制细胞内 Ca^{2+} 释放。

在卵巢内，三磷酸肌醇前体与其受体 1 （IP3–R1）的结合似乎是卵母细胞成熟所必需的，尤其是需紧密依赖钙的最终发育阶段[21]。有趣的是，从动物身上累计的证据模型表明，外源注射 InsP3 可以刺激 Ca^{2+} 从卵巢中释放，使得卵子有序生成[22]。此外，肌醇似乎促进了小鼠卵母细胞向受精卵的减数分裂过程，而卵巢细胞内储存的肌醇耗竭可能会改变之前描述的生理过程[23]。

从代谢的角度来看，当胰岛素结合自身受体时，位于细胞膜小叶外的糖基磷脂酰肌醇脂质发生水解，并释放两个 IPGs，一个包含 D– 手性肌醇，另一个包含肌醇。这两个 IPGs 通过激活在葡萄糖代谢中控制葡萄糖氧化和非氧化代谢的关键酶起重要作用。具体地说，小鼠模型中研究表明，D– 手性肌醇 –IPGs 比肌醇 –IPGs 似乎在一定程度上更有效恢复胰岛素敏感性和糖原合成[24]。尽管如此，其他对肥胖恒河猴和患有代谢综合征的的绝经女性的研究表明在口服肌醇改善胰岛素敏感性[26] 也具有很强作用，从而逆转葡萄糖耐量受损和改善血脂和血压。

在细胞内，肌醇可通过差向异构作用转化为 D– 手性肌醇，这种细胞内差向异构酶受胰岛素[27] 调控。利用此机制，每一个单独的器官都能调节肌醇的平衡，所有器官具有细胞内肌醇与 D– 手性肌醇的组织特异性比值[28]。D– 手性肌醇水平在储存糖原的组织中高，如肝脏、肌肉和脂肪，在葡萄糖利用率高的组织中低，如大脑和心脏。胰岛素抵抗与 D– 手性肌醇的可用率下降有关，Ortmeyer 等人[29] 证明了这一点，他指出报告了合并 D– 手性肌醇的 IPGs 的糖尿病恒河猴的尿排泄率较低，随后在人类中得到证实[30]。这些研究的发现是一致的，饮食中添加 D– 手性肌醇可以降低糖尿病兔子或猴子的胰岛素抵抗[31]。

总之，已有的证据[32]表明，肌醇和 D- 手性肌醇的代谢衍生物，在调控胰岛素作用中相互协同。肌醇 -IPG 诱导葡萄糖转运蛋白 4（GLUT 4）受体转移到细胞表面[33, 34]，增强细胞对葡萄糖的摄取，肌醇衍生物抑制腺苷酸环化酶，减少脂肪组织中游离脂肪酸的释放。然而，另一项研究表明，在小鼠模型中，乳酸诱导的 GLUT1 转运不受 PI3K 的介导，提示对之前提到的 GLUT4 存在不同的调控机制[35]。

D- 手性肌醇 -IPG 刺激丙酮酸脱氢酶（PDH），通过 Krebs 循环增加三磷酸（ATP）合酶生成和刺激糖原合成。关于最后一点，D- 手性肌醇 -IPG 刺激糖原合成酶，支持葡萄糖转化为糖原储存在细胞内[24]。

16.3 PCOS 中异常差向异构酶的作用

如前所述，在循环或组织内肌醇与 D- 手性肌醇的平衡可能在调节代谢过程中发挥关键作用。几项研究报道了葡萄糖耐量试验期间 DM 受试者血液中 DCI-IPG 的释放不足（PDH 磷酸酶测定生物活性）[36]，在胰岛素钳夹试验期间 PCOS 女性 DCI-IPG 释放不足[37]先兆子痫女性体外胰岛素给药后检测到胎盘膜中 DCI-IPG 释放亦不足[38]。

基于这些数据表明，肌醇与 D- 手性肌醇的比值增加及 D- 手性肌醇缺乏与胰岛素抵抗有关。Larner 小组表示这种不平衡性可能是由从肌醇转化到氯肌醇这种有缺陷的差向异构作用导致，比如碳 -3- 羟基的倒转。为了研究这种可能性，他们在患糖尿病的 Goto-Kakizaki 大鼠的肝脏和脂肪组织中，对照组 20%~30% 出现肌醇转换为氯肌醇，糖尿病组小于 5%。随后，他们部分从大鼠肝脏中纯化 MI 至 DCI 差向异构酶，并证明其对核苷酸的需求性，表明它通过氧化还原机制起作用并可能降低差向异构酶的活性[41]。

报告表明，多达 50% 的 PCOS 患者在脂肪组织和骨骼肌中表现出高胰岛素血症和外周胰岛素抵抗。与此相反，PCOS 患者的卵巢膜细胞和颗粒细胞不产生胰岛素抵抗，据报道它们对胰岛素非常敏感。根据这一观察，Heimark 等人最近对[27]胰岛素循环正常的女性的卵泡膜细胞进行研究，对 PCOS 患者高胰岛素抵抗患者的鞘细胞进行研究，并检测细胞内肌醇与 D- 手性肌醇的比值及将肌醇转化为 D- 手性肌醇的异构酶的活性。他们报道了正常人群卵泡膜细胞中肌醇磷多糖与 D- 手性肌醇的比值相对较高，PCOS 患者的比例相对是低的。类似，膜的差向异构酶的活动在 PCOS 女性相比于健康女性活动加强。对这些观察结果的解释是 PCOS 患者的膜细胞增强胰岛素敏感性，导致胰岛素刺激的差向异构酶活性增强和肌醇向 D- 手性肌醇的转化增加。

根据这些数据表明肌醇向 D- 手性肌醇的在 PCOS 和高胰岛素血症患者中外显化增强，从而导致卵巢中肌醇磷多糖缺乏，会损害 FSH 信号，导致卵母细胞质量变差与卵巢过度刺激综合征（OHSS）风险增加 [43]。为了探索这种可能性，Unfer 等人最近检测了在一部分 PCOS 患者卵泡液和一小部分健康女性中的肌醇和 D- 手性肌醇水平表现为高胰岛素血症的胰岛素抵抗。他们报告指出，健康女性卵泡液中肌醇和 D- 手性肌醇的比值为 100∶1，而在 PCOS 患者的比值仅为 0.2∶1，这是由于 PCOS 患者显著的滤泡性肌醇磷多糖的减少和 D- 手性肌醇的增加及与胰岛素刺激的差向异构酶活性增强一致。

胰岛素刺激下卵泡内 D- 手性肌醇增加活性将被纳入前体糖磷脂酰肌醇和 / 或前体糖磷脂酰肌醇 – 蛋白质，然后可以裂解成 D- 手性肌醇 IPG。正如合成的含氨基肌醇聚糖 INS-2 所示，合成的含手性肌醇的聚糖可以在卵巢局部发挥作用，增加卵泡膜雄激素的产生。

16.4 肌醇对 PCOS 患者的影响

目前普遍认为单独口服肌醇磷多糖、单独服用 D- 手性肌醇或联合用药肌醇和 D- 手性肌醇可缓解许多典型的代谢失调 PCOS。下面我们将报告在 PCOS 患者单独和 / 或联合使用 D- 手性肌醇和肌醇中治疗效果。

16.4.1 D- 手性肌醇应用

自 Nestler 等人首次报道 [17] 以来，已有多项研究 [44-46] 调查口服 D- 手性肌醇对 PCOS 患者的影响。Nestler 和合作者 [17] 进行了随机、双盲、安慰剂对照的研究，44 名患有 PCOS 的肥胖女性接受了 1200mg D- 手性肌醇或安慰剂治疗 6~8 周。接受 D- 手性肌醇治疗的女性与安慰剂组相比，腰臀比（WHR）明显减小、收缩压和舒张压以及血浆总胆固醇、甘油三酯浓度降低。关于葡萄糖代谢，D- 手性肌醇治疗组口服葡萄糖后血浆胰岛素曲线面积减小，尽管与安慰剂组相比，下降程度无显著差异 [17]。在同一项研究 [17] 中，亮丙瑞林刺激试验早期结果是降低的（实验用于评估注射亮丙瑞林后测定 LH 和 17 测 – 羟基黄体酮浓度变化）亮丙瑞林刺激试验表明，仅在口服 D- 手性肌醇后血清 LH 和 17 肌醇羟基黄体酮早期和晚期均下降

[17]。与这些结果一致，服用 D- 手性肌醇与血清游离睾酮、脱氢表雄酮的降低及血清 SHBG 浓度升高有关。最后，86% 的 D- 手性肌醇组女性在治疗期间恢复排卵，相比之下安慰剂组中只有 27% 的女性恢复排卵[17]。

随后，Iuorno 等人[44] 进行了类似的双盲安慰剂随机对照试验（RCT），实验设计 20 名瘦型 PCOS 女性口服 600mg D- 手性肌醇 6~8 周，每天 1 次。接受 D- 手性肌醇治疗的女性中，收缩压和舒张压、血清总胆固醇和甘油三酯显著下降，在安慰剂组[44] 中没有下降。两组空腹血糖和空腹胰岛素的浓度均无明显变化[44]。反之，D- 手性肌醇组的血糖及胰岛素口服葡萄糖耐量试验（OGTT）期间曲线明显下降，相比于缺乏变化的安慰剂组[44] 这些下降变化显著。此外，D- 手性肌醇组的综合胰岛素敏感性指数（ISI）升高 84%，安慰剂组相比无明显变化[44]。关于激素水平，服用 D- 手性肌醇后，血清总睾酮和游离睾酮浓度显著下降。最后，D- 手性肌醇组 60% 的女性排卵，而安慰剂组只有 20%。

最近，Lagan 等人[45] 通过更大的前瞻性队列研究来证实这些数据。48 名无排卵型瘦型（体重指数 <25kg/m^2）PCOS 的女性患接受 6 个月 1g D- 手性肌醇 +400 巢综叶酸后，研究发现收缩压、Ferriman-Gallwey 评分、血浆 LH、LH/FSH 比值、血清水平总睾酮及游离睾酮，雄烯二酮和催乳素和稳态模型评价（HOMA）指数均明显下降。D- 手性肌醇组患者血清 sHBg 和空腹血糖 / 胰岛素均显著升高。胰岛素治疗后月经有明显规律（62.5%）。

关于这类研究，Genazzani 等人报告了类似的结果[46]，他们评估了超重 / 肥胖 PCOS（BMI>26kg/m^2）女性人群口服 D- 手性肌醇的敏感性，患者服药 500mg，每日 1 次，持续 12 周观察疗效。在研究期间，血清 LH 水平和 LH/FSH 比值下降，随后血清雄烯二酮、睾酮和 17- 羟基黄体酮浓度也显著下降。代谢方面，肥胖的 PCOS 女性口服葡萄糖后表现出明显的高胰岛素反应可通过治疗基本上恢复正常。胰岛素曲线下面积（AUC）和胰岛素对葡萄糖负荷的最大反应均显著减少。有趣的是，研究人员为了评估 LH 和 FSH 及 LH 对 GnRHa 的反应，进行了低剂量的促性腺激素释放激素（GnRH）刺激试验，实验治疗后发现 AUC 及最大 AUC 有明显的改变，均持续下降。

总的来说，这些研究的数据表明口服 D- 手性肌醇对 PCOS 女性可提高胰岛素敏感性，减少循环胰岛素和雄激素和改善排卵频率，降低甘油三酯和血压 - 从而使卵巢功能和代谢趋于正常的稳态。

16.4.2　肌醇治疗

Papaleo 等人[47] 探讨了口服肌醇是否能改善 PCOS 患者的胰岛素敏感性，从而恢复正常的排卵功能。研究纳入了 25 名 PCOS 育龄女性，她们的不孕原因仅为月经稀发或闭经，排除输卵管因素或男方因素。PCOS 患者口服肌醇 2g+ 叶酸 200μg 直至验孕阳性[47]。在接受治疗的第 1 个月，25 名女性中有 22 名（88%）有了规律的月经周期；这 22 例患者中有 18 例在随访期间每月有月经来潮[47]。这 22 名女性通过记录卵泡生长和黄体期血清黄体酮浓度升高[47]证实了每月自发排卵。此外，血清总睾酮和游离睾酮显著降低[47]。

同时，一个双盲，安慰剂对照的 RCT[48] 评估月经稀发或闭经的 PCOS 患者经过 14 周肌醇治疗后的排卵情况。患者经每日口服肌醇 4g+400 情况叶酸治疗 14 周后，这将是上述研究方案剂量的两倍[47]。肌醇治疗组排卵率和有排卵的患者数量均明显高于安慰剂组[47]，肌醇治疗组第一次排卵的时间明显缩短。值得注意的是，随着雌二醇浓度的增加，肌醇治疗加快卵泡成熟。在代谢方面，治疗的女性血清高胆固醇在接受肌醇后明显增加，但空腹血糖或空腹胰岛素的浓度没有变化，胰岛素对葡萄糖[47] 的反应也没有变化。肌醇治疗组的女性体重和瘦素水平显著下降，而在安慰剂组的女性体重增加了[47]。

类似的结果在另一个双盲安慰剂对照 RCT 中也有报道[49]，研究纳入人群更少，研究对象（42 名 PCOS 女性）每天口服 4g 肌醇，服用 12~16 周。在这项研究中，在接受肌醇[49]治疗的女性，血清总睾酮、游离睾酮、甘油三酯、收缩期和舒张期血压和口服葡萄糖后胰岛素的 AUC 曲线面积显著降低，胰岛素敏感性（ISI 评估）显著升高，与最后的结果一致。此外，肌醇组的排卵率高于安慰剂组[49]。然而，以前的治疗（包括口服避孕药、胰岛素敏感性及其他）由于小样本而产生的 β 误差效应可能会潜在影响结果。此外，许多研究与此一致[48, 49]包括 Pizzo 等人的研究[50]。Pizzo 也给 PCOS 患者 4g 肌醇加叶酸治疗后，舒张压和收缩压、LH、LH/FSH 比率、总睾酮、游离睾酮、Δ4- 雄烯二酮、催乳素和 HOMA 指数明显降低。在这些相同的患者中，血清 SHBG 和空腹血糖 / 胰岛素比值[50]升高有统计学意义。

肌醇改善排卵功能的效果已通过二甲双胍测试，这是一种 PCOS 的女性促排卵药物。Raffone 等人[51] 纳入 120 名患者，研究随机给予每日口服二甲双胍 1500mg 或口服 4g 肌醇 +400μg 叶酸，口服 6 个月或直至妊娠。50% 的患者使用二甲双胍治疗后可恢复自发排卵，且 18.3% 的女性妊娠。相反在接受肌醇 + 叶酸治疗的患者中，65% 恢复了自发排卵，其中 30% 的患者妊娠[51]。二甲双胍组与肌醇组间比较[51]无统计学差异。因此，两组治疗效果相当。然而，在这方面需要注意的是，二甲双胍添加叶酸可能起到了一定作用，由于叶酸可引起亚临床同型半胱氨酸水平的变化，这可能影响胰岛素敏感性[52]。

16.4.3　D- 手性肌醇加肌醇治疗

肌醇和 D- 手性肌醇（单药治疗）均已证实可以提高 PCOS 排卵率，与肌醇单一治疗相比，已有研究证实 D- 手性肌醇 + 肌醇联合治疗可降低代谢综合征的风险和提高排卵率。在 RCT[53] 中，D- 手性肌醇联合肌醇组，血糖和胰岛素浓度明显降低而单独应用肌醇组未见明显变化。此外，D- 手性肌醇联合肌醇组与没有使用肌醇组相比[53]，总睾酮水平下降、血清 SHBG 升高水平更为稳定。可以说，与超重的 PCOS 患者的治疗效果相比，体重与效果之间呈反比关系[54]，即使这些数据仍然存在需要在瘦型患者中确认。

综上所述，研究表明肌醇的两种亚型（肌醇和 D- 手性肌醇）对改善卵巢功能和代谢有显著作用。虽然肌醇似乎对 PCOS 代谢的影响最为有利，而 D- 手性肌醇在降低循环中的雄激素方面表现更好[50]。

16.5　肌醇作为生育治疗药物

PCOS 女性的不孕症发生率较高，这在很大程度上是由于不排卵和排卵功能障碍（见第 3 章和第 6 章）。高胰岛素血症和胰岛素抵抗及其导致的高雄激素血症可能在引起排卵功能障碍中发挥着关键作用，这是胰岛素增敏药物治疗 PCOS 使其恢复激素代谢平衡，并逐渐恢复生理排卵和生育力的依据。在本节，我们将简要回顾有关在 PCOS 女性接受肌醇治疗后生育结局的现有临床数据，这项结果纳入范围是辅助生育和非辅助生育。在这本书的其他章节中，IVF 周期和非 IVF 周期已详细说明。

口服 D- 手性肌醇或肌醇均可提高 PCOS 患者自发排卵率[17, 44, 45, 47–51]。此外，一个为期 6 个月的 50 例 PCOS 患者胰岛素抵抗的的前瞻性观察研究表明，联合服用 D- 手性肌醇 + 肌醇[18, 53, 54] 与 CC+ 肌醇[55] 均可在排卵方面效果均优于单药治疗效果。同样，对单独使用肌醇 / 叶酸不能自发排卵的 PCOS 女性，联合用药 4g 肌醇 +400μg 叶酸及重组 FSH（37.5IU/d），结果表明妊娠率约为 30%。尽管样本量较少，且研究设计缺乏对照组，但这些数据可能提供一个新的治疗方案，其中肌醇和 CC/FSH 的组合可以诱导无排卵性 PCOS 女性的单排卵。

最近有报道称，肌醇治疗可改善接受 IVF 超排 PCOS 患者的卵子质量以及获卵数及成熟卵母细胞数，增加血糖正常的、接受 ICSI 助孕的 PCOS 成熟卵母细胞数量[67]。然而，卵母细胞（质量）至少在一定程度上受到口服高剂量 D- 手性肌醇的影响[58]。同样，服用肌醇（1500mg）、乳铁蛋白（100mg）和溴代嘌呤（20mg）

使得非 IVF 但接受重组 FSH 促排的 PCOS 患者妊娠率提高了 3 倍[59]。然而，对这一现象的解释有几点值得注意的地方：首先，该报告没有具体说明肌醇的亚型；其次，没有关于精子质量或其他可能影响精子质量的参数在体外受精期间影响受孕率的报告；最后是治疗的时间在研究设计上没有标准化。

最后但同样重要，最近有报道称，每天用 1g D- 手性肌醇降低卵巢[60]中活性氧（ROS）的产生，ROS 已知在 PCOS 中起有害作用[61]。肌醇加二甲双胍联合治疗[62]（一种可能与不良的生殖结局有关的疾病状态）可使合并亚临床甲状腺功能障碍的 PCOS 不孕患者促甲状腺激素水平恢复正常[65]。

结 论

根据现有证据，D- 手性肌醇和肌醇都能改善 PCOS 患者的代谢状况和生育结局。在一个全面系统的回顾研究[64]，从迄今为止公布的数据我们得知，尽管相对较多的 PCOS 的肌醇治疗系临床研究，只有少数是随机对照研究。肌醇的作用机制似乎主要是为了改善有关靶组织胰岛素的敏感性，导致循环中胰岛素减少，这反过来又对生殖轴（恢复排卵和改善卵母细胞质量）和激素环境（降低血清雄激素和改善脂质状态）产生积极影响。

此外，疗效数据仍然是初步的，多由不设对照组的小型研究构成并存在干扰因素。此外，在如此多的混杂因素存在的情况下也获得了可用的实验数据，这些混杂因素需要在其他设计和严格筛选的样本上验证。目前，还没有设计良好的研究剂量出现，以确定 D- 手性肌醇和肌醇的最佳剂量。

此外，在现有研究中使用的剂量变化很大。同样，也没有实验或临床研究评估两种药物混合的不同剂量的效果。因此，未来有必要对更大的 PCOS 患者群体进行适当的对照和使用更好的统计方法进行研究，从而确定哪种方法能更准确地阐明不同肌醇异构体治疗后的生育结局，根据患者治疗前的表型（即"个体化剂量"的基础上患者的临床或生化特征）建立合适的最佳治疗策略，并根据这些表型参数的不同评估其长期结果的变化。

参考文献

[1]　　Nestler JE, Jakubowicz DJ. Decreases in ovarian cytochrome P450c17 alpha activity and serum free testosterone after reduction of insulin secretion in polycystic ovary syndrome. N Engl J Med. 1996;335:617-23.

[2]   Nestler JE, Jakubowicz DJ. Lean women with polycystic ovary syndrome respond to insulin reduction with decreases in ovarian P450c17 alpha activity and serum androgens. J Clin Endocrinol Metab. 1997;82:4075-9.

[3]   Nestler JE, Barlascini CO, Matt DW, Steingold KA, Plymate SR, Clore JN, Blackard WG. Suppression of serum insulin by diazoxide reduces serum testosterone levels in obese women with polycystic ovary syndrome. J Clin Endocrinol Metab. 1989;68:1027-32.

[4]   Nestler JE, Jakubowicz DJ, de Vargas AF, Brik C, Quintero N, Medina F. Insulin stimulates testosterone biosynthesis by human thecal cells from women with polycystic ovary syndrome by activating its own receptor and using inositolglycan mediators as the signal transduction system. J Clin Endocrinol Metab. 1998;83:2001-5.

[5]   Poretsky L, Kalin MF. The gonadotropic function of insulin. Endocr Rev. 1987;8:132-41.

[6]   Nestler JE, Powers LP, Matt DW, Steingold KA, Plymate SR, Rittmaster RS, Clore JN, Blackard WG. A direct effect of hyperinsulinemia on serum sex hormone-binding globulin levels in obese women with the polycystic ovary syndrome. J Clin Endocrinol Metab. 1991;72:83-9.

[7]   Buckler HM, McLachlan RI, MacLachlan VB, Healy DL, Burger HG. Serum inhibin levels in polycystic ovary syndrome: basal levels and response to luteinizing hormone-releasing hormone agonist and exogenous gonadotropin administration. J Clin Endocrinol Metab. 1988;66:798-803.

[8]   Diamanti-Kandarakis E, Dunaif A. Insulin resistance and the polycystic ovary syndrome revisited: an update on mechanisms and implications. Endocr Rev. 2012;33:981-1030.

[9]   Corbould A, Kim Y-B, Youngren JF, Pender C, Kahn BB, Lee A, Dunaif A. Insulin resistance in the skeletal muscle of women with PCOS involves intrinsic and acquired defects in insulin signaling. Am J Physiol Endocrinol Metab. 2005;288:E1047-54.

[10]   Apridonidze T, Essah PA, Iuorno MJ, Nestler JE. Prevalence and characteristics of the metabolic syndrome in women with polycystic ovary syndrome. J Clin Endocrinol Metab. 2005;90:1929-35.

[11]   Tomlinson J, Millward A, Stenhouse E, Pinkney J. Type 2 diabetes and cardiovascular disease in polycystic ovary syndrome: what are the risks and can they be reduced? Diabet Med. 2010;27:498-515.

[12]   Wild RA, Carmina E, Diamanti-Kandarakis E, Dokras A, Escobar-Morreale HF, Futterweit W, Lobo R, Norman RJ, Talbott E, Dumesic DA. Assessment of cardiovascular risk and prevention of cardiovascular disease in women with the polycystic ovary syndrome: a consensus statement by the androgen excess and polycystic ovary syndrome (AE-PCOS) society. J Clin Endocrinol Metab. 2010;95:2038-49.

[13]   Shaw LJ, Bairey Merz CN, Azziz R, Stanczyk FZ, Sopko G, Braunstein GD, Kelsey SF, Kip KE, Cooper-Dehoff RM, Johnson BD, Vaccarino V, Reis SE, Bittner V, Hodgson TK, Rogers W, Pepine CJ. Postmenopausal women with a history of irregular menses and elevated androgen measurements at high risk for worsening cardiovascular event-free survival: results from the National Institutes of Health-National Heart, Lung, and Blood Institute sponsored Women's ischemia syndrome Evaluation. J Clin Endocrinol Metab. 2008;93:1276-84.

[14]   Thomas MP, Mills SJ, Potter BVL. The "other" inositols and their phosphates: synthesis, biology, and medicine (with recent advances in myo-inositol chemistry). Angew Chem Int Ed Eng. 2016;55:1614-50.

[15]   Nestler JE, Unfer V. Reflections on inositol(s) for PCOS therapy: steps toward success. Gynecol Endocrinol. 2015;31:501-5.

[16]   Larner J, Huang LC, Tang G, Suzuki S, Schwartz CF, Romero G, Roulidis Z, Zeller K, Shen TY, Oswald AS. Insulin mediators: structure and formation. Cold Spring Harb Symp Quant Biol. 1988;53(Pt 2):965-71.

[17]   Nestler JE, Jakubowicz DJ, Reamer P, Gunn RD, Allan G. Ovulatory and metabolic effects of D-chiro-inositol in the polycystic ovary syndrome. N Engl J Med. 1999;340:1314-20.

[18]   Dinicola S, Chiu TTY, Unfer V, Carlomagno G, Bizzarri M. The rationale of the myo-inositol and D-chiro-inositol combined treatment for polycystic ovary syndrome. J Clin Pharmacol. 2014;54:1079-92.

[19]   Matsuda M, Tsutsumi K, Kanematsu T, Fukami K, Terada Y, Takenawa T, Nakayama KI, Hirata M. Involvement of phospholipase C-related inactive protein in the mouse reproductive system through the regulation of gonadotropin levels. Biol Reprod. 2009;81:681-9.

[20]   Zacchè MM, Caputo L, Filippis S, Zacchè G, Dindelli M, Ferrari A. Efficacy of myo-inositol in the treatment of cutaneous disorders in young women with polycystic ovary syndrome. Gynecol Endocrinol. 2009;25:508-13.

[21]   Goud PT, Goud AP, Van Oostveldt P, Dhont M. Presence and dynamic redistribution of type I inositol 1,4,5-trisphosphate receptors in human oocytes and embryos during in-vitro maturation, fertilization and early cleavage divisions. Mol Hum Reprod. 1999;5:441-51.

[22]   Lowther KM, Weitzman VN, Maier D, Mehlmann LM. Maturation, fertilization, and the structure and

function of the endoplasmic reticulum in cryopreserved mouse oocytes. Biol Reprod. 2009;81:147-54.

[23] Chiu TTY, Rogers MS, Briton-Jones C, Haines C. Effects of myo-inositol on the in-vitro maturation and subsequent development of mouse oocytes. Hum Reprod. 2003;18:408-16.

[24] Larner J. D-chiro-inositol--its functional role in insulin action and its deficit in insulin resistance. Int J Exp Diabetes Res. 2002;3:47-60.

[25] Ortmeyer HK. Dietary myoinositol results in lower urine glucose and in lower postprandial plasma glucose in obese insulin resistant rhesus monkeys. Obes Res. 1996;4:569-75.

[26] Giordano D, Corrado F, Santamaria A, Quattrone S, Pintaudi B, Di Benedetto A, D'Anna R. Effects of myo-inositol supplementation in postmenopausal women with metabolic syndrome: a perspective, randomized, placebo-controlled study. Menopause. 2011;18:102-4.

[27] Heimark D, McAllister J, Larner J. Decreased myo-inositol to chiro-inositol (M/C) ratios and increased M/C epimerase activity in PCOS theca cells demonstrate increased insulin sensitivity compared to controls. Endocr J. 2014;61:111-7.

[28] Unfer V, Carlomagno G, Papaleo E, Vailati S, Candiani M, Baillargeon J-P. Hyperinsulinemia alters myoinositol to d-chiroinositol ratio in the follicular fluid of patients with PCOS. Reprod Sci. 2014;21:854-8.

[29] Ortmeyer HK, Bodkin NL, Lilley K, Larner J, Hansen BC. Chiroinositol deficiency and insulin resistance. I. Urinary excretion rate of chiroinositol is directly associated with insulin resistance in spontaneously diabetic rhesus monkeys. Endocrinology. 1993;132:640-5.

[30] Asplin I, Galasko G, Larner J. Chiro-inositol deficiency and insulin resistance: a comparison of the chiro-inositol- and the myo-inositol-containing insulin mediators isolated from urine, hemodialysate, and muscle of control and type II diabetic subjects. Proc Natl Acad Sci U S A. 1993;90:5924-8.

[31] Huang LC, Fonteles MC, Houston DB, Zhang C, Larner J. Chiroinositol deficiency and insulin resistance. III. Acute glycogenic and hypoglycemic effects of two inositol phosphoglycan insulin mediators in normal and streptozotocin-diabetic rats in vivo. Endocrinology. 1993;132:652-7.

[32] Paul C, Laganà AS, Maniglio P, Triolo O, Brady DM. Inositol's and other nutraceuticals' synergistic actions counteract insulin resistance in polycystic ovarian syndrome and metabolic syndrome: state-of-the-art and future perspectives. Gynecol Endocrinol. 2016;32:431-8.

[33] Kong AM, Horan KA, Sriratana A, Bailey CG, Collyer LJ, Nandurkar HH, Shisheva A, Layton MJ, Rasko JE, Rowe T, Mitchell CA. Phosphatidylinositol 3-phosphate [PtdIns3P] is generated at the plasma membrane by an inositol polyphosphate 5-phosphatase: endogenous PtdIns3P can promote GLUT4 translocation to the plasma membrane. Mol Cell Biol. 2006;26:6065-81.

[34] Ijuin T, Takenawa T. Regulation of insulin signalling and glucose transporter 4 (GLUT4) exocytosis by the phosphatidylinositol 3,4,5-trisphosphate (PIP3) phosphatase, SKIP. J Biol Chem. 2012;287:6991-9.

[35] Medina RA, Southworth R, Fuller W, Garlick PB. Lactate-induced translocation of GLUT1 and GLUT4 is not mediated by the phosphatidyl-inositol-3-kinase pathway in the rat heart. Basic Res Cardiol. 2002;97:168-76.

[36] Shashkin PN, Shashkina EF, Fernqvist-Forbes E, Zhou YP, Grill V, Katz A. Insulin mediators in man: effects of glucose ingestion and insulin resistance. Diabetologia. 1997;40:557-63.

[37] Baillargeon J-P, Iuorno MJ, Apridonidze T, Nestler JE. Uncoupling between insulin and release of a D-chiro-inositol-containing inositolphosphoglycan mediator of insulin action in obese women with polycystic ovary syndrome. Metab Syndr Relat Disord. 2010;8:127-36.

[38] Scioscia M, Gumaa K, Kunjara S, Paine MA, Selvaggi LE, Rodeck CH, Rademacher TW. Insulin resistance in human preeclamptic placenta is mediated by serine phosphorylation of insulin receptor substrate-1 and -2. J Clin Endocrinol Metab. 2006;91:709-17.

[39] Larner J, Craig JW. Urinary myo-inositol-to-chiro-inositol ratios and insulin resistance. Diabetes Care. 1996;19:76-8.

[40] Pak Y, Hong Y, Kim S, Piccariello T, Farese RV, Larner J. In vivo chiro-inositol metabolism in the rat: a defect in chiro-inositol synthesis from myo-inositol and an increased incorporation of chiro-[3H]inositol into phospholipid in the Goto-Kakizaki (G.K) rat. Mol Cell. 1998;8: 301-9.

[41] Sun TH, Heimark DB, Nguygen T, Nadler JL, Larner J. Both myo-inositol to chiro-inositol epimerase activities and chiro-inositol to myo-inositol ratios are decreased in tissues of GK type 2 diabetic rats compared to Wistar controls. Biochem Biophys Res Commun. 2002;293:1092-8.

[42] Dupont J, Scaramuzzi RJ. Insulin signalling and glucose transport in the ovary and ovarian function during the ovarian cycle. Biochem J. 2016;473:1483-501.

[43] Carlomagno G, Unfer V, Roseff S. The D-chiro-inositol paradox in the ovary. Fertil Steril. 2011;95:2515-6.

[44]   Iuorno MJ, Jakubowicz DJ, Baillargeon J-P, Dillon P, Gunn RD, Allan G, Nestler JE. Effects of D-chiro-inositol in lean women with the polycystic ovary syndrome. Endocr Pract. 2002;8:417-23.

[45]   Laganà AS, Barbaro L, Pizzo A. Evaluation of ovarian function and metabolic factors in women affected by polycystic ovary syndrome after treatment with D-Chiro-inositol. Arch Gynecol Obstet. 2015;291:1181-6.

[46]   Genazzani AD, Santagni S, Rattighieri E, Chierchia E, Despini G, Marini G, Prati A, Simoncini T. Modulatory role of D-chiro-inositol (DCI) on LH and insulin secretion in obese PCOS patients. Gynecol Endocrinol. 2014;30:438-43.

[47]   Papaleo E, Unfer V, Baillargeon J-P, De Santis L, Fusi F, Brigante C, Marelli G, Cino I, Redaelli A, Ferrari A. Myo-inositol in patients with polycystic ovary syndrome: a novel method for ovulation induction. Gynecol Endocrinol. 2007;23:700-3.

[48]   Gerli S, Papaleo E, Ferrari A, Di Renzo G. Randomized, double blind placebo-controlled trial: effects of myo-inositol on ovarian function and metabolic factors in women with PCOS. Eur Rev Med Pharmacol Sci. 2007;11:347-54.

[49]   Costantino D, Minozzi G, Minozzi E, Guaraldi C. Metabolic and hormonal effects of myoinositol in women with polycystic ovary syndrome: a double-blind trial. Eur Rev Med Pharmacol Sci. 2009;13:105-10.

[50]   Pizzo A, Laganà AS, Barbaro L. Comparison between effects of myo-inositol and D-chiroinositol on ovarian function and metabolic factors in women with PCOS. Gynecol Endocrinol. 2014;30:205-8.

[51]   Raffone E, Rizzo P, Benedetto V. Insulin sensitiser agents alone and in co-treatment with r-FSH for ovulation induction in PCOS women. Gynecol Endocrinol. 2010;26:275-80.

[52]   Palomba S, Falbo A, Giallauria F, Russo T, Tolino A, Zullo F, Colao A, Orio F. Effects of metformin with or without supplementation with folate on homocysteine levels and vascular endothelium of women with polycystic ovary syndrome. Diabetes Care. 2010;33:246-51.

[53]   Nordio M, Proietti E. The combined therapy with myo-inositol and D-Chiro-inositol reduces the risk of metabolic disease in PCOS overweight patients compared to myo-inositol supplementation alone. Eur Rev Med Pharmacol Sci. 2012;16:575-81.

[54]   Unfer V, Porcaro G. Updates on the myo-inositol plus D-chiro-inositol combined therapy in polycystic ovary syndrome. Expert Rev Clin Pharmacol. 2014;7:623-31.

[55]   Kamenov Z, Kolarov G, Gateva A, Carlomagno G, Genazzani AD. Ovulation induction with myo-inositol alone and in combination with clomiphene citrate in polycystic ovarian syndrome patients with insulin resistance. Gynecol Endocrinol. 2015;31:131-5.

[56]   Ciotta L, Stracquadanio M, Pagano I, Carbonaro A, Palumbo M, Gulino F. Effects of myoinositol supplementation on oocyte's quality in PCOS patients: a double blind trial. Eur Rev Med Pharmacol Sci. 2011;15:509-14.

[57]   Unfer V, Carlomagno G, Rizzo P, Raffone E, Roseff S. Myo-inositol rather than D-chiroinositol is able to improve oocyte quality in intracytoplasmic sperm injection cycles. A prospective, controlled, randomized trial. Eur Rev Med Pharmacol Sci. 2011;15:452-7.

[58]   Isabella R, Raffone E. Does ovary need D-chiro-inositol? J Ovarian Res. 2012;5:14.

[59]   Morgante G, Orvieto R, Di Sabatino A, Musacchio MC, De Leo V. The role of inositol supplementation in patients with polycystic ovary syndrome, with insulin resistance, undergoing the low-dose gonadotropin ovulation induction regimen. Fertil Steril. 2011;95:2642-4.

[60]   De Leo V, La Marca A, Cappelli V, Stendardi A, Focarelli R, Musacchio MC, Piomboni P. Evaluation of the treatment with D-chiro-inositol on levels of oxidative stress in PCOS patients. Minerva Ginecol. 2012;64:531-8.

[61]   González F, Rote NS, Minium J, Kirwan JP. Reactive oxygen species-induced oxidative stress in the development of insulin resistance and hyperandrogenism in polycystic ovary syndrome. J Clin Endocrinol Metab. 2006;91:336-40.

[62]   Morgante G, Musacchio MC, Orvieto R, Massaro MG, De Leo V. Alterations in thyroid function among the different polycystic ovary syndrome phenotypes. Gynecol Endocrinol. 2013;29:967-9.

[63]   Reid SM, Middleton P, Cossich MC, Crowther CA, Bain E. Interventions for clinical and subclinical hypothyroidism pre-pregnancy and during pregnancy. Cochrane Database Syst Rev. 2013;5:CD007752.

[64]   Unfer V, Carlomagno G, Dante G, Facchinetti F. Effects of myo-inositol in women with PCOS: a systematic review of randomized controlled trials. Gynecol Endocrinol. 2012;28:509-15.

针 灸 **17**

Elisabet Stener-Victorin, Anna Benrick, Romina Fornes,
Manuel Maliqueo

17.1 概 述

许多 PCOS 患者需要长期治疗。由于该综合征的病因尚未明确，临床上通常采用对症治疗：以降低临床 / 生化高雄激素水平、恢复规律月经周期、诱导排卵、改善妊娠结局为主，同时关注代谢紊乱，包括高胰岛素血症，胰岛素抵抗和肥胖。研究显示代谢异常加重 PCOS 的经典症状，并增加远期代谢疾病的发病率。

虽没有充足的高级别证据的支持，但针灸在妇科和不孕症中的应用仍很普遍。最近一项 Cochrane 评价显示，关于针灸的随机对照试验（RCT）报告数据有限[1]，目前没有足够的证据支持使用针灸可治疗 PCOS 女性的排卵障碍。鉴于目前尚无伪针灸对照研究，系统评价只能对低质量的针灸试验进行综述。本章总结关于 PCOS 最新的实验和临床针灸研究，表明针灸可作为 PCOS 不同症状的药物补充或者备选治疗。针灸的不良反应少[1]，我们设想针灸联合药物治疗可减少药物治疗的副作用[2, 5]。

17.2 西医观点下的针灸机制

躯体 – 自主神经反射存在紧密的相互作用，内分泌系统对于维持机体稳态至关重要。例如，肾上腺交感神经的传出活动控制肾上腺髓质儿茶酚胺的分泌，胰腺交感和副交感神经传出神经活动控制胰腺胰岛素的分泌[4]。此外，卵巢交感神经参与排卵和性激素分泌的调节[5]。

关于针灸作用机制的假设如图 17.1 所示。

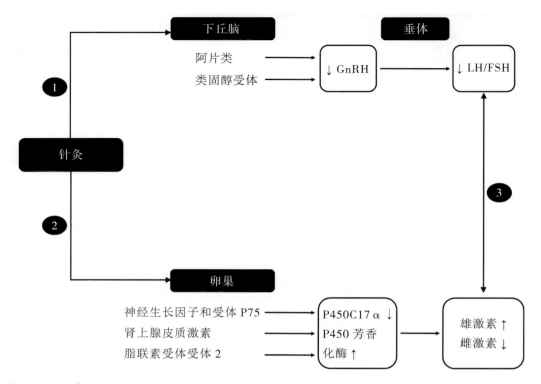

图 17.1　针灸的假设机制

1. 针灸作用于下丘脑水平的阿片类药物和 / 或类固醇信号，降低 GnRH 神经元的脉冲。调节垂体分泌促性腺激素。2. 针灸降低卵巢交感神经活性，抑制 P450C17α，增强 P450 芳香化酶，使卵巢性激素合成正常化。3. 下丘脑功能的改善使卵巢功能正常化，反之亦然

17.2.1　针灸刺激和生理反应

针刺引起周围神经产生特定的穿入活动形式 [6]。据报道，针灸针可引起多种类型的纤维兴奋，包括粗髓鞘（Aβ），有髓鞘（Aδ）和较薄的无髓鞘 C 纤维 [7]。针刺后，针灸针通过 20~40 分钟手动操作和 / 或电流刺激（即所谓的电针灸）起作用。在电灸期间，用于传递电流的电极附着于针灸针上。有人提出低频率（1~15Hz）电针刺激肌肉重复收缩与体能运动时肌肉收缩相似 [8, 9]。

针灸肌肉组织的穴位可促进外周神经肽自周围神经末梢释放入外周组织。这些神经肽包括物质 P（SP），降钙素基因相关肽（CGRP），血管 – 活性肠肽（VIP）和神经生长因子（NGF）。其结果是加速骨骼肌血液微循环 [10] 和葡萄糖摄取，后者最有可能是通过电刺激引起肌肉抽搐的反射得以实现 [4]。

激活肌肉的传入信号也可对脊髓（节段性水平）和中枢神经系统（CNS）的信号进行调节 [11]，这取决于针灸针的数量与位置、刺激的强度与类型（表 17.1）。

通过交感反射，针灸脊柱节段穴位可刺激相同神经支配的器官（如卵巢、膀胱、心脏）功能[121]。同时，神经系统向大脑传递信号。大脑所产生的反应进一步影响器官的功能。针灸的脊柱节段与中枢机制是最有可能影响针灸治疗的整体效果。由于CNS控制垂体激素的释放，针灸还可能调节内分泌系统，进而影响交感神经系统的活动。

表 17.1　针灸治疗 PCOS 促排卵方案

作者	位点	
Jedel 等[50]	局部位点：CV3.6-EA；ST29 双侧 -EA 远端位点：SP6.9 双侧 EA；LI4 或 PC6 双侧（手动）	
Johhansson 等[54]	治疗方案 1： 定位点：CV3.6-EA；ST 29 双侧 EA 远点：SP69-EA，LI4 双侧，GV20 手动	
	治疗方案 2： 定位点：ST25.29-EA；CV3 远端点：SP6、LR3 双侧 EA，PC6 双边 GV20- 手动	

经典穴位的描述是针灸师所熟知的位点，无论是从西医还是中医的视角。主要的区别在于腹穴和腿穴以下支配卵巢躯体节段的针灸穴位选择方法。

EA 电针灸 2Hz；30 分钟内人工刺激 3~4 次

具体来说，低频电针会引起中枢神经系统释放大量的神经肽，如血清素，内源性阿片类药物和催产素，从而引起不同器官系统的功能变化[9, 11, 13]。其中 β 内啡肽是内生阿片类药物，具有 μ 受体高亲和力[14]。中央下丘脑 β 内啡肽系统在多种功能中起调节作用，包括自主功能[9, 15]。内啡肽由下丘脑的弓状核和脑干的孤束核产生和释放，并投射到大脑的多个部位，包括下丘脑。β 内啡肽[16]是调节自主功能变化的关键介质，如对血管舒缩中枢的影响。它可使整体交感神经的紧张下降，表现为血压下降与肌肉交感紧张活动的降低[9, 17]。在下丘脑室旁核分泌的促肾上腺皮质激素释放激素（CRH）作用下[19]，β 内啡肽也被下丘脑释放，经垂体前叶进入外周血循环[18]。CRF 刺激促阿片－黑素细胞皮质素原的合成，使 β 内啡肽、促肾上腺皮质激素（ACTH）与促黑素细胞激素以等摩尔量释放人血。血浆中 β 内啡肽水平被认为与高胰岛素血症[20]和应激[21]反应相关。胰岛素被证实可增加交感神经流出量。这意味着在肥胖的人体内，高胰岛素血症可能导致交感神经过度兴奋。应激增加下丘脑－垂体－肾上腺轴（HPA）活动，并降低生殖功能。因此，HPA轴的激素与下丘脑－垂体－性腺轴（HPG）以及交感神经活动密切相关。

研究显示对健康受试者进行不同类型的刺激[23]，交感神经和副交感神经活动可发生显著变化。例如，针灸刺激第一骨间背侧大肠穴位（LI9）心率降低（由交感神经纤维介导）。最近一项关于偏头痛的研究显示，针灸使偏头痛发作频率降低至少 50%，并降低心率变异性（HRV）的低频分布。这说明针灸降低交感神经活性。此外，针灸针刺激时和刺激后均可增加副交感神经活动水平，并降低黄体生成素（LH）/ 卵泡刺激素（FSH）比值。说明针灸可能存在治疗作用。

值得注意的是，PCOS 女性月经紊乱和高雄是与交感神经系统的活性高有关。以下我们展开讨论[25]。

17.2.2 通过针灸调节 PCOS 中的自主活动

中枢与外周 β – 内啡肽释放紊乱、高雄激素血症、高胰岛素血症、胰岛素抵抗、腹型肥胖以及心血管风险等与 PCOS 疾病相关的因素，也与交感神经系统的活性增强有关[26-30]。儿茶酚胺能神经纤维密度增加在多囊样改变（PCOM）的卵巢内密度增加[31, 32]预示交感神经系统参与 PCOS 发病的病理过程。卵巢交感神经活性增强可能刺激雄激素的释放，从而导致 PCOS[33]。神经生长因子（NGF）是交感神经活性的显著标志。它在 PCOS 女性卵巢产生增加[34]，表明卵巢 NGF 的过量产生或参与人类 PCOS 的发病。血中 LH 水平在卵巢过表达 NGF 的转基因小鼠模型持续升高，进一步导致卵巢形态学的异常改变[34]。一项显微神经病学研究为 PCOS 交感神经系统活性异常提供有力的证据支持：研究显示患有 PCOS 的女性有更高交感神经活动，可能与该综合征的病理生理机制有关[25]。有趣的是，睾酮水平是 PCOS 患者交感神经活性增强的的独立影响因素[25]。

最近研究显示重复的低频电针和体育锻炼降低 PCO 患者的交感神经活动。因此，通过低频电针或体育锻炼减少交感神经活性可能有助于改善 PCOS 症状[35]。

从动物实验研究中可以找到此类研究的支持依据。戊酸雌二醇（EV）诱导的大鼠 PCOM 模型，切除卵巢表面神经降低类固醇反应、提高 β 型，肾上腺素能受体的表达，并恢复动情周期和排卵[5]。同时，阻断内源性 NGF 活性逆转 EV 诱导的卵巢形态学改变，促进交感神经标志物 α 导的和 β β 的肾上腺素受体、p75 神经营养因子、NGF– 酪氨酸激酶受体 A 和酪氨酸羟化酶的表达活性。这些数据证实了在甾体激素诱导大鼠 PCOM 过程中，NGF 与交感神经系统之间存在密切的相互作用[36]。在相似的大鼠 PCOM 模型，重复低频电针刺激可降低多囊卵巢浓度NGF[37, 38]，CRF[39]和内皮素 –1[37]。研究还发现重复低频电针灸可调节下丘脑 β 研内啡肽浓度和免疫功能[40]。

为了验证重复低频电针灸和体育锻炼对 PCOM 大鼠交感神经活性调节的假说，

我们探讨了 α1a- 肾上腺素受体、α1b- 肾上腺素受体、α1d- 肾上腺素受体和 β2- 肾上腺素受体、p75 神经营养素受体以及酪氨酸水解酶的 mRNA 和蛋白的表达。持续 4 周的体育锻炼几乎使卵巢形态正常化[41]。电针灸和运动均能使 NGF、NGF 受体和 α1- 和 α2- 肾上腺素受体的表达正常化[36, 41]。

二氢睾酮（DHT）诱导的 PCOS 大鼠表现出生殖功能和代谢异常。而相比对照组，低频电针灸和运动可改善卵巢形态，表现在健康的窦卵泡数目比例增加、子宫内膜层厚度变薄[42]。以上这个过程伴随着动情周期的恢复。

低频电针灸还可增加卵巢血流量。针灸位置在腹部和后肢肌肉，其中有与卵巢和子宫相同的体细胞神经支配[43-45]。刺激产生脊柱上通路的反射反应（如 CNS）就由卵巢交感神经介导[43, 45]。有趣的是，电刺激卵巢上极神经，通过 α1- 肾上腺素能受体影响卵巢血流反应，降低卵巢雌二醇的释放频率[46]。

这些研究支持交感神经活性增强参与对 PCOS 病理生理的发生与发展以及电针灸和运动的效应是由脂肪组织和卵巢的交感神经传出活性所接到。PCOS 增强的交感神经活动可能与疾病相关的心血管风险有关。因此，针对 PCOS 交感神经活动的研究还有待进一步挖掘。

17.3　针灸治疗卵巢功能障碍

在无控制性对照组的试验中，反复针灸治疗降低总睾酮和其他甾体激素水平，降低 LH/FSH 比值和改善月经周期，且没有不良反应[47-49]。在三臂随机对照试验中，相较于未处理的 PCOS 组，超过 16 周的 14 个低频电针灸（电刺激和手动相结合）联合 16 周的体育锻炼，可改善 PCOS 患者月经出血模式并降低循环血雄激素水平[50]。随访 4 个月发现针灸与运动后联合效果优于仅针灸组。

在一项标准随机研究中，腹部每日针灸，治疗 6 个月可改善经期频率并降低睾酮。针灸联合二甲双胍治疗 6 个月以上的效果更佳[51]。在另一项随机对照试验中，12 次针灸治疗疗程与 8 周伪针灸，均可使两组 PCOS 患者获得相似的排卵频率，并且降低 LH / FSH 比值[52]。因此，他们无法证明真针灸和伪针灸之间的差异，况且研究未设置空白对照组。相似的，在化疗引起疼痛和恶心的研究中，尽管干预组比非干预组有更好的改善效果，但真正的针灸并不比伪针灸更有效[53]。这些结果表明伪针灸并非没有效果，并突出了针灸试验的设计困难。

在最近的一项试验中，每周两次 30 分钟的低频电针灸结合手动刺激，持续

10~13 周（强度相比较之前的试验更强）治疗总数为 20~26 次治疗[54]，与在相同时间内面见治疗师同等次数（以控制注意力和期望值）的对照组相比，在相同时长的治疗后可促进排卵频率[54]（图 17.2）。卵巢和肾上腺性类固醇水平降低的同时，并不影响 LH 分泌，说明这种调节发生在卵巢水平。这些结果表明更频繁治疗可产生更明显的效果。

针灸对 EV、DHT 和芳香化酶抑制剂诱导大鼠 PCOS 模型的生殖功能的调节机制已经得到了研究[38, 42, 55]。持续性的 DHT、来曲唑等小分子的暴露，导致无排卵、卵巢多囊样改变与雄激素水平增高。针灸可改善以上动物模型的动情周期。在 DHT 诱导的 PCOS 模型中，每周 3 次电针灸，持续 4~5 周，可减少闭锁窦卵泡的比例并降低子宫内膜厚度。此外，几乎 50％ 的大鼠针灸之后可见新鲜的黄体[42]。与这些观察相似，来曲唑诱导的大鼠模型中，在针灸穴位 CV-4 和 CV-3 连续针灸 14 天可增加窦前卵泡和窦卵泡数、颗粒细胞层和黄体[59]。

使用 DHT 诱导的 PCOS 大鼠模型，证明了电针可通过下调下丘脑促性腺激素释放激素（GnRH）与雄激素受体（AR）的蛋白表达水平，从而改善动情周期[58]。

对照组
·与治疗师会面：每周 2 次，每次 30 分钟休息一下
·听放松的音乐
针灸组
·针灸：每周 2 次，每次 30 分钟。
·休息和听放松的音乐。
·在两种方案之间交替使用电子（EA）和手动针灸刺激的组合
方案 1：
·CV3，CV6-EA
·ST29 双边 – EASP6
·SP6 双侧 –EA
·GV20 手动
·L14 手动
方案 2：
·ST25 至 ST29 双侧 –EA
·CV3 和 6- 手动
·SP6 到 LR3 双侧 –EA
·GV20- 手动
·PC6- 手动

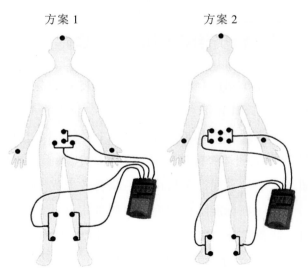

图 17.2　每周 2 次治疗，治疗期间所有女性休息并听放松的音乐
针灸组采用低频电刺激 [2Hz] [EA] 联合手动针灸刺激。针的放置位置根据先前的方案选择在与卵巢和子宫神经支配相同的肌肉中。此位置被认为可直接影响这些器官的交感神经输出。注意对照组不接受针灸治疗，但给予相同的治疗关注与时长。CV 任脉，GV 督脉，LI 大肠，LR 肝，PC 心包，SP 脾，ST 胃

这表明电针灸可以调节 GnRH，继而 LH / FSH 的释放。此外，在来曲唑诱导 PCOS 模型，低频电针灸治疗 5~6 周减少 LH 和 LH/FSH 比值，这样说明了电针灸调节 GnRH、接着脑垂体的功能（图 17.1）[55]。

针灸可调节类固醇合成相关途径，进一步对动情周期和卵巢形态的改善产生积极作用。在这方面研究显示，电针灸使 DHT 作用下的大鼠外周血雄激素水平降低，雌孕激素水平增加 [60]。在来曲唑诱导的 PCOS 模型中观察到相似的结果，表现为卵巢 P450C17α 活性降低，P450 芳香化酶活性增加 [59]。有趣的是，在来曲唑诱导的 PCOS 模型中，电针增加了卵巢脂联素受体 2 蛋白的表达，并促进雌激素与黄体酮合成相关的 ERK1/2 通路磷酸化 [55]。有趣的是，在 EV 诱导的 PCOS 模型中，低频电针灸降低卵巢 NGF 受体和 p75 神经营养因子，并使卵巢肾上腺素受体的表达正常化 [36, 38]。以上研究提示针灸可降低卵巢对交感神经输入的反应，从而潜在地改善类固醇合成（图 17.1）。

总之，已有的实验和临床数据提示，针灸治疗促进排卵，从卵巢下丘脑水平调节类固醇合成和促性腺激素分泌。然而以上的研究尚未被完全证实，并且针灸是否可以用于以怀孕为目的的促排卵治疗有待进一步评估。

17.4　孕期针灸

本书第 22 章详细讨论了 PCOS 女性的妊娠并发症。简言之，她们发生不良妊娠结局的风险增加，如妊娠期糖尿病、早产和先兆子痫。她们更有可能分娩为小于胎龄或大于胎龄儿。PCOS 是孕妇出现血压升高的独立危险因素，不依赖于体重指数（BMI）[61] 以及子宫动脉血流异常 [62, 63]。目前没有明确的治疗方法用于预防 PCOS 女性产科不良结局。针灸低频电刺激已被证实可增加大鼠和接受体外受精的非妊娠妇女的卵巢和子宫动脉血流量。该作用是通过支配卵巢的交感神经纤维所介导 [37, 43, 45, 64]。对于健康孕妇，在孕晚期使用针灸可降低多普勒超声探及的脐动脉收缩期血流峰值（S）与舒张末期血流速度（D）的比值（S/D），同时降低血管阻力 [65]。产前雄性化（PNA）大鼠 PCOS 模型的胎盘与胎儿较小，子代出生时通常是小于胎龄，并且在青春期与成年具有 PCOS 样的表型 [66]。因此，PNA 模型被用于阐明针灸是否有可能逆转胎盘发育不良并促进胎儿生长。使用低频电针灸对空白对照组不产生任何不良影响 [67]。在相比之下，持续睾酮暴露下的孕妇接受电针刺激后，逆转血压升高和胎盘生长功能受损所导致的胎儿生长受限 [67]。一项对正常 Wistar 大鼠的研究显示，在整个孕期对上肢和后肢以及骶骨点电针灸并不引起胚胎植入后的流产[68]。然而，电针组的胎儿体重低于未干预的对照组和麻醉组[68]。因此，针灸不是改善胎儿生长的首选方法。

由于担心流产或早产，在孕期通常会慎用针灸。但是，没有报告表明针灸会导致流产或早产。孕期使用针灸的适应证一般是恶心呕吐、骨盆带疼痛和分娩时疼痛的缓解[69-71]。

没有报道表明 PCOS 孕期发生恶心呕吐的概率更高或程度更明显。这些问题在所有孕早期的女性中很常见，然而尚无有效手段可缓解孕早期的恶心或呕吐[72]。针对妊娠不满 14 周的 593 名孕妇的一项澳大利亚临床试验显示，根据传统方法选择的身体穴位给予中医针灸，或在前臂针灸心包 6（PC6）或伪针灸（针插入靠近但并非针灸穴位的区域）4 周，可减少恶心和干呕，但与无针灸对照组相比，并不能改善呕吐症状[73]。不同针灸方式之间没有显著差异。该试验的第二份报告证明了各组之间产科结局没有差异，这表明孕早期使用没有电刺激的针灸是安全的[74]。

研究已经发现，在孕期使用针灸治疗骨盆带疼痛优于监督下运动组和自我管理组[70]。当针灸与伪针灸相比，两组之间无显著差异[69]，再次表明伪针灸是有效的。系统评价表明，针灸改善与妊娠相关的骨盆带疼痛，但对下腰痛无效[75]。另有研究显示相较于运动或者正骨手术，针灸与骨盆束带更有效地减轻腰椎盆腔疼痛[76]。

抑郁症在孕期比较常见。相较于伪针灸或者按摩，8 周的孕期针灸可以减轻抑郁症状[77]。有人提议将耳针作为一种安全可行的治疗方法来帮助母亲减少美沙酮剂量和新生儿戒断综合征的治疗时间[78]。

针灸对妊娠 38 周的分娩诱导无益[79, 80]。无论有没有电刺激，针灸对分娩的镇痛效果一般[81]。但电针减少了孕妇对硬膜外麻醉的需求[81]，并减少分娩过程中用药和侵入性治疗[82]。此外，针灸已被证实可以缩短第一产程的活跃期[83]。针灸和穴位按压可能有减轻分娩时疼痛和减少药物使用的效果[84]。目前这方面的证据有限，还需要进一步的研究。

17.5 针灸治疗不孕症和低生育力相关因素

第 6 章详细讨论了 PCOS 不孕与生育力低下的相关因素。以下我们对针灸治疗这些相关因素的疗效进行详述。尽管 PCOS 患者胰岛素抵抗、糖耐量受损和 2 型糖尿病的患病率高，但对这方面最佳的长期管理尚未达成共识。一线治疗就是改变生活方式包括饮食和运动，而药物治疗，包括二甲双胍，是对症治疗，通常有效但有胃肠道副作用。因大多数 PCOS 女性需要长期治疗，对非药物的治疗策略进行评估略显重要。针灸可以通过激活减重的相关机制来改善症状，而电针灸被研究发现可改善胰岛素敏感性。

17.5.1　针灸与肥胖

许多研究表明，针灸激活了体重调节机制从而减轻体重[85]。下丘脑通过调节厌食和贪食神经肽之间的相互复杂作用参与体重调节。而针灸可以调节这些肥胖相关的神经肽。针灸也可影响中枢 β 下内啡肽和 5 羟色胺的释放，改变瘦素和胃饥饿素的信号，从而对食物摄入和肥胖产生有利影响[86]。针灸还可能参与交感－肾上腺皮质轴的调节[35, 42]。此外，许多研究已经观察到针灸具有降血脂的作用，即降低甘油三酯，低密度脂蛋白和总胆固醇[87, 88]。

针灸可能通过中枢机制参与短暂性体重下降。一项研究显示手动针灸、电针灸和耳针灸对体重产生影响[88-90]。尽管荟萃分析表明针灸可能对肥胖产生影响，但由于研究的数量较少、质量较低，因此尚无定论[91, 92]。多数研究来自中国，而具有更高方法学质量的研究来自中国境外[92]。对此可能的解释是，在中国中医更注重个体化治疗，并由医生的经验性判断构成治疗依据。从而导致相同临床诊断的患者可能采用不同的中医治疗：不同针灸方法配合不同中药治疗。

针灸是否是 PCOS 肥胖女性的有效治疗方式尚不清楚。在我们的实验研究中，针灸和电刺激改善了胰岛素敏感性和脂肪组织功能，但不影响脂肪量、体重指数（BMI）或体重[93-95]。而且在我们的临床研究中，针灸不影响体脂构成比、BMI或体重[50, 96]。然而，每周 2~3 次持续 3~6 个月的强化针灸治疗可使体重和 BMI下降[97, 98]。一项随机研究显示，每日 1 次持续 6 个月的更高强度针灸治疗降低BMI、腰臀比和总胆固醇、甘油三酯及低密度脂蛋白[51]。

针灸对肥胖影响的系统评价存在多重缺陷。例如，部分研究的结论来自于非对照性研究，或者方法学存在缺陷、样本量小的对照研究[99]。这些缺陷同样存在于PCOS 相关研究中。针灸对肥胖的作用有赖于设计良好、大样本量的对照研究的开展与证实。

17.5.2　针灸和胰岛素抵抗

针灸有益于改善 2 型糖尿病患者的胰岛素敏感性，并且不产生副作用[91, 100]。有研究显示，每周 3 次连续 3 个月的电针灸治疗改善胰岛素敏感性、降低空腹胰岛素和血糖[97]。手动针灸 6 个月，每周 2 次，降低 HOMA-IR[98]。但是，这类研究及其评价的方法学质量差，说服力不足。对 74 名女性的 RCT 进行代谢指标的二次分析显示[50]，针灸并未改善胰岛素敏感性[101]。虽然在实验研究中针灸改善 DHT 诱导的 PCOS 大鼠（表现出卵巢样改变、动情周期不规则、肥胖和胰岛素抵抗[57, 58, 102]）的胰岛素抵抗，但所使用针灸治疗的频率是高于我们临床 RCT 所使用的频率[93]。当强度进一步增加到每周 5 次，持续 4~5 周，电针完全恢复胰岛素敏感性，并且与运动具有一样的效果[95]。

该作用可能涉及脂肪和骨骼肌组织信号传导通路。因为手动和电刺激分别能部分改善与 PCOS 大鼠胰岛素抵抗、肥胖和炎症相关的不同基因与蛋白表达[93, 95]。而且，针灸可促进骨骼肌葡萄糖转运蛋白 4 的表达，表明葡萄糖摄取能力增加[94, 95]。临床研究显示电针灸提高血脂联素水平（一种具有胰岛素增敏作用的脂肪因子）[97]、降低纤溶酶原激活物抑制剂 1 活性、减少组织纤溶酶原激活物[50]。提示针灸或可有效改善 PCOS 患者的血栓前状态[50]。此外，电针灸通过促进胰岛素释放来降低血糖水平，并可促进不同啮齿类动物糖尿病模型的内源性 β 此内啡肽分泌来改善胰岛素抵抗[103, 104]。即使在胰岛素抵抗状态下，针灸所产生的急性肌肉收缩也能有效促进葡萄糖摄取，从而改善肥胖和胰岛素抵抗妇女的血糖水平[105-107]。

在实验研究中，电刺激引起肌肉收缩所导致的骨骼肌信号通路变化类似于运动[93-95]。胰岛素增敏效果似乎是通过激活对应的传入神经而不是肌肉收缩本身所引起的[4, 108]。当传入后肢的神经被切断，针灸所引起的胰岛素增敏反应丧失[4]。虽然在增强胰岛素敏感性方面，电针灸优于手动针灸，但在刺激传入神经后两者效果相当[108]。电针灸能模仿运动所产生的肌肉收缩痛，因此可用于改善体能活动力低的患者的胰岛素敏感性。

总之，针灸尤其是低频电针（大多数研究使用 2Hz）可以通过促进胰岛素来改善胰岛素敏感性。尽管该结论来源于比动物研究数量更少的临床数据研究，但针灸或可成为 PCOS 患者，甚至非 PCOS 患者胰岛素抵抗的潜在治疗方法。这需要更多的研究来评估临床相关性。因大多数 PCOS 患者需要长期治疗，这可能成为一个重要的研究领域。有一项完整的前瞻性试验观察 5 周手电针灸联合治疗的疗效（Clinicaltrials.gov: NCT01457209）以及包括 PCOS 女性在内的三项针灸临床试验（Clinicaltrial.gov: NCT02026323，NCT02491333 和 NCT02647827）正在进行中。

17.5.3　针灸与心理健康

在患乳腺癌的女性中，通过女性健康调查问卷评估生活质量（HRQoL）和评估情绪心情量表[87][109]，12 周针灸改善与健康相关的问题和睡眠[110]。同样，通过 HRQoL 评估简表 36（SF-36）显示，针灸改善了慢性疼痛症状，如痛经[111] 和骨关节炎引起的疼痛[112]。针灸手动刺激[113, 114] 和电针已被证明可有效治疗女性[115-118] 重症抑郁症和孕期及产后抑郁[77, 119, 120]。很少有研究表明针灸可以改善非 PCOS 患者 HRQoL 评分和焦虑、抑郁症状[121-123]。目前只有一项研究进行了 PCOS 女性针灸疗效的研究，但仅作为次要结局指标[124]。针灸可适度改善女性 HRQoL、抑郁和焦虑评分，与未经治疗的对照组相比无显著差异。尽管效果微薄，但针刺对 PCOS 女性心理健康影响这类研究仍在继续进行中。

结　论

　　本章从西医角度总结针灸对 PCOS 治疗方面的实验与临床研究资料。研究表明，针灸可以调节性激素的产生，也可以调节促性腺激素的分泌，从而恢复规律月经周期。针灸是否有指征用于以怀孕为目的的促排卵治疗尚在评估当中。在最近的 Cochrane 综述显示，针灸治疗排卵障碍的证据不足[11]。针灸治疗代谢紊乱和男性健康的相关因素需要进一步研究。需要指出的重要一点是，针灸试验中的对照组一直存在争议，伪针灸并非完全没有活性，它们可调节中枢神经系统，说明伪针灸作为对照组也能引起生理反应[125]。

参考文献

[1] Lim CE, Ng RW, Xu K, Cheng NC, Xue CC, Liu JP, et al. Acupuncture for polycystic ovarian syndrome. Cochrane Database Syst Rev. 2016;5:CD007689.

[2] Domecq JP, Prutsky G, Mullan RJ, Sundaresh V, Wang AT, Erwin PJ, et al. Adverse effects of the common treatments for polycystic ovary syndrome: a systematic review and meta-analysis. J Clin Endocrinol Metab. 2013;98:4646-54.

[3] Al Khalifah RA, Florez ID, Dennis B, Neupane B, Thabane L, Bassilious E. The effectiveness and safety of treatments used for polycystic ovarian syndrome management in adolescents: a systematic review and network meta-analysis protocol. Syst Rev. 2015;4:125.

[4] Higashimura Y, Shimoju R, Maruyama H, Kurosawa M. Electro-acupuncture improves responsiveness to insulin via excitation of somatic afferent fibers in diabetic rats. Auton Neurosci. 2009;150:100-3.

[5] Barria A, Leyton V, Ojeda SR, Lara HE. Ovarian steroidal response to gonadotropins and betaadrenergic stimulation is enhanced in polycystic ovary syndrome: role of sympathetic innervation. Endocrinology. 1993;133:2696-703.

[6] Kagitani F, Uchida S, Hotta H, Aikawa Y. Manual acupuncture needle stimulation of the rat hindlimb activates groups I, II, III and IV single afferent nerve fibers in the dorsal spinal roots. Jpn J Physiol. 2005;55:149-55.

[7] Sato A, Sato Y, Uchida S. Reflex modulation of visceral functions by acupuncture-like stimulation in anesthetized rats. Int Congr Ser. 2002;1238:111-23.

[8]   Kaufman MP, Waldrop TG, Rybycki KJ, Ordway GA, Mitchell JH. Effects of static and rythmic twitch contractions on the discharge of group III and IV muscle afferents. Cardiovasc Rec. 1984;18:663-8.

[9]   Andersson S, Lundeberg T. Acupuncture-from empiricism to science: functional background to acupuncture effects in pain and disease. Med Hypotheses. 1995;45:271-81.

[10]   Sato A, Sato Y, Shimura M, Uchida S. Calcitonin gene-related peptide produces skeletal muscle vasodilation following antidromic stimulation of unmyelinated afferents in the dorsal root in rats. Neurosci Lett. 2000;283:137-40.

[11]   Stener-Victorin E, Jedel E, Manneras L. Acupuncture in polycystic ovary syndrome: current experimental and clinical evidence. J Neuroendocrinol. 2008;20:290-8.

[12]   Sato A, Sato Y, Schmidt RF. The impact of somatosensory input on autonomic functions. Heidelberg: Springer-Verlag; 1997. p. 325.

[13]   Han J-S. Acupuncture and endorphins. Neurosci Lett. 2004;361:258-61.

[14]   Basbaum AI, Fields HL. Endogenous pain control systems: Brain-stem spinal pathways and endorphin circuitry. Annu Rev Neurosci. 1984;7:309-38.

[15]   Eyvazzadeh AD, Pennington KP, Pop-Busui R, Sowers M, Zubieta JK, Smith YR. The role of the endogenous opioid system in polycystic ovary syndrome. Fertil Steril. 2009;92:1-12.

[16]   Ferin M, Van Vugt D, Wardlaw S. The hypothalamic control of the menstrual cycle and the role of endogenous opioid peptides. Recent Prog Horm Res. 1984;40:441-85.

[17]   Yao T, Andersson S, Thoren P. Long-lasting cardiovascular depression induced by acupuncture-like stimulation of the sciatic nerve in unanaesthetized spontaneously hypertensive rats. Brain Res. 1982;240:77-85.

[18]   Crine P, Gianoulakis C, Seidah NG. Biosynthesis of beta-endorphin from beta-lipotropin and a larger molecular weight precursor in rat pars intermedia. Proc Natl Acad Sci U S A. 1978;75:4719-23.

[19]   Chan JS, Lu CL, Seidah NG, Chretien M. Corticotropin releasing factor [CRF]: effects on the release of pro-opiomelanocortin [POMC]-related peptides by human anterior pituitary cells in vitro. Endocrinology. 1982;111:1388-90.

[20]   Carmina E, Ditkoff EC, Malizia G, Vijod AG, Janni A, Lobo RA. Increased circulating levels of immunoreactive beta-endorphin in polycystic ovary syndrome is not caused by increased pituitary secretion. Am J Obstet Gynecol. 1992;167:1819-24.

[21]   Lobo RA, Granger LR, Paul WL, Goebelsmann U, Mishell Jr DR. Psychological stress and increases in urinary norepinephrine metabolites, platelet serotonin, and adrenal androgens in women with polycystic ovary syndrome. Am J Obstet Gynecol. 1983;145:496-503.

[22]   Gilchrist RB, Ritter LJ, Myllymaa S, Kaivo-Oja N, Dragovic RA, Hickey TE, et al. Molecular basis of oocyte-paracrine signalling that promotes granulosa cell proliferation. J Cell Sci. 2006;119:3811-21.

[23]   Haker E, Egekvist H, Bjerring P. Effect of sensory stimulation [acupuncture] on sympathetic and parasympathetic activities in healthy subjects. J Auton Nerv Syst. 2000;79:52-9.

[24]   Backer M, Grossman P, Schneider J, Michalsen A, Knoblauch N, Tan L, et al. Acupuncture in migraine: investigation of autonomic effects. Clin J Pain. 2008;24:106-15.

[25]   Sverrisdottir YB, Mogren T, Kataoka J, Janson PO, Stener-Victorin E. Is polycystic ovary syndrome associated with high sympathetic nerve activity and size at birth? Am J Physiol Endocrinol Metab. 2008;294:E576-81.

[26]   Fagius J. Sympathetic nerve activity in metabolic control--some basic concepts. Acta Physiol Scand. 2003;177:337-43.

[27]   Ojeda S, Lara H. In: Pirke KW, Schweiger U, editors. Role of the sympathetic nervous system in the regulation of ovarian function. Berlin: Springer-Verlag; 1989. p. 26-33.

[28]   Sir-Petermann T, Maliqueo M, Angel B, Lara HE, Perez-Bravo F, Recabarren SE. Maternal serum androgens in pregnant women with polycystic ovarian syndrome: possible implications in prenatal androgenization. Hum Reprod. 2002;17:2573-9.

29]   Reaven GM, Lithell H, Landsberg L. Hypertension and associated metabolic abnormalities-the role of insulin resistance and the sympathoadrenal system. N Engl J Med. 1996;334:374-81.

[30]   Dissen GA, Garcia-Rudaz C, Ojeda SR. Role of neurotrophic factors in early ovarian development. Semin Reprod Med. 2009;27:24-31.

[31]   Semenova I. Adrenergic innervation of the ovaries in Stein-Leventhal syndrome. Vestn Akad Med Nauk SSSR. 1969;24:58-62.

[32]   Heider U, Pedal I, Spanel-Borowski K. Increase in nerve fibers and loss of mast cells in polycystic and postmenopausal ovaries. Fertil Steril. 2001;75:1141-7.

[33] Greiner M, Paredes A, Araya V, Lara HE. Role of stress and sympathetic innervation in the development of polycystic ovary syndrome. Endocrine. 2005;28:319-24.

[34] Dissen GA, Garcia-Rudaz C, Paredes A, Mayer C, Mayerhofer A, Ojeda SR. Excessive ovarian production of nerve growth factor facilitates development of cystic ovarian morphology in mice and is a feature of polycystic ovarian syndrome [PCOS] in humans. Endocrinology. 2009;150:2906-14.

[35] Stener-Victorin E, Jedel E, Janson PO, Sverrisdottir YB. Low-frequency electroacupuncture and physical exercise decrease high muscle sympathetic nerve activity in polycystic ovary syndrome. Am J Phys Regul Integr Comp Phys. 2009;297:R387-95.

[36] Manni L, Lundeberg T, Holmang A, Aloe L, Stener-Victorin E. Effect of electro-acupuncture on ovarian expression of alpha [1]- and beta [2]-adrenoceptors, and p75 neurotrophin receptors in rats with steroid-induced polycystic ovaries. Reprod Biol Endocrinol. 2005;3:21.

[37] Stener-Victorin E, Lundeberg T, Cajander S, Aloe L, Manni L, Waldenstrom U, et al. Steroidinduced polycystic ovaries in rats: effect of electro-acupuncture on concentrations of endothelin-1 and nerve growth factor [NGF], and expression of NGF mRNA in the ovaries, the adrenal glands, and the central nervous system. Reprod Biol Endocrinol. 2003;1:33.

[38] Stener-Victorin E, Lundeberg T, Waldenstrom U, Manni L, Aloe L, Gunnarsson S, et al. Effects of electro-acupuncture on nerve growth factor and ovarian morphology in rats with experimentally induced polycystic ovaries. Biol Reprod. 2000;63:1497-503.

[39] Stener-Victorin E, Lundeberg T, Waldenstrom U, Bileviciute-Ljungar I, Janson PO. Effects of electro-acupuncture on corticotropin-releasing factor in rats with experimentally-induced polycystic ovaries. Neuropeptides. 2001;35:227-31.

[40] Stener-Victorin E, Lindholm C. Immunity and beta-endorphin concentrations in hypothalamus and plasma in rats with steroid-induced polycystic ovaries: effect of low-frequency electroacupuncture. Biol Reprod. 2004;70:329-33.

[41] Manni L, Cajander S, Lundeberg T, Naylor AS, Aloe L, Holmang A, et al. Effect of exercise on ovarian morphology and expression of nerve growth factor and alpha[1]- and beta[2]- adrenergic receptors in rats with steroid-induced polycystic ovaries. J Neuroendocrinol. 2005;17:846-58.

[42] Manneras L, Cajander S, Lonn M, Stener-Victorin E. Acupuncture and exercise restore adipose tissue expression of sympathetic markers and improve ovarian morphology in rats with dihydrotestosterone-induced PCOS. Am J Phys Regul Integr Comp Phys. 2009;296: R1124-31.

[43] Stener-Victorin E, Kobayashi R, Kurosawa M. Ovarian blood flow responses to electroacupuncture stimulation at different frequencies and intensities in anaesthetized rats. Auto Neurosci Basic Clin. 2003;108:50-6.

[44] Stener-Victorin E, Kobayashi R, Watanabe O, Lundeberg T, Kurosawa M. Effect of electroacupuncture stimulation of different frequencies and intensities on ovarian blood flow in anaesthetised rats with steroid-induced polycystic ovaries. Reprod Biol Endocrinol. 2004;2:16.

[45] Stener-Victorin E, Fujisawa S, Kurosawa M. Ovarian blood flow responses to electroacupuncture stimulation depend on estrous cycle and on site and frequency of stimulation in anesthetized rats. J Appl Physiol. 2006;101:84-91.

[46] Kagitani F, Uchida S, Hotta H. The role of alpha adrenoceptors in the vascular and estradiol secretory responses to stimulation of the superior ovarian nerve. J Physiol Sci. 2011;61:247-51.

[47] Chen BY, Yu J. Relationship between blood radioimmunoreactive beta-endorphin and hand skin temperature during the electro-acupuncture induction of ovulation. Acupunct Electrother Res. 1991;16:1-5.

[48] Gerhard I, Postneek F. Auricular acupuncture in the treatment of female infertility. Gynecol Endocrinol. 1992;6:171-81.

[49] Stener-Victorin E, Waldenstrom U, Tagnfors U, Lundeberg T, Lindstedt G, Janson PO. Effects of electro-acupuncture on anovulation in women with polycystic ovary syndrome. Acta Obstet Gynecol Scand. 2000;79:180-8.

[50] Jedel E, Labrie F, Oden A, Holm G, Nilsson L, Janson PO, et al. Impact of electro-acupuncture and physical exercise on hyperandrogenism and oligo/amenorrhea in women with polycystic ovary syndrome: a randomized controlled trial. Am J Phys. 2011;300:E37-45.

[51] Lai MH, Ma HX, Yao H, Liu H, Song XH, Huang WY, et al. Effect of abdominal acupuncture therapy on the endocrine and metabolism in obesity-type polycystic ovarian syndrome patients. Zhen Ci Yan Jiu. 2010;35:298-302.

[52] Pastore LM, Williams CD, Jenkins J, Patrie JT. True and sham acupuncture produced similar frequency of

ovulation and improved LH to FSH ratios in women with polycystic ovary syndrome. J Clin Endocrinol Metab. 2011;96:3143-50.

[53]   Enblom A, Lekander M, Hammar M, Johnsson A, Onelov E, Ingvar M, et al. Getting the grip on nonspecific treatment effects: emesis in patients randomized to acupuncture or sham compared to patients receiving standard care. PLoS One. 2011;6:e14766.

[54]   Johansson J, Redman L, Veldhuis PP, Sazonova A, Labrie F, Holm G, et al. Acupuncture for ovulation induction in polycystic ovary syndrome: a randomized controlled trial. Am J Phys. 2013;304:E934-43.

[55]   Maliqueo M, Benrick A, Alvi A, Johansson J, Sun M, Labrie F, et al. Circulating gonadotropins and ovarian adiponectin system are modulated by acupuncture independently of sex steroid or beta-adrenergic action in a female hyperandrogenic rat model of polycystic ovary syndrome. Mol Cell Endocrinol. 2015;412:159-69.

[56]   Maliqueo M, Sun M, Johansson J, Benrick A, Labrie F, Svensson H, et al. Continuous administration of a P450 aromatase inhibitor induces polycystic ovary syndrome with a metabolic and endocrine phenotype in female rats at adult age. Endocrinology. 2013;154:434-45.

[57]   Mannerås L, Cajander S, Holmäng A, Seleskovic Z, Lystig T, Lönn M, et al. A new rat model exhibiting both ovarian and metabolic characteristics of polycystic ovary syndrome. Endocrinology. 2007;148:3781-91.

[58]   Feng Y, Johansson J, Shao R, Manneras L, Fernandez-Rodriguez J, Billig H, et al. Hypothalamic neuroendocrine functions in rats with dihydrotestosterone-induced polycystic ovary syndrome: effects of low-frequency electro-acupuncture. PLoS One. 2009;4:e6638.

[59]   Sun J, Jin C, Wu H, Zhao J, Cui Y, Liu H, et al. Effects of electro-acupuncture on ovarian P450arom, P450c17alpha and mRNA expression induced by letrozole in PCOS rats. PLoS One. 2013;8:e79382.

[60]   Feng Y, Johansson J, Shao R, Manneras-Holm L, Billig H, Stener-Victorin E. Electrical and manual acupuncture stimulation affect oestrous cyclicity and neuroendocrine function in an 5alpha-dihydrotestosterone-induced rat polycystic ovary syndrome model. Exp Physiol. 2012;97:651-62.

[61]   Hu S, Leonard A, Seifalian A, Hardiman P. Vascular dysfunction during pregnancy in women with polycystic ovary syndrome. Hum Reprod. 2007;22:1532-9.

[62]   Palomba S, Falbo A, Russo T, Battista L, Tolino A, Orio F, et al. Uterine blood flow in pregnant patients with polycystic ovary syndrome: relationships with clinical outcomes. BJOG. 2010;117:711-21.

[63]   Falbo A, Rocca M, Russo T, D'Ettore A, Tolino A, Zullo F, et al. Changes in androgens and insulin sensitivity indexes throughout pregnancy in women with polycystic ovary syndrome [PCOS]: relationships with adverse outcomes. J Ovarian Res. 2010;3:23.

[64]   Stener-Victorin E, Waldenstrom U, Andersson SA, Wikland M. Reduction of blood flow impedance in the uterine arteries of infertile women with electro-acupuncture. Hum Reprod. 1996;11:1314-7.

65]   Zeisler H, Eppel W, Husslein P, Bernaschek G, Deutinger J. Influence of acupuncture on Doppler ultrasound in pregnant women. Ultrasound Obstet Gynecol. 2001;17:229-32.

[66]   Sir-Petermann T, Codner E, Perez V, Echiburu B, Maliqueo M, Ladron de Guevara A, et al. Metabolic and reproductive features before and during puberty in daughters of women with polycystic ovary syndrome. J Clin Endocrinol Metab. 2009;94:1923-30.

[67]   Fornes R, Hu M, Maliqueo M, Kokosar M, Benrick A, Carr D, et al. Maternal testosterone and placental function: effect of electroacupuncture on placental expression of angiogenic markers and fetal growth. Mol Cell Endocrinol. 2016;433:1-11.

[68]   Guerreiro da Silva AV, Nakamura MU, Cordeiro JA, Guerreiro da Silva JB, Mendes GEF, Burdmann EA. The effects of so-called 'forbidden acupuncture points' on pregnancy outcome in wistar rats. Forsch Komplementmed. 2011;18:10-4.

[69]   Elden H, Fagevik-Olsen M, Ostgaard HC, Stener-Victorin E, Hagberg H. Acupuncture as an adjunct to standard treatment for pelvic girdle pain in pregnant women: randomised doubleblinded controlled trial comparing acupuncture with non-penetrating sham acupuncture. BJOG. 2008;115:1655-68.

[70]   Elden H, Ladfors L, Olsen MF, Ostgaard HC, Hagberg H. Effects of acupuncture and stabilising exercises as adjunct to standard treatment in pregnant women with pelvic girdle pain: randomised single blind controlled trial. BMJ. 2005;330:761.

[71]   Smith CA, Cochrane S. Does acupuncture have a place as an adjunct treatment during pregnancy? A review of randomized controlled trials and systematic reviews. Birth. 2009;36:246-53.

[72]   Matthews A, Haas DM, O'Mathuna DP, Dowswell T. Interventions for nausea and vomiting in early pregnancy. Cochrane Database Syst Rev. 2015;9:CD007575.

[73]   Smith C, Crowther C, Beilby J. Acupuncture to treat nausea and vomiting in early pregnancy: a randomized controlled trial. Birth. 2002;29:1-9.

[74] Smith C, Crowther C, Beilby J. Pregnancy outcome following women's participation in a randomised controlled trial of acupuncture to treat nausea and vomiting in early pregnancy. Compl Therap Med. 2002;10:78-83.

[75] Liddle SD, Pennick V. Interventions for preventing and treating low-back and pelvic pain during pregnancy. Cochrane Database Syst Rev. 2015;9:CD001139.

[76] Gutke A, Betten C, Degerskar K, Pousette S, Olsen MF. Treatments for pregnancy-related lumbopelvic pain: a systematic review of physiotherapy modalities. Acta Obstet Gynecol Scand. 2015;94:1156-67.

[77] Manber R, Schnyer RN, Lyell D, Chambers AS, Caughey AB, Druzin M, et al. Acupuncture for depression during pregnancy: a randomized controlled trial. Obstet Gynecol. 2010;115:511-20.

[78] Janssen PA, Demorest LC, Kelly A, Thiessen P, Abrahams R. Auricular acupuncture for chemically dependent pregnant women: a randomized controlled trial of the NADA protocol. Subst Abuse Treat Prev Policy. 2012;7:48.

[79] Ajori L, Nazari L, Eliaspour D. Effects of acupuncture for initiation of labor: a double-blind randomized sham-controlled trial. Arch Gynecol Obstet. 2013;287:887-91.

[80] Andersen Bodil B, Knudsen B, Lyndrup J, F?lling Anni E, Illum D, Johansen M, et al. Acupuncture and/ or sweeping of the fetal membranes before induction of labor: a prospective, randomized, controlled trial. J Perinat Med. 2013;41:555.

[81] Vixner L, Schytt E, Stener-Victorin E, Waldenstrom U, Pettersson H, Martensson LB. Acupuncture with manual and electrical stimulation for labour pain: a longitudinal randomised controlled trial. BMC Complement Altern Med. 2014;14:187.

[82] Borup L, Wurlitzer W, Hedegaard M, Kesmodel US, Hvidman L. Acupuncture as pain relief during delivery: a randomized controlled trial. Birth. 2009;36:5-12.

[83] Allameh Z, Tehrani HG, Ghasemi M. Comparing the impact of acupuncture and pethidine on reducing labor pain. Adv Biomed Res. 2015;4:46.

[84] Smith CA, Collins CT, Crowther CA, Levett KM. Acupuncture or acupressure for pain management in labour. Cochrane Database Syst Rev. 2011;7:CD009232.

[85] Belivani M, Dimitroula C, Katsiki N, Apostolopoulou M, Cummings M, Hatzitolios AI. Acupuncture in the treatment of obesity: a narrative review of the literature. Acupunct Med. 2013;31:88-97.

[86] Cabioglu MT, Ergene N. Changes in serum leptin and beta endorphin levels with weight loss by electroacupuncture and diet restriction in obesity treatment. Am J Chin Med. 2006;34:1-11.

[87] Cabioglu MT, Ergene N. Electroacupuncture therapy for weight loss reduces serum total cholesterol, triglycerides, and LDL cholesterol levels in obese women. Am J Chin Med. 2005;33:525-33.

[88] Abdi H, Abbasi-Parizad P, Zhao B, Ghayour-Mobarhan M, Tavallaie S, Rahsepar AA, et al. Effects of auricular acupuncture on anthropometric, lipid profile, inflammatory, and immunologic markers: a randomized controlled trial study. J Altern Complement Med. 2012;18:668-77.

[89] Darbandi S, Darbandi M, Mokarram P, Owji AA, Zhao B, Ghayor-Mobarhan M, et al. Effects of body electroacupuncture on plasma leptin concentrations in obese and overweight people in Iran: a randomized controlled trial. Altern Ther Health Med. 2013;19:24-31.

[90] Gucel F, Bahar B, Demirtas C, Mit S, Cevik C. Influence of acupuncture on leptin, ghrelin, insulin and cholecystokinin in obese women: a randomised, sham-controlled preliminary trial. Acupunct Med. 2012;30:203-7.

[91] Cho SH, Lee JS, Thabane L, Lee J. Acupuncture for obesity: a systematic review and metaanalysis. Int J Obes. 2009;33:183-96.

[92] Sui Y, Zhao HL, Wong VC, Brown N, Li XL, Kwan AK, et al. A systematic review on use of Chinese medicine and acupuncture for treatment of obesity. Obes Rev. 2012;13:409-30.

[93] Manneras L, Jonsdottir IH, Holmang A, Lonn M, Stener-Victorin E. Low-frequency electroacupuncture and physical exercise improve metabolic disturbances and modulate gene expression in adipose tissue in rats with dihydrotestosterone-induced polycystic ovary syndrome. Endocrinology. 2008;149:3559-68.

[94] Johansson J, Manneras-Holm L, Shao R, Olsson A, Lonn M, Billig H, et al. Electrical vs manual acupuncture stimulation in a rat model of polycystic ovary syndrome: different effects on muscle and fat tissue insulin signaling. PLoS One. 2013;8:e54357.

[95] Johansson J, Yi F, Shao R, Lonn M, Billig H, Stener-Victorin E. Intense acupuncture normalizes insulin sensitivity, increases muscle GLUT4 content, and improves lipid profile in a rat model of polycystic ovary syndrome. Am J Physiol Endocrinol Metab. 2010;299:E551-E9.

[96] Johansson J, Redman L, Veldhuis PP, Sazonova A, Labrie F, Holm G, et al. Acupuncture for ovulation

induction in polycystic ovary syndrome: a randomized controlled trial. Am J Physiol Endocrinol Metab. 2013;304:E934-43.

[97]   Yu L, Liao Y, Wu H, Zhao J, Wu L, Shi Y, et al. Effects of electroacupuncture and Chinese kidney-nourishing medicine on polycystic ovary syndrome in obese patients. J Tradit Chin Med. 2013;33:287-93.

[98]   Zheng YH, Wang XH, Lai MH, Yao H, Liu H, Ma HX. Effectiveness of abdominal acupuncture for patients with obesity-type polycystic ovary syndrome: a randomized controlled trial. J Altern Complement Med. 2013;19:740-5.

[99]   Esteghamati A, Mazaheri T, Vahidi Rad M, Noshad S. Complementary and alternative medicine for the treatment of obesity: a critical review. Int J Endocrinol Metab. 2015;13:e19678.

[100]   Liang F, Koya D. Acupuncture: is it effective for treatment of insulin resistance? Diabetes Obes Metab. 2010;12:555-69.

[101]   Stener-Victorin E, Baghaei F, Holm G, Janson PO, Olivecrona G, Lonn M, et al. Effects of acupuncture and exercise on insulin sensitivity, adipose tissue characteristics, and markers of coagulation and fibrinolysis in women with polycystic ovary syndrome: secondary analyses of a randomized controlled trial. Fertil Steril. 2012;97:501-8.

[102]   van Houten EL, Kramer P, McLuskey A, Karels B, Themmen AP, Visser JA. Reproductive and metabolic phenotype of a mouse model of PCOS. Endocrinology. 2012;153(6):2861-9.

[103]   Chang SL, Lin JG, Chi TC, Liu IM, Cheng JT. An insulin-dependent hypoglycaemia induced by electroacupuncture at the Zhongwan [CV12] acupoint in diabetic rats. Diabetologia. 1999;42:250-5.

[104]   Chang S-L, Lin K-J, Lin R-T, Hung P-H, Lin J-G, Cheng J-T. Enhanced insulin sensitivity using electroacupuncture on bilateral Zusanli acupoints [ST 36] in rats. Life Sci. 2006;79:967-71.

[105]   Wang Y, Liu ZC, Xu B. Efficacy analysis on type 2 diabetes mellitus treated with acupuncture in females. Zhongguo Zhen Jiu. 2014;34:21-4.

[106]   Belivani M, Lundeberg T, Cummings M, Dimitroula C, Belivani N, Vasilakos D, et al. Immediate effect of three different electroacupuncture protocols on fasting blood glucose in obese patients: a pilot study. Acupunct Med. 2015;33:110-4.

[107]   Garcia-Vivas JM, Galaviz-Hernandez C, Becerril-Chavez F, Lozano-Rodriguez F, ZamoranoCarrillo A, Lopez-Camarillo C, et al. Acupoint catgut embedding therapy with moxibustion reduces the risk of diabetes in obese women. J Res Med Sci. 2014;19:610-6.

[108]   Benrick A, Maliqueo M, Johansson J, Sun M, Wu X, Manneras-Holm L, et al. Enhanced insulin sensitivity and acute regulation of metabolic genes and signaling pathways after a single electrical or manual acupuncture session in female insulin-resistant rats. Acta Diabetol. 2014;51:963-72.

[109]   Frisk J, Kallstrom AC, Wall N, Fredrikson M, Hammar M. Acupuncture improves healthrelated quality-of-life [HRQoL] and sleep in women with breast cancer and hot flushes. Support Care Cancer. 2011;20:715-24.

[110]   Nedstrand E, Wyon Y, Hammar M, Wijma K. Psychological well-being improves in women with breast cancer after treatment with applied relaxation or electro-acupuncture for vasomotor symptom. J Psychosom Obstet Gynaecol. 2006;27:193-9.

[111]   Witt CM, Reinhold T, Brinkhaus B, Roll S, Jena S, Willich SN. Acupuncture in patients with dysmenorrhea: a randomized study on clinical effectiveness and cost-effectiveness in usualcare. Am J Obstet Gynecol. 2008;198:166.e1-8.

[112]   Witt CM, Jena S, Brinkhaus B, Liecker B, Wegscheider K, Willich SN. Acupuncture in patients with osteoarthritis of the knee or hip: a randomized, controlled trial with an additional nonrandomized arm. Arthritis Rheum. 2006;54:3485-93.

[113]   Allen JJ, Schnyer RN, Chambers AS, Hitt SK, Moreno FA, Manber R. Acupuncture for depression: a randomized controlled trial. J Clin Psychiatry. 2006;67:1665-73.

[114]   Roschke J, Wolf C, Muller MJ, Wagner P, Mann K, Grozinger M, et al. The benefit from whole body acupuncture in major depression. J Affect Disord. 2000;57:73-81.

[115]   Luo H, Meng F, Jia Y, Zhao X. Clinical research on the therapeutic effect of the electro-acupuncture treatment in patients with depression. Psychiatry Clin Neurosci. 1998;52(Suppl):S338-40.

[116]   Luo HC, Jia YK, Li Z. Electro-acupuncture vs. amitriptyline in the treatment of depressive states. J Tradit Chin Med. 1985;5:3-8.

[117]   Yeung WF, Chung KF, Tso KC, Zhang SP, Zhang ZJ, Ho LM. Electroacupuncture for residual insomnia associated with major depressive disorder: a randomized controlled trial. Sleep. 2011;34:807-15.

[118]   Gronier H, Letombe B, Collier F, Dewailly D, Robin G. Focus on intrauterine contraception in 15 questions and answers. Gynecol Obst Fertil. 2012;40:37-42.

[119] Manber R, Schnyer RN, Allen JJ, Rush AJ, Blasey CM. Acupuncture: a promising treatment for depression during pregnancy. J Affect Disord. 2004;83:89-95.

[120] Hardy OT, Wiecha J, Kim A, Salas C, Briceno R, Moody K, et al. Effects of a multicomponent wellness intervention on dyslipidemia among overweight adolescents. J Pediat Endocrinol Metabol. 2012;25:79-82.

[121] Pilkington K. Anxiety, depression and acupuncture: A review of the clinical research. Auton Neurosci. 2010;157:91-5.

[122] Pilkington K, Kirkwood G, Rampes H, Cummings M, Richardson J. Acupuncture for anxiety and anxiety disorders—a systematic literature review. Acupunct Med. 2007;25:1-10.

[123] Sniezek DP, Siddiqui IJ. Acupuncture for treating anxiety and depression in women: a clinical systematic review. Med Acupunct. 2013;25:164-72.

[124] Stener-Victorin E, Holm G, Janson PO, Gustafson D, Waern M. Acupuncture and physical exercise for affective symptoms and health-related quality of life in polycystic ovary syndrome: Secondary analysis from a randomized controlled trial. BMC Complement Altern Med. 2013;13:131.

[125] MacPherson H, Hammerschlag R, Coeytaux RR, Davis RT, Harris RE, Kong JT, et al. Unanticipated insights into biomedicine from the study of acupuncture. J Altern Complement Med. 2016;22:101.

第四部分
控制性卵巢刺激和卵母细胞
体外成熟

宫腔内人工授精

Madelon van Wely

18.1 概 述

PCOS 的治疗是对症治疗。无排卵性不孕是 PCOS 患者寻求治疗的最常见原因。在前几章中，已经介绍了许多治疗方案，如使用二甲双胍、枸橼酸氯米芬（CC）、芳香化酶抑制剂和促性腺激素促排卵。所有这些治疗方法都可以与宫腔内人工授精（IUI）相结合。控制性卵巢（超）刺激（COH）是指利用促性腺激素诱导多个成熟卵泡，这些卵泡可以取出用于体外受精（IVF）或等待排卵。有时计划行 IVF，但在 COH 只有一个或两个优势卵泡的情况下，可以选择转为 IUI。然而，PCOS 女性发生卵巢低反应是预料之外的，目前尚无 PCOS 女性 COH 后转 IUI 治疗的有效性的具体数据。对于卵巢低反应且优势卵泡小于 4 个的有排卵不孕女性，IVF 比 IUI 疗效更好，也更经济 [1, 2]。转 IUI 有多胎妊娠的风险，因此，只有在一个或两个优势卵泡的情况下才能转 IUI[3]。

计划进行 IUI 的 PCOS 女性行 COH 是为了诱导多个卵母细胞排卵。在过去，这确实是一个常见的做法，导致许多周期的取消、高的多胎妊娠率和不可接受的卵巢过度刺激综合征（OHSS）的风险。最近的一项病例对照研究发现，与自然受孕相比，促排药物的使用与多胎密切相关，而在接受 IUI 治疗的患者中，这种关联更强 [4]。

现在我们的目标是预防多胎妊娠和 OHSS 的发生。这就需要低剂量刺激方案和密切监测。我们的目标是控制促性腺激素用量以避免多个卵泡发育。当排卵周期没有导致受孕时，可以稍微放宽标准。在不明原因不孕的无排卵妇女中，两个卵泡比一个卵泡更有效 [3]。由于这种方法侧重于单卵泡或最多两个卵泡生长，诱导排卵在这里更合适。促排卵在前几章中已进行了展开的描述。

因此，本章主要的问题是，我们是否应该在促排卵的 PCOS 女性中进行 IUI 助孕。

18.2 PCOS 女性的 IUI

IUI 是很早就开始使用的、一种相对简单的治疗男性不育的技术[5]。Everard Home 于 1799 年发表了关于人类 IUI 的第一篇文章。他的姐夫为一位丈夫患有严重尿道下裂的妇女进行了授精。IUI 的原理是通过将活动精子放置在卵母细胞附近来增加受精部位的精子密度[6]。在过去的几十年里，IUI 越来越多地应用于不明原因生育力低下、一方感染了人类免疫缺陷病毒（HIV）的夫妇、供精治疗以及 PCOS。表18.1 总结了 PCOS 中 IUI 的潜在适应证和禁忌证。

表 18.1　PCOS 合并 IUI 的适应证及禁忌证

适应证
性功能障碍
要求供精
6 个有排卵周期后仍未孕
男性低生育力（洗涤前精子总数 5~12M/mL）
轻度子宫内膜异位症
预防 HIV 感染
禁忌证
双侧输卵管阻塞
男性不育症
生殖道感染

IUI 是将少量容积的经过处理的精液在围排卵期经宫颈注入宫腔。处理过程包括一个洗涤程序，优选前向运动及形态正常精子和去除精浆，以提高受精概率。最古老的方法是通过培养液洗涤和离心精子。上游法是处理正常数量的好的精子（正常精子）精液样本常用的一种技术。这种技术是通过精子的活力以及游出精浆的能力来筛选精子（图 18.1）。此外，可以使用密度梯度离心法（图 18.1）。这可能是在处理非正常精子症和理论上最安全的预防病毒感染以筛选更多的活动精子的首选技术。该方法利用密度不连续梯度从死精、白细胞等精浆成分中分离出高质量的精子。在一篇综述中对这些精液制备技术进行了比较，但研究太少，而且数量有限，无法检测 IUI 后妊娠率的差异[7]。精液洗涤被证实可以防止艾滋病毒在一方感染艾滋病病毒的有生育需求的夫妇中传播。感染了艾滋病毒的男性伴侣无论是否进行抗病毒治疗，结果都是一样的[8]。

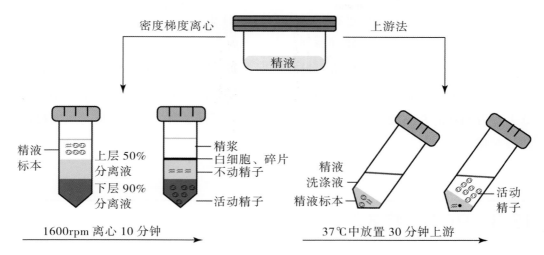

图 18.1　密度梯度离心和上游技术的图示

在授精前，患有 PCOS 的妇女将通过 CC、CC+ 二甲双胍、来曲唑或促性腺激素进行促排卵（见第 9、10、11 和 12 章）。在月经周期第 11~14 天通过超声评估卵泡生长和子宫内膜厚度，可以确定无反应和多个卵泡发育。监测可以有助于确定自然性交或人工授精的时机，但缺乏可靠的证据（尤其是口服排卵药）。在月经周期中期使用人绒毛膜促性腺激素（hCG）来触发排卵，但没有证据表明可以提高 IUI 周期的妊娠率。美国国家健康与临床优化研究所（NICE）的指导方针建议，使用 CC 不应超过 6 周期。这个指导方针没有确凿的证据。一项队列研究表明，在 CC 促排 6 周期后未受孕妇女中，在持续促排卵累积 12 个周期时，有一半可获得妊娠。

对于促性腺激素，每日低剂量注射促性腺激素，并在用药 4 天后同时进行血液和超声监测。后续的返诊监测取决于实际的卵泡发育。然而，目前还没有数据表明强化（和联合）监测比非强化及（单独超声）监测更有效、更安全。如有需要，可调整剂量。单个优势卵泡发育的促排是比较困难的。由于外源性促性腺激素治疗的固有性质，尽管仔细的剂量调整和监测，多卵泡发育并不罕见，为避免多胎妊娠和卵巢过度刺激，必要时可能需要取消周期。当至少一个最大直径 ≥ 18mm 的卵泡发育成熟时，单次注射 hCG 5000IU 通常可以诱发排卵。为了降低多胎妊娠和 OHSS 的风险，如果已经有 3 个或 3 个以上直径 > 14mm 的卵泡，就不应该使用 hCG。在过度刺激的周期中，应限制 hCG 使用，告知患者有关风险，并建议避免性交[10]。

一旦优势卵泡达到适当的大小，就用 hCG 来触发排卵。这通常是在优势卵泡大小已达到至少 18mm。低级别的证据表明，CC 周期的卵泡直径应大于促性腺激素周期，即 CC 周期至少 20mm，促性腺激素周期至少 18mm[11]。

IUI 操作将在排卵前后进行，通常在 hCG 注射后 32~36 小时 [12, 13]。实际的授精过程是将经过洗涤的精子通过导管注入子宫内。

在 IUI 中，标准是单次授精，没有证据表明多次授精会提高妊娠率，尽管这种情况不是在随机背景下进行评估。一些随机试验评估了单次和双次授精对不明原因低生育力妇女的有效性。在荟萃分析中汇集这一证据表明，单次授精与双次授精的妊娠率相同。

18.3　PCOS 疗效数据

理论上，人工授精会比性交获得更高的妊娠率，尽管这从来没有进行直接比较。IUI 需要额外的实验室工作和更多次的医院就诊，因此更加昂贵。IUI 的原理是越过宫颈黏液屏障，让精子更接近被排出的卵母细胞。此外，精液的洗涤和制备增加了受孕部位活动的、形态正常的精子的密度。

尽管 IUI 与定时 / 常规性交相比的有效性尚未确定，但 IUI 常用于促排卵的 PCOS 女性中。IUI 和指导定时同房（TI）后的每周期妊娠率在 6%~15% 之间。

为了收集所有可用的、最好是随机的关于 IUI 有效性的研究，我们检索了 2016 年 6 月 15 日前 Medline、Embase 和试验注册中心的文献，使用的主题词包括宫腔内人工授精、促排卵和妊娠。这项研究针对的是世界卫生组织（WHO）II 型无排卵女性和 / 或 PCOS 女性。在促排卵的 PCOS 女性中，只有两项研究涉及 IUI 与自然受孕 /TI。

第一项是随机试验 [15]。在这项试验中，188 名女性被分到连续 3 个周期的 CC 促排卵和 IUI 组（93 名女性，259 个周期）或连续 3 个周期的 CC 促排卵和 TI 组（95 名女性，266 个周期），CC+IUI 组 18 例活产（19%），单独 CC 组 18 例活产（18%），临床妊娠率为 23%：22%。每组发生两例双胎妊娠。这个研究表明 IUI 确实不能改善患有 PCOS 女性在 CC 促排卵时的妊娠结局。

第二项研究是回顾性队列研究 [16]，是患 PCOS 的女性和精液检查正常的男性的夫妇，用 CC、来曲唑或促性腺激素促排卵，同时使用或不使用 IUI。在 265 个周期中，有 151 个周期是 IUI， 114 个周期是 TI，IUI 组临床妊娠率为 17%，TI 组为 18%。这项研究没有对促排卵方案和女性年龄等混杂因素进行校正。证据的质量非常低，但并未表明在行或未行 IUI 的促排卵周期中妊娠结局有差异。

根据现有的研究，似乎没有直接证据支持在普通人群促排卵的 PCOS 夫妇进行

IUI，无论是 CC、芳香化酶抑制剂或促性腺激素。我们目前正在等待 Movin 试验的结果，在这个随机对照试验（randomised controlled trial，RCT）中，660 名女性随机接受了 CC 或促性腺激素促排卵，同时行或不行 IUI[17]。

18.4　不明原因低生育力或男性不育夫妇的疗效数据

由于 PCOS 女性中行 IUI 的证据有限，评估其他人群中 IUI 的证据是件有意义的事。现有大多数 IUI 的证据都是针对不明原因低生育力和轻度男性低生育力的夫妇。虽然这些人群与 PCOS 夫妇不同，但研究结果可能有助于了解 IUI 对 PCOS 女性的潜在疗效。

18.4.1　不明原因低生育力

不明原因低生育力的夫妇没有可识别的因素来解释他们的低生育能力。不明原因不孕通常被定义为经过 1~2 年的正常性交后未能受孕而常规不孕筛查结果正常的夫妇。这一人群相当于促排 6 周期仍未受孕的 PCOS 人群。

最近 Cochrane 的综述对 IUI 在进行卵巢刺激的不明原因低生育力夫妇中的有效性进行了评估[18]。作者找到 14 个随机对照试验，对接受或不接受卵巢刺激（使用 CC、来曲唑或促性腺激素）的夫妇进行 IUI 和非 TI 或 TI 的比较。我们只对 7 个试验感兴趣，这些试验比较了在接受相同的卵巢刺激的夫妇中 IUI 和 TI 或非 TI 的疗效，因为这些试验为评估 IUI 的有效性提供了最好的证据。所有这些试验都提供了临床妊娠数据，但大多数没有活产率数据。这里只显示临床妊娠率的数据作为 IUI 潜在有效性的指标。

图 18.2 所示为每一项单独研究中，接受 IUI 与 TI 或非 TI 的妇女在促排卵周期内的临床妊娠情况。在这个图的右边，给出了每个研究的相关风险。使用荟萃分析对结果进行了总结，包括每种促排方案和总的数据。这些个体研究规模小，质量低。95%CI 的边界很大程度上重叠，表明不同研究结果的异质性较低，这可由不一致性测量 TI 反映出来。总体而言，IUI 的临床妊娠高于 TI 或非 TI（RR 1.4，95% CI 1.07~1.86）。鉴于关于活产率的现有数据有限，现有研究的质量有限，目前还不能就 IUI 的有效性得出可靠的结论。然而，现有数据确实表明 IUI 提高了不明原因低生育力妇女的妊娠率。

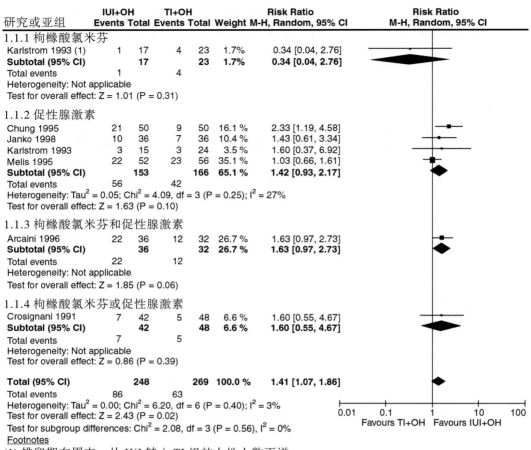

图 18.2　接受同一促排卵方案的不明原因低生育力的夫妇行 IUI、TI 或非 TI 的比较，给出了相应研究特异性风险和合并相关风险的 95%CI。使用 Mantel—Haenszel 随机效应模型进行结果总结。使用 Review Manager 5.3 软件计算结果并创建森林图

18.4.2　轻度男性低生育力

　　当患有 PCOS 女性的男性伴侣有轻度低生育力时，NICE 指南提出可以行 IUI。轻度男性低生育力的夫妇通常根据 WHO 指南诊断精液参数异常[19]。还没有评估 IUI 在患有 PCOS 和轻度男性低生育力的夫妇的临床研究。然而，已经有一些评估 IUI 用于非 PCOS 伴轻度男性低生育力夫妇的随机研究。

　　最近在 Cochrane 的一篇综述也总结了 IUI 在轻度男性低生育力夫妇中的有效性[20]。作者找到 10 个随机对照试验，对行或未行卵巢刺激的夫妇进行 IUI 和非 TI 或 TI 的比较。我们只对 IUI 和 TI 的对比试验感兴趣，或者对两组都接受相同或未行卵巢刺激的夫妇进行期待治疗。

4 个 RCT 比较 IUI 和 TI 的妊娠数据，可以计算出 RR（图 18.3）。一项试验比较了自然周期的 IUI 和 TI，并没有发现 IUI 和 TI 在妊娠率上的差异（RR 3.73，95% CI 0.22~64）。三项试验比较了 IUI 和 TI 在促排周期内的妊娠率，并没有发现 IUI 和 TI 在妊娠率上的差异（RR 1.37，95% CI 0.79~2.40）。这种影响的方向似乎与在不明原因低生育力夫妇身上进行的试验中观察到的结果类似。然而，现有的研究太少，无法得出结论。

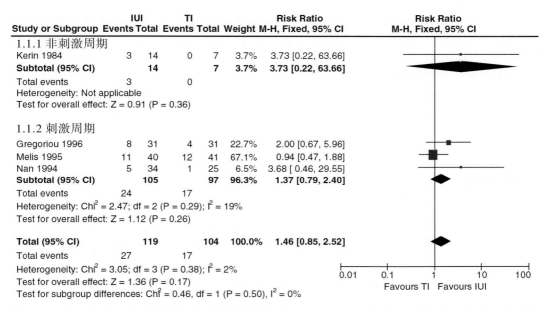

图 18.3　未促排和促排周期中轻度男性低生育力夫妇的 IUI、TI 或非 TI 的比较，给出了相应研究特异性风险和合并相关风险的 95% CI。使用 Mantel-Haenszel 随机效应模型进行结果总结。使用 Review Manager 5.3 软件计算结果并创建森林图

> **结　论**
>
> 　　虽然 IUI 广泛应用于促排卵的 PCOS 女性，但仍然缺乏支持其有效性的证据。
>
> 　　当不需要 IUI 时，没有理由使用它，例如，排卵障碍是受孕的唯一障碍。NICE 指南建议患有 PCOS 和相关男性因素不孕的女性使用促排卵及 IUI，以及促排卵治疗 6 个周期后仍未受孕的女性使用促排卵及 IUI[21]。这一建议似乎与 IUI 对不明原因的低生育力和轻度男性低生育力似乎有益的结论相一致。另一方面，这个建议是低级别的证据，而目前缺乏高质量的证据。目前，我们还不清楚 PCOS 患者在促排卵治疗后进行 IUI 能否受益。

IUI 经常被与 TI 进行比较。TI 干扰自然性交。一些作者认为，TI 可能因此不如非 TI 有效[22, 23]。目前还没有研究直接将 TI 与非 TI 进行比较。一项综述总结了低生育力夫妇中男性伴侣根据 TI 或非 TI 准备的精液情况，作者没有发现任何证据表明两者之间存在差异，但确实表明，与 IUI 和非 TI 相比，TI 的妊娠率略低[24]。

荷兰的一个 RCT 评估了 IUI 在荷兰人的使用，并刚刚完成了女性参与试验的登记。这项试验将 CC 促排 6 周期仍未受孕、患有 PCOS 的女性分配到四个研究小组中：CC 组或促性腺激素组，IUI 组或一项非 TI 组，例如建议夫妻定期性交。女性接受了 6 个周期的治疗或者达到持续妊娠。这项试验的结果有望在 2017 年公布，并有望为 IUI 的有效性提供更可靠的证据。

参考文献

[1] Quinquin M, Mialon O, Isnard V, Massin N, Parinaud J, Delotte J, Bongain A. In vitro fertilization versus conversion to intrauterine insemination in bologna-criteria poor responders: how to decide which option? Fertil Steril. 2014;102:1596-601.

[2] Yu B, Mumford S, Royster IV GD, Segars J, Armstrong AY. Cost-effectiveness analysis comparing continuation of assisted reproductive technology with conversion to intrauterine insemination in patients with low follicle numbers. Fertil Steril. 2014;102:435-9.

[3] van Rumste MM, Custers IM, van der Veen F, van Wely M, Evers JL, Mol BW. The influence of the number of follicles on pregnancy rates in intrauterine insemination with ovarian stimulation: a meta-analysis. Hum Reprod Update. 2008;14:563-70.

[4] Chaabane S, Sheehy O, Monnier P, et al. Association between ovarian stimulators with or without intrauterine insemination, and assisted reproductive technologies on multiple births. Am J Obstet Gynecol. 2015;213:511.

[5] Barwin BN. Intrauterine insemination of husband's semen. J Reprod Fertil. 1974;36:101-6.

[6] Ombelet W, Dhont N, Thijssen A, Bosmans E, Kruger T. Semen quality and prediction of IUI success in male subfertility: a systematic review. Reprod Biomed Online. 2014;28:300-9.

[7] Boomsma CM, Heineman MJ, Cohlen BJ, Farquhar C. Semen preparation techniques for intrauterine insemination. Cochrane Database Syst Rev. 2007;4:CD004507.

[8] Zafer M, Horvath H, Mmeje O, van der Poel S, Semprini AE, Rutherford G, Brown J. Effectiveness of semen washing to prevent human immunodeficiency virus (HIV) transmission and assist pregnancy in HIV-discordant couples: a systematic review and meta-analysis. Fertil Steril. 2016;105:645-55.

[9] Weiss NS, Braam S, K?nig TE, Hendriks ML, Hamilton CJ, Smeenk JM, Koks CA, Kaaijk EM, Hompes PG, Lambalk CB, van der Veen F, Mol BW, van Wely M. How long should we continue clomiphene citrate in anovulatory women? Hum Reprod. 2014;29:2482-6.

[10] Balen AH, Morley LC, Misso M, Franks S, Legro RS, Wijeyaratne CN, Stener-Victorin E, Fauser BC, Norman RJ, Teede H. The management of anovulatory infertility in women with polycystic ovary syndrome: an analysis of the evidence to support the development of global WHO guidance. Hum Reprod Update. 2016;22:687-708.

[11] Shalom-Paz E, Marzal A, Wiser A, Hyman J, Tulandi T. Does optimal follicular size in IUI cycles vary between clomiphene citrate and gonadotrophins treatments? Gynecol Endocrinol. 2014;30:107-10.

[12]　ESHRE Capri Workshop Group. Intrauterine insemination. Hum Reprod Update. 2009;15(3):265-77.

[13]　Ragni G, Somigliana E, Vegetti W. Timing of intrauterine insemination: where are we? Fertil Steril. 2004;82:25-6.

[14]　Polyzos NP, Tzioras S, Mauri D, Tatsioni A. Double versus single intrauterine insemination for unexplained infertility: a meta-analysis of randomized trials. Fertil Steril. 2010;94:1261-6.

[15]　Abu Hashim H, Ombar O, Abd EI. Intrauterine insemination versus timed intercourse with clomiphene citrate in polycystic ovary syndrome: a randomized controlled trial. Acta Obstet Gynecol Scand. 2011;90:344-50.

[16]　Wiser A, Shalom-Paz E, Reinblatt SL, Holzer H, Tulandi T. Controlled ovarian hyperstimulation in women with polycystic ovarian syndrome with or without intrauterine insemination. Gynecol Endocrinol. 2012;28:502-4.

[17]　Nahuis MJ, Weiss NS, van der Veen F, Mol BW, Hompes PG, Oosterhuis J, Lambalk NB, Smeenk JM, Koks CA, van Golde RJ, Laven JS, Cohlen BJ, Fleischer K, Goverde AJ, Gerards MH, Klijn NF, Nekrui LC, van Rooij IA, Hoozemans DA, van Wely M. The M-OVIN study: does switching treatment to FSH and/or IUI lead to higher pregnancy rates in a subset of women with world health organization type II anovulation not conceiving after six ovulatory cycles with clomiphene citrate - a randomised controlled trial. BMC Womens Health. 2013;13:42.

[18]　Veltman-Verhulst SM, Hughes E, Ayeleke RO, Cohlen BJ. Intra-uterine insemination for unexplained subfertility. Cochrane Database Syst Rev. 2016;2:CD001838.

[19]　Jungwirth A, Diemer T, Dohle GR, Giwercman A, Kopa Z, Krausz C, Tournaye H. Guideline on male infertility. Euro Assoc Urol. 2015. http://uroweb.org/wp-content/uploads/17-Male Infertility_LR1.pdf.

[20]　Cissen M, Bensdorp A, Cohlen BJ, Repping S, de Bruin JP, van Wely M. Assisted reproductive technologies for male subfertility. Cochrane Database Syst Rev. 2016;2:CD000360.

[21]　National Institute for Clinical Excellence Fertility Guidelines. https://www.nice.org.uk/guidance/cg156.

[22]　Nulsen J, Wheeler C, Ausmanas M, Blasco L. Cervical mucus changes in relationship to urinary luteinizing hormone. Fertil Steril. 1987;48:783-6.

[23]　Wilcox AJ, Weinberg CR, Baird DB. Timing of intercourse in relation to ovulation: effects on the probability of conception, survival of the pregnancy and sex of the baby. N Engl J Med. 1995;333:1517-21.

[24]　Snick HK, Collins JA, Evers JLH. What is the most valid comparison treatment in trials of intrauterine insemination, timed or uninfluenced intercourse? A systematic review and metaanalysis of indirect evidence. Hum Reprod. 2008;23:2239-45.

19 IVF 中的控制性卵巢刺激

Raoul Orvieto

19.1 概　述

PCOS 是育龄女性最常见的内分泌疾病[1, 2]。患有 PCOS 的女性罹患代谢综合征的风险增加，也易罹患不孕症[3]。尚未确定 PCOS 不孕女性的最佳治疗方法。由于对治疗的争议，促使欧洲人类生殖与胚胎学会（ESHRE）/美国生殖医学学会（ASRM）达成共识，解决不孕症和 PCOS 女性所面临的治疗挑战，各种治疗方法和它们的功效性、安全性[4]。

体外受精（IVF）和胚胎移植（ET）是 PCOS 患者的有效治疗方法，其妊娠率可与输卵管因素不孕女性的妊娠率相当[5, 6]。此外，由于通过移植少的胚胎可以将多胎妊娠的数量控制在最低水平，因此 IVF-ET 成为难治性不孕或同时存在不孕因素的 PCOS 患者的合理选择[4, 5]。Eiikemans 等人[7]证实使用 CC 作为一线治疗和促性腺激素作为二线治疗诱导排卵后，PCOS 患者累计单胎活产率为 72%，这意味着实际上 28% 的 PCOS 患者应该采用 IVF。

众所周知，PCOS 患者的许多临床表现具有异质性。这种异质性部分原因来自鹿特丹会议上建立的 PCOS 定义，采用每个卵巢直径为 2~9mm 的卵泡定义卵巢多囊样改变（PCOM）[1]（见第 2 章和第 7 章）。因此，PCOS 患者对控制下卵巢超刺激（COH）的卵巢反应与卵巢形态学有关，与高反应相对应的统称为"反应不良"或"低反应"。此外，由于卵巢过度反应是卵泡过量的结果，这与血清抗苗勒氏激素（AMH）水平有关[8]。基于 AMH 可预测 PCOS 患者对 COH 反应，AMH 水平可能会成为一个对 PCOS 患者进行分类的有用工具。

许多 COH 方案已被用于治疗接受 IVF 的 PCOS 患者[5, 9-12]。然而，迄今为止，尚未确定哪一种刺激方案相对于另一种刺激方案有令人信服的优势，并且最佳刺激方案仍然存在争议[4]。

ESHRE/ ASRM 召开的 PCOS 共识研讨会小组认为有必要进行进一步的随机对

照试验（RCT），比较 GnRH 激动剂和 GnRH 拮抗剂中的促卵泡激素（FSH）使用情况。然而，在一个试管婴儿成功率、个体化 COH 方案细致把控和患者安全被纳入和强制要求的时代，这样的 RCT 将引发一些伦理和法律问题。

严重的卵巢过度刺激综合征（OHSS）是一种严重危及生命的诱导排卵并发症，应是针对 PCOS 患者的重要考虑内容。此外，荟萃分析结果产生了冲突，使用长效 GnRH 激动剂抑制方案比使用 GnRH 拮抗剂[13] 有更好的结局趋势，但 GnRH 激动剂 COH 方案导致严重 OHSS 的发生率增加[14, 15]。因此，有人建议，对有重度 OHSS 的高风险患者（如 PCOS 患者），GnRH 拮抗剂的使用应该是首次 IVF 尝试期首选的 COH 方案。因为它可以使用 GnRH 激动剂，而不是人类绒毛膜促性腺激素（hCG）激发排卵，以避免后续而来的严重 OHSS[16]。

19.2 COH 周期中的二甲双胍

二甲双胍是一种口服双胍类药物，通过抑制肝脏葡萄糖的生成，增加肌肉组织对葡萄糖的吸收和利用来增强胰岛素敏感性（见第 11 章）。近 20 年来，二甲双胍也被用于 PCOS 患者，以改善胰岛素抵抗和减少高胰岛素血症，PCOS 代谢和高雄激素紊乱可以得到改善[17]。

科斯特洛等人[18] 的系统性综述表明，虽然在促性腺激素诱导排卵和 IVF 中联合应用二甲双胍不能提高排卵、妊娠或活产率，但它确实会对诱导排卵时的卵巢反应、刺激时间长短、使用 FSH 总剂量、血清雌二醇（E2）峰值水平和回收的卵母细胞数有不同程度的影响，可显著降低 OHSS 的风险。此外，在解决不孕症和 PCOS 女性所面临的治疗挑战的同时，ESHRE/ ASRM 赞助的 PCOS 共识研讨会组织[3] 因此得出结论，没有证据表明使用二甲双胍可提高活产率，因此，二甲双胍仅限用于那些葡萄糖不耐受的患者。

因此，我们建议所有糖耐量受损或胰岛素抵抗的 PCOS 患者，应在 COH 前 6~8 周开始使用二甲双胍治疗，以改善 COH 中的参数，降低发生严重 OHSS 的风险。

19.3 COH 周期中长效 GnRH 激动剂方案与多剂量 GnRH 拮抗剂方案

基于 Griesinger 等人[11] 的荟萃分析，ESHRE/ ASRM 召开的 PCOS 共识工作小

组认为有必要进行进一步的 RCT，比较使用 GnRH 激动剂与 GnRH 拮抗剂的 COH 方案。4 项随机对照研究试验符合条件。当比较 GnRH 拮抗剂多剂量方案和 GnRH 激动剂长方案时，除刺激时间明显缩短外，结果无差异[11]。然而，由于样本量（分别为 118 例 GnRH 拮抗剂和 107 例和激动剂 COH 方案患者）以及检测细微差异的能力不足，他们强调他们的观察是有限的[11]。

将迄今发表的 RCT 添加到 Griesinger 等人的[11]论文中，荟萃分析显示了使用 GnRH 激动剂方案有改善预后的趋势（表 19.1）[19-26]。我们之前的回顾性研究一致支持这一观察结果，表明与 GnRH 拮抗剂方案相比，使用长 GnRH 激动剂抑制方案进行 COH 治疗的 PCOS 患者表现出显著的更高的临床妊娠率[27]。此外，使用 GnRH 激动剂降调长方案的瘦型 PCOS 患者[28]以及那些基础 LH/FSH 比值高的患者妊娠率更高[29]。

表 19.1　比较 PCOS 患者使用 GnRH 拮抗剂和激动剂方案临床妊娠率的文献

来源	年份	拮抗剂	激动剂
Kim	2004	7/21	7/20
Hwang	2004	10/27	10/29
Bachceci	2005	34/73	41/75
Ashrefi	2005	5/30	6/30
Lainas	2007	15/26	32/52
Kurzawa	2008	20/37	21/37
Vrtacnik–Bokal	2009	3/10	3/10
Lainas	2010	58/110	68/110
Combined		152/334（45.5%）	188/363（51.8%）

Lin 等人最近发表的一项荟萃分析包括 9 个 RCT，用于分析接受 IVF/ICSI 治疗的 PCOS 患者。荟萃分析包括 588 名接受长期激动剂方案的女性和 554 名接受 GnRH 拮抗剂方案的女性。两组患者的临床妊娠率、刺激天数、卵母细胞回收数基本相同，接受 GnRH 激动剂 COH 方案需要更高剂量的促性腺激素。然而，由于在 Lin 等人的荟萃分析[30]中发现 OHSS 具有出乎意料的可比性，因此可以推测，这可能反映在 GnRH 激动剂长方案 COH 中使用了递减/中断或其他方法预防 OHSS 发生。随后观察到 IVF 临床妊娠率降低，因此可比较。

19.4 PCOS 患者初次尝试 IVF 助孕

PCOS 患者第一次尝试体外受精周期时，应提供 GnRH 拮抗剂 COH 方案（图 19.1）。

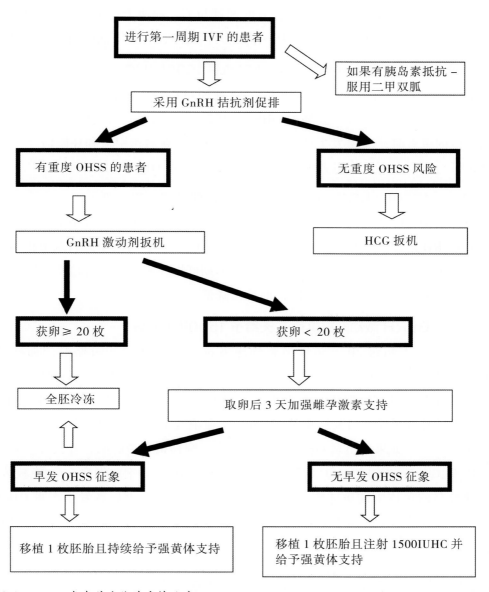

图 19.1 PCOS 患者首次体外受精治疗

19.4.1　GnRH 拮抗剂联合治疗和 GnRH 激动剂扳机

对 COH 有强烈反应且有发展为重度 OHSS 风险的患者[31]，COH 结合 GnRH 拮抗剂联合治疗和 GnRH 激动剂扳机已经成为一种旨在消除早期严重 OHSS 并支持无 OHSS 临床概念的常用工具[32, 33]。然而，由于报道的临床妊娠明显减少和妊娠早期流产增加[34, 35]，提出了三种不同的可选策略来改善结果：全胚冷冻策略、新鲜移植和强化黄体支持以及新鲜移植后补充低剂量 hCG。前两个选项消除了 OHSS，而添加低剂量（1500IU）hCG 消除 OHSS 的能力仍有争议，在下面的内容中会讨论。

19.4.1.1　GnRH 激动剂扳机后 35 小时给予 1500IUHCG

取卵后 1 小时给予 1500IU hCG[36, 37] 被证明可以挽救黄体，从而产生与 HCG 扳机相当的生殖效果，且不会增加 OHSS 的风险[38]。然而，当应用于有严重 OHSS 的高风险的患者时，26% 发生严重的早期 OHSS，需要腹水引流和住院治疗[39]，这一数字可与表面上高风险患者中可接受的 20% 的严重 OHSS 患病率相当[40]。

19.4.1.2　1500IU hCG 和 GnRH 激动剂同时使用（双扳机）

在取卵前 34~36 小时给予 1500IU hCG 是一种改善卵母细胞成熟的方法，同时比单纯 GnRH 激动剂诱导 LH 峰更能持续支持黄体[41, 42]。高反应患者双扳机后的受精率、着床率、临床妊娠率、持续妊娠率和早期妊娠丢失率均在可接受范围[41, 42]，临床重度 OHSS 的发生率没有消除，但是已降低到 0.5%[42]。

19.4.1.3　GnRH 激动剂扳机后 5 天给予 1500IUHCG

当所有产生超过 20 个卵母细胞的患者都采用全胚冷冻策略时，那些使用 GnRH 激动剂而产生的卵母细胞少于 20 个的患者被指导开始用 E2 和黄体酮强化黄体支持，并在卵母细胞取出后 3 天（胚胎移植当天）对早期或中度 OHSS（子宫 / 卵巢周围液体和 / 或红细胞压积水平 >40%（血浓度）所反映的腹水超声征象进行重新评估[43, 44]。如果未出现 OHSS 的早期征象，则移植 1 个胚胎，并指导患者注射 1500IU hCG[43, 44]。通过将 HCG 延迟注射 3 天（在 GnRH 激动剂触发后 5 天）挽救黄体，观察到极高的黄体中期黄体酮[44] 水平和合理的妊娠率，无患者发生严重 OHSS。然而，虽然这些初步的结果很有希望，但样本量较小，要求进一步的大型随机对照试验[44]。

19.4.2　复方口服避孕药（COC）预处理

COCs 可显著降低 PCOS 患者的激素水平和临床参数，如显著抑制促性腺激素释放、还原雄激素环境、Ferriman-Gallwey 评分和卵巢体积[45]。然而，虽然接受

GnRH 拮抗剂 COH 方案患者的 COC 预处理可导致更好的同步反应和按计划开始周期，但它也显著延长了刺激的持续时间、更多的促性腺激素使用量，并可能降低了持续妊娠率。COCs 预处理的不良影响与其孕激素成分对子宫内膜的潜在负作用有关，或 COCs 诱导的内源性 LH 水平较低，对其卵母细胞能力或子宫内膜容受性有不良影响。

最近研究显示，与接受雄激素衍生物的供卵者相比，抗雄激素 COC 预处理后的供卵者卵母细胞数显得更多，并且与没有接受 COC 预处理的供者相比具有相当的活产率。在校正供卵者的年龄和用于促排卵的总 FSH 剂量后，仍能体现这些差异[46]。

19.5　首次 IVF 失败后 PCOS 患者的处理

在首次体外受精失败后，如果需要进行再次的试管受精周期，可以向患者提供 GnRH 拮抗剂或激动剂 COH 方案。之前对每日低剂量促性腺激素刺激表现出反应强烈的患者，GnRH 拮抗剂方案可能是首选方案，用 GnRH 激动剂代替 hCG 激发卵泡成熟（图 19.2）。

否则，特别是那些在第一次试管受精中获得 <20 个卵母细胞的患者，可能会采用以下将详细讲述的 GnRH 激动剂降调长方案中的一种。

19.5.1　低剂量 FSH 刺激方案

Marci 等人[47] 已经评估了 61 例 PCOM 患者的低剂量 FSH 刺激方案的益处，这些患者先前已经表现出对使用人绝经后促性腺激素（hMG）的标准 GnRH 激动剂 COH 长方案有非常高的卵巢反应。随后使用每日低剂量 FSH 方案，初始剂量为 FSH 75IU/d，无反应时每 4 天增加 37.5IU。低剂量方案显示用药量和 E2 峰值显著减少，高的着床率（21.8%）和临床妊娠率（38.4%），每个周期开始的累积分娩率和每个患者的累积分娩率分别为 41.6% 和 52.5%。此外，使用低剂量方案的患者均未出现严重的 OHSS，而使用标准方案的 5 例患者出现了严重的 OHSS。

19.5.2　使用 COCs 和 GnRH 激动剂双重抑制

Damario 等[12] 为先前表现出临床特征提示对外源性促性腺激素治疗敏感性提高的患者提供了双重抑制方案，其中包括先前的排卵诱导周期或 IVF 助孕中 E2 峰值浓度超过 2500pg/mL 或有先前对促性腺激素的高反应的证据（即获取的卵母细

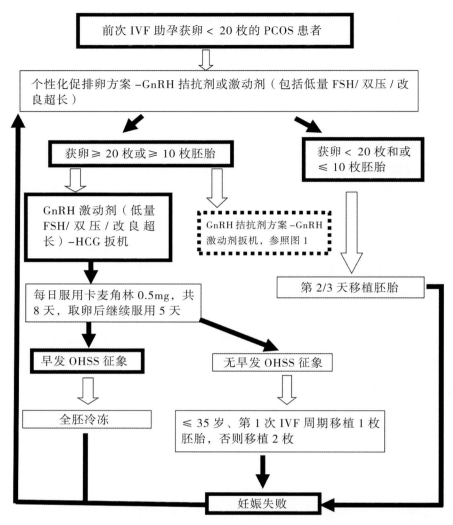

图 19.2 　PCOS 患者接受再次或多次体外受精治疗

胞数目过多和 / 或 OHSS）。

　　双重抑制方案包括在自发月经期或孕激素药物撤退性出血后进行COC预处理。COCs 每周期服用 25 天。服药第 21 天开始每天注射 GnRH 激动剂，两种药物重叠使用 COCs 5 天。随后，在随后的出血第 3 天开始低剂量促性腺激素刺激，此时 GnRH 激动剂的每日剂量减半。一旦完成了初始卵泡募集，每天的促性腺激素剂量就会逐渐减少，并根据每个患者的卵巢反应[12]进一步调整。

　　对 73 例采用双重抑制方案的高反应患者的 99 个周期的回顾发现，在胚胎移植前只有 13 个周期被取消（13.1%），每个启动周期的临床和持续妊娠率分别为 46.5% 和 40.4%。只有 8 名患者出现了轻度 - 中度 OHSS。

与在该中心接受过 IVF-ET 周期的患者相比，采用双重抑制方案的患者在卵母细胞受精率、胚胎植入率和临床 / 持续妊娠率方面均有显著改善。

19.5.3 改良超长方案

龚等人[48] 将改良的 GnRH 激动剂超长方案应用于 PCOS 患者。该方案为肌内注射两次 GnRH 激动剂，剂量分别为 1.5~1.875mg，第一次在患者第 1 个月经周期的第 20 天，然后在第 2 个月经周期的第 21 天。注射最后一次 GnRH 后的 2~3 周，在确认垂体 – 卵巢抑制后，开始使用人绝经期促性腺激素。与传统的长效 GnRH 激动剂方案相比，PCOS 患者的子宫内膜更厚，黄体酮水平更低，植入率和妊娠率明显更高，所需的促性腺激素剂量、回收的卵母细胞数量、优质胚胎、取消率、OHSS 和受精率相当。

长效 GnRH 的抑制可能有助于在卵巢刺激开始时优化临床和激素指标。正如已经强调的[45]那样，PCOS 患者的 GnRH 激动剂抑制作用延长可以有效降低雄激素环境，Ferriman-Gallwey 评分、卵巢体积和窦卵泡数。

当 GnRH 激动剂与 COCs[45] 联合使用时，这些可能会得到进一步的改善，这说明改良的 GnRH 激动剂超长方案是应该提供给旨在改善 IVF 结果的 PCOS 患者的 COH 方案之一。

如果上述长 GnRH 激动剂 COH 方案（用 HCG 触发）产生 > 20 卵母细胞或 >10 个胚胎发育，应该嘱患者开始口服卡麦角林 0.5mg，连续 8 天[49]，取卵后随访 5 天有无早发 OHSS 征象（见上文）。如果早期 OHSS 征象出现进展，则取消胚胎移植并行全胚冷冻。这种方法将早期 OHSS（如果出现的话）限制为更温和、更短的形式。如果没有出现，我们移植一个囊胚，随之将多胎妊娠的风险降低到几乎为零，从而消除晚期 OHSS 的风险。

19.6 IVF 中的黄体支持

IVF 进行 COH 后始终存在黄体缺陷，由于在 COH 期间使用的 GnRH 类似物的促黄体生成作用，或由于 E2 的超生理水平，可能改变子宫内膜对黄体酮的反应性，并通过负反馈机制抑制 LH 的释放[50]。最近一项关于黄体酮 ART 黄体支持的 Cochrane 荟萃分析证实，黄体酮对临床妊娠率、持续妊娠率和活产率[51]具有显著的积极影响。

> **结　论**
>
> 　　PCOS 患者进行 IVF-ET 周期 COH 使用黄体中期 GnRH 激动剂降调长方案可能比多剂量 GnRH 拮抗剂方案有更高的临床妊娠率，特别是对瘦型患者或那些基础 LH/FSH 比值高的患者。然而，由于 PCOS 患者发生严重 OHSS 的风险较高，因此在第一次 IVF 周期中，谨慎起见，建议为这些患者提供 GnRH 拮抗剂 COH，因为其固有的 OHSS 风险较低。此外，它可以用 GnRH 激动剂替代 hCG 触发排卵，从而消除严重的 OHSS。需要进一步的大型研究来阐明这两种 GnRH 类似物在不同 PCOS 表型中的作用。这些研究可能有助于生殖专家对 COH 方案进行调整，从而优化体外受精的成功率，同时又不会对严重 OHSS 风险患者造成危害。

参考文献

[1] Rotterdam ESHRE/ASRM-Sponsored PCOS Consensus Workshop Group. Revised 2003 consensus on diagnostic criteria and long-term health risks related to polycystic ovary syndrome. Fertil Steril. 2004;81:19-25.

[2] Stein IF, Leventhal ML. Amenorrhea associated with bilateral polycystic ovaries. Am J Obstet Gynecol. 1935;29:181-91.

[3] Dunaif A, Segal KR, Futterweit W, Dobrjansky A. Profound peripheral insulin resistance, independent of obesity, in polycystic ovary syndrome. Diabetes. 1989;38:1165-74.

[4] Thessaloniki ESHRE/ASRM-Sponsored PCOS Consensus Workshop Group. Consensus on infertility treatment related to polycystic ovary syndrome. Fertil Steril. 2008;89:505-22.

[5] Buyalos RP, Lee CT. Polycystic ovary syndrome: pathophysiology and outcome with in vitro fertilization. Fertil Steril. 1996;65:1-10.

[6] Ashkenazi J, Farhi J, Orvieto R, Homburg R, Dekel A, Feldberg D. Polycystic ovary syndrome patients as oocyte donors: the effect of ovarian stimulation protocol on the implantation rate of the recipient. Fertil Steril. 1995;64:564-7.

[7] Eijkemans MJ, Imani B, Mulders AG, Habbema JD, Fauser BC. High singleton live birth rate following classical ovulation induction in normogonadotrophic anovulatory infertility (WHO 2). Hum Reprod. 2003;18:2357-62.

[8] Dumont A, Robin G, Catteau-Jonard S, Dewailly D. Role of Anti-Müllerian Hormone in pathophysiology, diagnosis and treatment of polycystic ovary syndrome: a review. Reprod Biol Endocrinol. 2015;13:137.

[9] Dor J, Shulman A, Levran D, Ben-Rafael Z, Rudak E, Mashiach S. The treatment of patients with polycystic ovarian syndrome by in-vitro fertilization and embryo transfer: a comparison of results with those of patients with tubal infertility. Hum Reprod. 1990;5:816-8.

[10] Urman B, Fluker MR, Yuen BH, Fleige-Zahradka BG, Zouves CG, Moon YS. The outcome of in vitro fertilization and embryo transfer in women with polycystic ovary syndrome failing to conceive after ovulation induction with exogenous gonadotropins. Fertil Steril. 1992;57:1269-73.

[11] Griesinger G, Diedrich K, Tarlatzis BC, Kolibianakis EM. GnRH-antagonists in ovarian stimulation for IVF in patients with poor response to gonadotrophins, polycystic ovary syndrome, and risk of ovarian hyperstimulation: a meta-analysis. Reprod Biomed Online. 2006;13:628-38.

[12] Damario MA, Barmat L, Liu HC, Davis OK, Rosenwaks Z. Dual suppression with oral contraceptives and gonadotrophin releasing-hormone agonists improves in-vitro fertilization outcome in high responder

patients. Hum Reprod. 1997;12:2359-65.

[13] Orvieto R, Patrizio P. GnRH agonist versus GnRH antagonist in ovarian stimulation: an ongoing debate. Reprod Biomed Online. 2013;26:4-8.

[14] Al-Inany H, Abou-Setta AM, Aboulghar M. Gonadotrophin releasing hormone antagonists for assisted conception: a Cochrane review. Reprod Biomed Online. 2007;14:640-9.

[15] Al-Inany HG, Youssef MA, Aboulghar M, Broekmans F, Sterrenburg M, Smit J, Abou-Setta AM. Gonadotrophin-releasing hormone antagonists for assisted reproductive technology. Cochrane Database Syst Rev. 2011;5:CD001750.

[16] Orvieto R. Can we eliminate severe ovarian hyperstimulation syndrome? Hum Reprod. 2005;20:320-2.

[17] Velazquez EM, Mendoza S, Hamer T, Sosa F, Glueck CJ. Metformin therapy in polycystic ovary syndrome reduces hyperinsulinemia, insulin resistance, hyperandrogenemia, and systolic blood pressure, while facilitating normal menses and pregnancy. Metabolism. 1994;43:647-54.

[18] Costello MF, Chapman M, Conway U. A systematic review and meta-analysis of randomized controlled trials on metformin co-administration during gonadotrophin ovulation induction or IVF in women with polycystic ovary syndrome. Hum Reprod. 2006;21:1387-99.

[19] Kim CH, Lee YJ, Hong SH. Efficacy of a GnRH antagonist during early and late controlled ovarian hyperstimulation period in women with polycystic ovary syndrome undergoing IVF-ET. Hum Reprod. 2004;19:105-9.

[20] Hwang JL, Seow KM, Lin YH, Huang LW, Hsieh BC. Ovarian stimulation by concomitant administration of cetrorelix acetate and HMG following Diane-35 pre-treatment for patients with polycystic ovary syndrome: a prospective randomized study. Hum Reprod. 2004;19:1993-2000.

[21] Bahceci M, Ulug U, Ben-Shlomo I, Erden HF, Akman MA. Use of a GnRH antagonist in controlled ovarian hyperstimulation for assisted conception in women with polycystic ovary disease: a randomized, prospective, pilot study. J Reprod Med. 2005;50:84-90.

[22] Ashrafi M, Moini A, Mohammadzadeh A, Ezabadi Z, Zafarani F. A comparative study of GnRH antagonist and GnRH agonist in PCO patients undergoing IVF/ICSI cycles. Iran J Reprod Med. 2005;3:14-8.

[23] Lainas TG, Petsas GK, Zorzovilis IZ, Iliadis GS, Lainas GT. Initiation of GnRH antagonist on day 1 of stimulation as compared to the long agonist protocol in PCOS patients. A randomized controlled trial: effect on hormonal levels and follicular development. Hum Reprod. 2007;22:1540-6.

[24] Kurzawa R, Ciepiela P, Baczkowski T, Safranow K, Brelik P. Comparison of embryological and clinical outcome in GnRH antagonist vs. GnRH agonist protocols for in vitro fertilization in PCOS non-obese patients. A prospective randomized study. J Assist Reprod Genet. 2008;25:365-74.

[25] Vrtacnik-Bokal E, Virant Klun I, Verdenik I. Follicular oestradiol and VEGF after GnRH antagonists or GnRH agonists in women with PCOS. Reprod Biomed Online. 2009;18:21-8.

[26] Lainas TG, Sfontouris IA, Zorzovilis IZ, Petsas GK, Lainas GT. Flexible GnRH antagonist protocol versus GnRH agonist long protocol in patients with polycystic ovary syndrome treated for IVF: a prospective randomized controlled trial (RCT). Hum Reprod. 2010;25:683-9.

[27] Orvieto R, Meltcer S, Homburg R, Nahum R, Rabinson J, Ashkenazi J. What is the preferred GnRH-analogue for polycystic ovary syndrome patients undergoing controlled ovarian hyperstimulation for in-vitro fertilization? Fertil Steril. 2009;91:1466-8.

[28] Orvieto R, Nahum R, Meltcer S, Homburg R, Rabinson J, Anteby EY, Ashkenazi J. Controlled ovarian hyperstimulation in polycystic ovary syndrome patients: the role of body mass index. Reprod Biomed Online. 2009;18:333-6.

[29] Orvieto R, Meltcer S, Liberty G, Rabinson J, Anteby EY, Nahum R. Does day-3 LH/FSH ratio influence in vitro fertilization outcome in PCOS patients undergoing controlled ovarian hyperstimulation with different GnRH-analogue? Gynecol Endocrinol. 2012;28:422-4.

[30] Lin H, Li Y, Li L, Wang W, Yang D, Zhanget Q. Is a GnRH antagonist protocol better in PCOS patients? A meta-analysis of RCTs. PLoS One. 2014;9:e91796.

[31] The Practice Committee of the American Society for Reproductive Medicine (ASRM). Ovarian hyperstimulation syndrome. Fertil Steril. 2008;90:188-93.

[32] Orvieto R. Can we eliminate severe ovarian hyperstimulation syndrome? Hum Reprod. 2005;20:320-2.

[33] Devroey P, Polyzos NP, Blockeel C. An OHSS-free clinic by segmentation of IVF treatment. Hum Reprod. 2011;6:2593-7.

34] Griesinger G, Diedrich K, Devroey P, Kolibianakis EM. GnRH agonist for triggering final oocyte maturation in the GnRH antagonist ovarian hyperstimulation protocol: a systematic review and meta-analysis. Hum

Reprod Update. 2006;12:159-68.

[35]　Orvieto R, Rabinson J, Meltzer S, Zohav E, Anteby E, Homburg R. Substituting HCG with GnRH agonist to trigger final follicular maturation-a retrospective comparison of three different ovarian stimulation protocols. Reprod Biomed Online. 2006;13:198-201.

[36]　Humaidan P, Bungum L, Bungum M, Yding AC. Rescue of corpus luteum function with periovulatory HCG supplementation in IVF/ICSI GnRH antagonist cycles in which ovulation was triggered with a GnRH agonist: a pilot study. Reprod Biomed Online. 2006;13:173-8.

[37]　Humaidan P, Bredkjaer HE, Westergaard LG, Andersen CY. 1,500 IU human chorionic gonadotropin administered at oocyte retrieval rescues the luteal phase when gonadotropin-releasing hormone agonist is used for ovulation induction: a prospective, randomized, controlled study. Fertil Steril. 2010;93:847-54.

[38]　Humaidan P, Papanikolaou EG, Kyrou D, Alsbjerg B, Polyzos NP, Devroey P, Fatemi HM. The luteal phase after GnRH-agonist triggering of ovulation: present and future perspectives. Reprod Biomed Online. 2012;24:134-41.

[39]　Seyhan A, Ata B, Polat M, Son WY, Yarali H, Dahan MH. Severe early ovarian hyperstimulation syndrome following GnRH agonist trigger with the addition of 1500 IU hCG. Hum Reprod. 2013;28:2522-8.

[40]　Orvieto R, Ben-Rafael Z. Role of intravenous albumin in the prevention of severe ovarian hyperstimulation syndrome. Hum Reprod. 1998;13:3306-9.

[41]　Shapiro BS, Daneshmand ST, Garner FC, Aguirr M, Thomas S. Gonadotropin-releasing hormone agonist combined with a reduced dose of human chorionic gonadotropin for final oocyte maturation in fresh autologous cycles of in vitro fertilization. Fertil Steril. 2008;90:231-3.

[42]　Shapiro BS, Daneshmand ST, Garner FC, Aguirre M, Hudson C. Comparison of "triggers" using leuprolide acetate alone or in combination with low-dose human chorionic gonadotropin. Fertil Steril. 2011;95:2715-7.

[43]　Orvieto R. Ovarian hyperstimulation syndrome - an optimal solution for an unresolved enigma. J Ovarian Res. 2013;6:77.

[44]　Haas J, Kedem A, Machtinger R, Dar S, Hourovitz A, Yerushalmi G, Orvieto R. HCG (1500IU) administration on day 3 after oocytes retrieval, following GnRH-agonist trigger for final follicular maturation, results in high sufficient mid luteal progesterone levels - a proof of concept. J Ovarian Res. 2014;7:35.

[45]　Genazzani AD, Petraglia F, Battaglia C, Gamba O, Volpe A, Genazzani AR. A long-term treatment with gonadotropin-releasing hormone agonist plus a low-dose oral contraceptive improves the recovery of the ovulatory function in patients with polycystic ovary syndrome. Fertil Steril. 1997;67:463-8.

[46]　Barad DH, Kim A, Kubba H, Weghofer A, Gleicher N. Does hormonal contraception prior to in vitro fertilization (IVF) negatively affect oocyte yields? A pilot study. Reprod Biol Endocrinol. 2013;11:28.

[47]　Marci R, Senn A, Dessole S, Chanson A, Loumaye E, De Grandi P, Germond M. low-dose stimulation protocol using highly purified follicle-stimulating hormone can lead to high pregnancy rates in in vitro fertilization patients with polycystic ovaries who are at risk of a high ovarian response to gonadotropins. Fertil Steril. 2001;75:1131-5.

[48]　Gong F, Li X, Zhang S, Ma H, Cai S, Li J, Lin GE, Lu G. A modified ultra-long pituitary downregulation protocol improved endometrial receptivity and clinical outcome for infertile patients with polycystic ovarian syndrome. Exp Ther Med. 2015;10:1865-70.

[49]　Soares SR. Etiology of OHSS and use of dopamine agonists. Fertil Steril. 2012;97:517-22.

[50]　Palomba S, Santagni S, La Sala GB. Progesterone administration for luteal phase deficiency in human reproduction: an old or new issue? J Ovarian Res. 2015;19:77.

[51]　Van der Linden M, Buckingham K, Farquhar C, Kremer JAM, Metwally M. Luteal phase support for assisted reproduction cycles. Cochrane Database Syst Rev. 2015;7:CD009154.

卵母细胞体外成熟

20

Melanie L. Walls

20.1 概　述

人类首次报道卵母细胞体外成熟（IVM）是在 50 多年前 [1]；然而，随着促性腺激素（Gn）刺激多卵泡发育的应用 [2]，IVM 治疗研究变得不那么热门。本章介绍卵巢过度刺激（OHSS），同时也介绍了 OHSS 的副作用 [3]。OHSS 是 Gn 刺激的严重临床后果，轻度时患者仅出现不适，严重时有较高的死亡率 [4]。尽管 IVM 提供了一个可行的替代方案来避免 OHSS，但 IVF 超促排卵治疗未能在世界范围内得到推广，直到 1991 年，卵巢活检后收集卵子进行 IVM 第一个活产胎儿分娩报道，IVM 才开始被重视起来。此后，1994 年经阴道穿刺获得卵母细胞（TVOA）行 IVM 获得成功 [6]，从那以后 IVM 就以稳定的速度发展。IVM 治疗现在已经扩展的非常广泛，包括配子捐献和高卵泡刺激素（FSH）卵巢抵抗和保存生育力。然而，主要的适合 IVM 治疗的是诊断为多囊卵巢形态（PCOM）和 / 或 PCOS（PCOS）患者。此外，最重要的是，IVM 是目前可以完全消除 OHSS 风险的唯一治疗选择 [7]。本章将概述 IVM 作为 PCOS 和 PCOM 患者一种有效的治疗方法，以及总结不同的治疗方案、激素启动和培养条件，从而产生生殖结局。还将讨论 IVM 出生儿童结局的现有有限证据，以及指出未来 IVM 研究的发展方向。

20.2 IVM 用于治疗 PCOM/PCOS 女性

IVM 成功率提高的决定因素是窦卵泡计数（AFC）增加 [8]。只有 PCOS 患者合并 PCOM（超过 12 个窦卵泡）以及窦卵泡数多（虽然多，但未达到 PCOM 水平）的 PCOS 患者才能从 IVM 中获益最大。由于 AFC 是 IVM 治疗的决定因素，因此窦卵泡在 5 个以下的患者不应考虑 IVM 治疗 [9]。考虑到患有 PCOM/PCOS 的女性通常

AFC 很多，因此，她们与其他女性相比，对 IVM 治疗的反应更好，IVM 周期中收集的卵母细胞也更多。那些患有 PCOM 的患者能从 IVM 中获益，最近的一项荟萃分析显示，PCOS 患者种植率及临床妊娠率最高[10]。

20.3　治疗方案和激素启动

理论上，IVM 不需要外源性的促性腺激素给药，因为未成熟的卵母细胞在合适的模拟卵泡内环境的培养条件下可完成其最终的成熟。但是，经常会使用卵泡刺激素（FSH）或人绝经促性腺激素（MG）和 / 或人绒毛膜促性腺激素（hCG）作为激素启动，在卵母细胞抽吸前"启动"卵泡。由于启动和培养条件的不同，这些方案的结果是矛盾和难以评估的。FSH 的启动在促进卵泡生长中起重要作用，有助于提高卵母细胞的收集率，增加成熟[9]、受精、胚胎发育和植入[9]，IVM 成功率最高的是使用 FSH 促排 3~5 天，当主导卵泡直径不超过 12mm，不用 hCG 扳机的情况[11]。hCG 启动方案获得最佳结果是主导卵泡直径不超过 14mm，用 10000 IU hCG 扳机后间隔 38h 采集卵母细胞。主要争议的问题是在诱导 IVM 方案中使用 hCG 或促性腺激素释放激素（GnRH）激动剂扳机，他们在体内促进核成熟[14]，这与 IVM 成熟发生在体外的核心概念不符。此外，hCG 可以诱导体内直径大于 9mm 的卵泡中的卵母细胞成熟[15]，由于卵母细胞被收集时处于不同的发育阶段，因此这种方法在逻辑上存在问题。这反过来又导致同一个患者授精时间的多样化以及随后的胚胎培养阶段的多样化。最近，为了改变 IVM 的临床定义，有人建议将目前世界各地使用的不同方案分类[16]。作者给 IVM 治疗方案的定义提出了四点建议：①无扳机 IVM；②自然周期早扳机联合 IVM；③短时间促性腺激素刺激 IVM；④改良自然周期早扳机联合 IVM。然而，这些定义是令人困惑的，并且仍然允许 273 例同时接受 FSH 启动和 hCG 触发的患者被称为截断 IVF[17, 18]。

更广泛接受的定义已被推荐包括三个治疗组，截断 IVF（启动包括 FSH 和 hCG）和 hCG 启动的 IVM（不给予 FSH，患者接受 hCG 或激动剂扳机），IVM 的定义建议保留在有或没有 FSH/FSH 类似物启动的周期，不使用促性腺激素，旨在触发体内卵母细胞成熟。例如 hCG 或 GnRH 激动剂[18]。这对于体外受精的临床和研究目的都是必要的发展，以避免比较一些人认为是真实的结果与简化版的标准，刺激体外受精治疗。这将有助于避免临床医生，患者和卫生专业人员在讨论 IVM 时的混淆。

20.4 未成熟卵母细胞收集

与启动方案类似，IVM 周期中未成熟卵母细胞收集的方法也显示出相当大的变化。它们大多都是围绕着 TVOA 标准程序进行修改，以便能从小卵泡中收集到卵母细胞。临床医生根据是否需要进行卵泡冲洗，使用双腔或单腔针取卵。一些诊所报告说，每个卵泡冲洗 3 次[19]，而另一些诊所不使用卵泡冲洗[20]。卵泡冲洗液包括 HEPES[21] 或加了肝素的 Hartmann's[19]。此外，TVOA 中用于 IVM 的吸引压力也有报道范围不等，从 7kPa（52.5mmHg）[22] 到 200mmHg[21]。如在标准 IVF 中，胚胎学家经过训练，肉眼即可鉴定出 GV 期卵母细胞[11, 19]，或通过网状细胞过滤器过滤卵泡吸取液[20, 23]。图 20.1 为 IVM 卵母细胞收集过程中 GV 期卵母细胞。一旦卵丘 – 卵母细胞复合物从卵泡中抽吸出来，卵丘细胞与卵母细胞之间的缝隙连接通讯急剧减少和环腺酸腺苷（cAMP）活性显著降低[24]。从卵泡中取出后，一些卵母细胞可能发生自发的核成熟，进展到细胞分裂中期（MII）阶段[25]。然而，这并不一定与细胞质成熟相关，因此卵母细胞获得激活和恢复减数分裂的能力，成功的受精和胚胎发育。这需要有效管理，以防止自发性成熟以及细胞核和细胞质成熟之间的不同步，这可能对胚胎发育是有害的，这就需要一个专门的 IVM 培养体系。

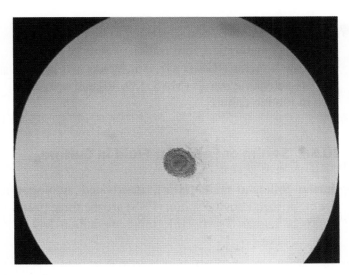

图 20.1　GV 期卵母细胞
卵泡抽吸后，卵丘包绕紧密（800× 放大率，SXZ12 立体显微镜，奥林巴斯）

20.5　卵母细胞成熟和培养

IVM 培养的不同取决于培养基、培养时间、激素和血清浓度。已经配置了一系列培养基用于 IVM。两种最广泛使用的商品化 IVM 培养基是 Sage（CooperSurgical，美国）和 MediCult（Origio，丹麦），两种培养基成功率相似[27]。目前专为囊胚培养而配制的培养基已成功使用[11, 28]，且成功率与 Sage IVM 培养基不相上下[29]。与启动方案不同，激素添加剂是 IVM 培养基的常见成分。黄体生成素（LH）和 hCG 是卵母细胞成熟的重要介质，它们作用于一个共同的颗粒细胞受体，诱导卵母细胞内 cAMP 活性上升[30]。cAMP 级联反应促进减数分裂的恢复和胚泡的破坏[26]。重组 LH 或 hCG 的浓度从 0.1 IU/mL[23] 增加到 0.75 IU/mL[31]。FSH 被用来促进卵丘 – 卵母细胞复合物（COC）的扩张，进而促进 cAMP 活性的增加，从而促进卵母细胞的成熟[32、33]。添加的 FSH 浓度在 IVM 方案中相对一致，为 0.075 IU/mL[23, 34] 或 0.1IU/mL[11, 19]。

20.5.1　其他培养基添加剂

其他添加剂也被认为有助于 IVM 培养基，利于卵母细胞成熟、受精或胚胎发育。其中包括胰岛素样生长因子（IGF–I）[35, 36]、表皮生长因子（EGF）[35, 37–38]、减数分裂激活甾醇（MAS）[39, 40]和激活素[41]；但是，这些在常规培养中较少用。

20.5.2　培养基中血清或卵泡液

人卵泡液（HFF）、灭活的自体患者血清（母体血清）或胎牛血清（FBS）是人类 IVM 中最常用的三种蛋白添加剂。添加 HFF 的浓度从 30%[42]~70%[21] 不等。热失活 FBS 也被用于 10%[43] 或 20%[14, 44]。母体血清是最常见的蛋白质补充剂，浓度为 10%[23, 45] 或 20%[22, 46]。

IVM 培养基中的人血清可提供成熟过程中所需的多种营养物质和生长因子。然而，在胚胎培养中使用血清也有一些负面的作用，包括促进氨的形成，这可能通过线粒体破坏胚胎的发育[47]，并干扰颗粒细胞中雄激素向雌激素的转化所涉及的芳香化过程[48]。

此外，氨基酸、脂类、激素、抗体和其他的免疫介质因女性的饮食、基因或感染状态不同而不同，因此血清在其效力和毒性方面存在较大程度的差异。此外，当使用血清或 HFF 制剂时还有未知污染物（微生物等）对胚胎培养所造成的风险。然而，血清对胚胎培养的负面影响是否也与卵母细胞成熟培养有关尚不清楚。在大多数情况下，卵母细胞只在体外培养的前 24~48 小时暴露于母体血清中，这取决于使用的方案，然后在受精前移入商业胚胎培养基。无论如何，蛋白质添加剂对 IVM 培养的影响还有待进一步研究。

最近的研究调查了用 cAMP 调节剂补充 IVM 培养基的益处。这些药物包括西洛酰胺和福斯考林，它们的作用是防止卵母细胞从卵泡中取出后缝隙细胞连接的丢失以及随后 cAMP 活性的降低[49]。cAMP 调节剂也可能在 IVM 前的短时间内发挥作用，即从卵泡中取出后立即发挥作用，被称为模拟生理卵母细胞成熟（SPOM）[50]，尽管在人类中，这种预处理的益处受到肝素的抑制，而肝素在收集过程中最常用。另一种 cAMP 调节剂 3- 异丁基 -1- 甲基黄嘌呤（IBMX）在人体内的初步测试表明，就胚胎染色体非整倍体率的发生率而言，它是一种安全的添加剂[52]。还需要对人类 IVM 成功率的影响进行进一步的大规模试验。

20.5.3 培养时间

与启动方案和培养基内容相似，文献报道的卵母细胞成熟培养时间也存在较大差异。按照卵母细胞采集程序并运送到胚胎实验室，将卵母细胞置于成熟培养基中至少 24 小时[19]；也有报道长达 40 小时的培养周期[53]。此外，如果使用 hCG 扳机，对于相同的卵母细胞群，培养时间会发生变化，例如在 24 和 30 小时[54]。在非 hCG 扳机的成熟培养周期，刚开始 GV 期卵母细胞会有紧密压实的卵丘（图 20.2~ 图 20.4），成熟培养后应能看到冠状细胞的扩张（图 20.5~ 图 20.7）。

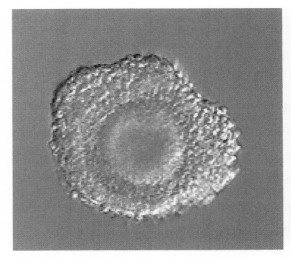

图 20.2 取卵后紧实的冠包绕在 GV 期卵母细胞周围

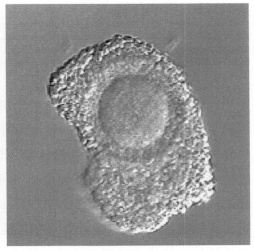

图 20.3 取卵后紧实的冠包绕在 GV 期卵母细胞周围

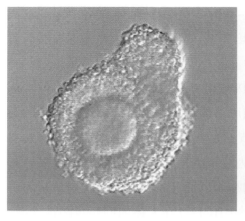
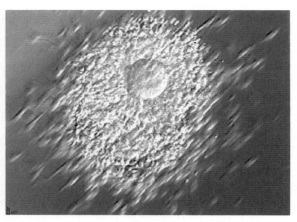

图 20.4　取卵后紧实的冠包绕在 GV 期
卵母细胞周围

图 20.5　成熟培养 24 小时后冠状细胞扩张

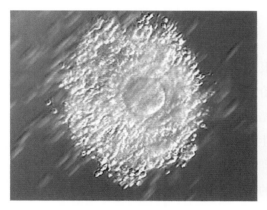
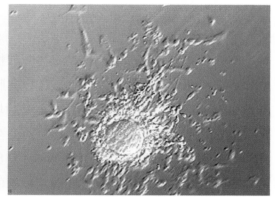

图 20.6　成熟培养 24 小时后冠状细胞扩张

图 20.7　成熟培养 24 小时后冠状细胞扩张

20.6　受精、细胞培养

IVM 受精主要是通过胞浆内精子注射（ICSI）进行的，最初报道受精率和着床率明显低于 IVM 后 IVF 受精的卵母细胞[23]。然而，一项小规模的同胞卵母细胞研究，ICSI 和 IVF 在受精、囊胚发育或着床率结果方面没有显著差异[28]。当使用 IVF 作为受精技术时，重要的是要考虑 ICSI 和 IVF 在成熟 / 受精检查的时间上存在的冲突。体外受精卵母细胞在脱颗粒之前有额外的 16~20 小时，因此，额外的时间进行自然成熟和晚熟，如果计算每个成熟卵母细胞的成熟，这可能会扭曲受精结果。在受精后，胚胎培养操作通常与标准的体外受精没有区别，培养时间与任何诊所的正常操作时间相同。临床 IVM 培养的报道多为 3 天的培养和卵裂期胚胎的移植或冷冻[22, 23, 44]；然而，与标准的体外受精治疗一样，IVM 中的囊胚培养已经变得更加普遍[55]。在 IVM 中，囊胚培养也可能更好，因为胚胎发育可能在卵裂早期受到损害，在第二和第三个细胞周期中报道的胚胎停滞率更高；然而，在囊胚过程中的胚胎停滞以及动力学时间点与标准 ICSI 处理无差异[56]。因此，囊胚培养可使卵裂期表现出质量好的但不能进一步发育的胚胎失选。

20.7 移植 / 低温储存

如果想要在新鲜的周期内移植 IVM 胚胎，就必须子宫内膜启动，这是通过补充雌激素和孕激素实现的。这种方法被证明是有益的，在卵泡中期开始给药[57] 且为了子宫内膜容受性，至少应给至少 6 天的雌激素[58]。在取卵前 2 天补充雌激素和取卵日开始补充黄体酮，直至验孕日，可获得高的着床率和活产率[11]。然而，与新鲜 IVF 周期相比，新鲜 IVM 周期移植后流产和早孕丢失的发生率显著增高，而在冷冻移植周期中则不明显[19]。因此，全胚冷冻可能为 IVM 治疗后的患者提供最佳结果。

20.8 生殖结局

最近对 PCOS 治疗策略的系统回顾和荟萃分析对 IVM 没有定论，目前无 RCT 分析[59]。非 RCT 出版物报道的成功率有很大差异，由于治疗方案的不同，结果很难比较。据报道，没有激素启动的 IVM 周期的植入率从 0%[9]~34.5%[23]，仅用重组 FSH 启动的周期为 21.6%[9]~47.7%[11]，仅用 hCG 启动的周期为 8.9%[22]~26.8%[60]，联合使用 FSH 和 hCG 的周期为 9.7%[46]。IVM 在世界范围内使用有限的一个主要原因是，传统上它的成功率明显低于标准的 IVF。只有 3 份关于临床 IVM 结果的文献，包括 IVF 对照组，所有的文献报道 PCOM/PCOS 患者新鲜周期的活产率较低[28, 34, 61]。此外，新鲜 IVM 移植周期流产率明显高于 IVF 和 ICSI 周期[62]，尽管这可能受到 PCOS 状态的影响，而不是 IVM 过程本身和 / 或新鲜周期后子宫内膜容受性不佳的影响，因为这在冷冻胚胎移植周期未发生[28]。这些小规模的研究以及结果的巨大差异进一步强调了对 IVM 治疗进行大规模随机临床试验的必要性。

20.9　出生结局

据估计，在 IVM 治疗后，全世界已经有 3000 多名新生儿出生，尽管对这些儿童结局的研究非常有限，但现有的研究显示出非常积极的前景。迄今为止，只有 6 份出版物报道了 IVM 分娩的新生儿结局。报道的先天性出生缺陷发生率包括 0[11, 65]、2.1%[64]、7.1%[63]、5.1%[66] 和 3%[19]（表 20.1）。此外，Walls 等和 Fadini 等采用体外受精对照，发现两种治疗方法在先天性出生缺陷方面没有差异。然而，这些数据中包括的活产数量很少，有些还包括多胞胎，因此，需要进一步大规模研究来确定 IVM 治疗对先天性畸形的真实影响。

表 20.1　IVM 治疗后活产新生儿结局

参考	单胎	双胎	先天出生缺陷 (%)	平均出生体重克（双胎）	早产 < 37 周（双胎）	IVF 对照组
63	24	4	2（7.1）	3252 ± 516（2361 ± 304）	1 2（一套）	否
64	46	2	1（2.1）	3720	1 2（一套）	否
65	40	6	0（0）	3550 ± 441（2622 ± 194）	2（4）	否
66	153	43	双胎中 10.2（5.1）	3269 ± 616（2311 ± 577）	26（15）	是
67	34	4	未报道	3119.5 ± 871	未报道	否
19	33	0	1（3.0）	3364 ± 590（N/A）	2（N/A）	是

包括 Apgar 评分在内的其他新生儿健康测量方法在多项研究中都有报道，它们都在正常范围内[65]，或者与单胎活产的对照组相比没有显著差异[66-68]。尽管有证据表明常规多胚胎移植不是最佳做法[69]，但世界上许多试管婴儿中心仍然这样实施，因此 IVM 不良结果的发生率常常被多胞胎所混淆。无论多胎分娩结果如何，IVM 治疗后，与 ART 治疗（尤其是 PCOS 患者）相关的先天性出生缺陷、早产和低出生体重的发生率较低。

IVM 后出生儿童的远期影响是未知的，目前没有关于 IVM 后出生的儿童远期影响的数据。然而，对使用该技术出生的儿童进行随访的有限报告中没有显示任何不良结果。关于 IVM 后儿童发育的第一项研究报道了出生后 6 个月、12 个月和 24

个月的随访，发现所有阶段的身体发育以及神经和神经心理结果都是正常的[65]。43 名出生儿童中有 8 名儿童（19%）在 2 个月大时出现轻微发育迟缓，但在 24 个月时这一比例降至 3%。他们的研究结果不包括体外受精对照；然而，这一数值在普通人群的正常范围内。

很少有用标准的 IVF 作为 IVM 治疗的对照来研究儿童早期结局的报告。然而，在一项这样的研究中，有报道称，与标准 IVF 对照组相比，IVM 婴儿在 6 个月和 24 个月的身高和体重没有发现任何差异[68]。此外，根据婴儿发育的 Bayley 量表，两组儿童的心理发育指数和心理运动评分无显著差异。在这些报道之后，在一组法国儿童中，与接受标准 IVF 治疗 ICSI 受精的婴儿相比，接受 IVM 治疗出生的女婴在出生时的平均体重、身高、体重指数（BMI）和头围均有所增加。随访 2 年后，这些结果仍明显高于对照组[67]。目前还不确定这些发现是否与潜在的不孕症和 PCOS 有关，而与 IVM 手术本身无关。IVM 患儿生长发育均在正常范围内；然而，进一步的研究对于确定儿童早期、青少年和成年期的结果至关重要。

20.10 非整倍性和表观遗传变异的风险

很少有证据表明 IVM 对胚胎染色体非整倍性的影响。两项使用荧光原位杂交（FISH）的病例对照研究表明，IVF- 和 IVM- 胚胎之间染色体异常发生率没有差异[70, 71]。只有一项研究报道了阵列比较基因组杂交（aCGH）与 IVM 胚胎的应用。本研究将磷酸二酯酶抑制剂 IBMX 添加到培养基中，发现非整倍体的比率与研究人员先前发表的标准试管受精治疗数据相似[72]。关于非整倍体和 IVM 的有限数据强调了在这一领域进行更多研究的必要性。与非整倍体的风险类似，对 IVM 可能干扰表观遗传机制，特别是对基因组印迹的担忧也被提出。在动物实验中对卵母细胞培养后的印迹缺陷的风险进行了系统的回顾，显示了正确的印迹 DNA 甲基化的可靠证据，同时强调了进一步研究的必要性[73]。此外，关于 IVM 对人类卵母细胞表观遗传变异影响的研究有限，目前还没有全基因组范围的信息。相反，研究人员专注于分析选定的印迹基因及其在 IVM 治疗后的错误率。在 IVM 的一项研究中发现，对于所选择的基因 LIT1、SNRPN、PEG3 和 GTL2，印迹突变没有显著增加[74]。在最近的一项研究中，研究人员比较了来自脐带血和绒毛膜绒毛样本的 6 个印迹、5 个肿瘤抑制因子、2 个多能性和 2 个代谢基因。采用两个重复元素检测两者全基因组 DNA 甲基化变化，检测等位基因甲基化错误，并发现 11 例 IVM 和 19 例 IVF

新生儿的表观遗传学变化无差异[75]。因此，虽然需要进一步研究，但就继续使用IVM 治疗不孕症而言，目前获得的有限数据是令人放心的。

结　论

　　随着近年来成功率的显著提高，IVM 可能被认为是 ART 诊所的一个有价值的治疗选择。这对 PCOS 患者尤其重要，因为他们患 OHSS 的风险明显较高。通过对卵母细胞分泌因子 – 分化因子 9（GDF9）和成骨蛋白 15（BMP15）的研究，在动物模型中取得了重要的进展。这些因子组成转化生长因子 β（TGFβ）超家族而且是生育功能所必需的[76, 77]。卵母细胞产生的这些因子通过旁分泌信号作为颗粒 / 卵丘细胞扩张和分化的调节因子发挥作用[78, 79]。将这些因子的重组形式添加到 IVM 培养基和 / 或其他添加剂，如 cAMP 调节剂，可能有助于进一步提高成功率。

　　然而，与标准试管婴儿相比，仍需要大规模随机对照研究来验证 IVM 的成功。此外，进一步研究 IVM 后出生儿童的远期影响是必要的，尽管该技术对出生儿童的初步评估显示出乐观的结果。最后，为了使 IVM 成为全球更广泛接受的治疗方法，需要有一个更标准化的治疗方案，使诊所更容易实施这一重要的治疗方案。

参考文献

[1]　Edwards RG. Maturation in vitro of mouse, sheep, cow, pig, rhesus monkey and human ovarian oocytes. Nature. 1965;208:349-51.

[2]　Porter RN, Smith W, Craft IL, Abdulwahid NA, Jacobs HS. Induction of ovulation for in-vitro fertilisation using buserelin and gonadotropins. Lancet (London). 1984;2:1284-5.

[3]　Rizk B, Smitz J. Ovarian hyperstimulation syndrome after superovulation using GnRH agonists for IVF and related procedures. Hum Reprod. 1992;7:320-7.

[4]　Saul T, Sonson JM. Ovarian hyperstimulation syndrome. Am J Emerg Med. 2009;27:250. e3-4.

[5]　Cha KY, Koo JJ, Ko JJ, Choi DH, Han SY, Yoon TK. Pregnancy after in vitro fertilization of human follicular oocytes collected from nonstimulated cycles, their culture in vitro and their transfer in a donor oocyte program. Fertil Steril. 1991;55:109.

[6]　Trounson A, Wood C, Kausche A. In vitro maturation and the fertilization and developmental competence of oocytes recovered from untreated polycystic ovarian patients. Fertil Steril. 1994;62:353.

[7]　Lindenberg S. New approach in patients with polycystic ovaries, lessons for everyone. Fertil Steril. 2013;99:1170-2.

[8]　Tan SL, Child TJ, Gulekli B. In vitro maturation and fertilization of oocytes from unstimulated ovaries: predicting the number of immature oocytes retrieved by early follicular phase ultrasonography. Am J Obstet Gynecol. 2002;186:684-9.

[9]　Mikkelsen A, Lindenberg S. Benefit of FSH priming of women with PCOS to the in vitro maturation

procedure and the outcome: a randomized prospective study. Reproduction. 2001;122:587-92.

[10] Siristatidis C, Sergentanis TN, Vogiatzi P, Kanavidis P, Chrelias C, Papantoniou N, et al. In vitro maturation in women with vs. without polycystic ovarian syndrome: a systematic review and meta-analysis. PLoS One. 2015;10:e0134696.

[11] Junk SM, Yeap D. Improved implantation and ongoing pregnancy rates after single-embryo transfer with an optimized protocol for in vitro oocyte maturation in women with polycystic ovaries and polycystic ovary syndrome. Fertil Steril. 2012;98:888-92.

[12] Son W-Y, Chung J-T, Chian R-C, Herrero B, Demirtas E, Elizur S, et al. A 38 h interval between hCG priming and oocyte retrieval increases in vivo and in vitro oocyte maturation rate in programmed IVM cycles. Hum Reprod. 2008;23:2010-6.

[13] Son W-Y, Chung J-T, Herrero B, Dean N, Demirtas E, Holzer H, et al. Selection of the optimal day for oocyte retrieval based on the diameter of the dominant follicle in hCG-primed in vitro maturation cycles. Hum Reprod. 2008;23:2680-5.

[14] Chian RC, Buckett WM, Tulandi T, Tan SL. Prospective randomized study of human chorionicgonadotrophin priming before immature oocyte retrieval from unstimulated women with polycystic ovarian syndrome. Hum Reprod. 2000;15:165-70.

[15] Gougeon A. Human ovarian follicular development: from activation of resting follicles to preovulatory maturation. Ann Endocrinol. 2010;71:132-43.

[16] Dahan MH, Tan SL, Chung J, Son W-Y. Clinical definition paper on in vitro maturation of human oocytes. Hum Reprod. 2016;31:1383-6.

[17] Coticchio G. IVM in need of clear definitions. Hum Reprod. 2016;31:1387-9.

[18] De Vos M, Smitz J, Thompson JG, Gilchrist RB. The definition of IVM is clear - variations need defining. Hum Reprod. 2016;31:2411-5. Invited Commentary

[19] Walls ML, Hunter T, Ryan JP, Keelan JA, Nathan E, Hart RJ. In vitro maturation as an alternative to standard in vitro fertilization for patients diagnosed with polycystic ovaries: a comparative analysis of fresh, frozen and cumulative cycle outcomes. Hum Reprod. 2015;30:s88-96.

[20] Hreinsson J, Rosenlund B, Fridén B, Levkov L, Ek I, Suikkari AM, et al. Recombinant LH is equally effective as recombinant hCG in promoting oocyte maturation in a clinical in-vitro maturation programme: a randomized study. Hum Reprod. 2003;18:2131-6.

[21] Yoon H-G, Yoon S-H, Son W-Y, Lee S-W, Park S-P, Im K-S, et al. Clinical assisted reproduction: pregnancies resulting from in vitro matured oocytes collected from women with regular menstrual cycle. J Assist Reprod Genet. 2001;18:325-9.

[22] Child TJ, Abdul-Jalil AK, Gulekli B, Tan SL. In vitro maturation and fertilization of oocytes from unstimulated normal ovaries, polycystic ovaries, and women with polycystic ovary syndrome. Fertil Steril. 2001;76:936-42.

[23] Söderström-Anttila V, M?kinen S, Tuuri T, Suikkari A-M. Favourable pregnancy results with insemination of in vitro matured oocytes from unstimulated patients. Hum Reprod. 2005;20:1534-40.

[24] Sasseville M, Gagnon MC, Guillemette C, Sullivan R, Gilchrist RB, Richard FJ. Regulation of gap junctions in porcine cumulus-oocyte complexes: contributions of granulosa cell contact, gonadotropins, and lipid rafts. Mol Endocrinol. 2009;23:700-10.

[25] Escrich L, Grau N, Mercader A, Rubio C, Pellicer A, Escribá M-J. Spontaneous in vitro maturation and artificial activation of human germinal vesicle oocytes recovered from stimulated cycles. J Assist Reprod Genet. 2011;28:111-7.

[26] Eppig JJ. Coordination of nuclear and cytoplasmic oocyte maturation in eutherian mammals. Reprod Fertil Dev. 1996;8:485-9.

[27] Pongsuthirak P, Vutyavanich T. Comparison of medicult and sage media for in vitro maturation of immature oocytes obtained during cesarean deliveries. J Fertil In Vitro IVF-Worldw Reprod Med Genet Stem Cell Biol. 2015;3:136. doi:10.4172/2375-4508.1000136.

[28] Walls M, Junk S, Ryan J, Hart R. IVF versus ICSI for the fertilization of in-vitro matured human oocytes. Reprod Biomed Online. 2012;25:603-7.

[29] Pongsuthirak P, Songveeratham S, Vutyavanich T. Comparison of blastocyst and Sage media for in vitro maturation of human immature oocytes. Reprod Sci. 2015;22:343-6.

[30] Conti M. Specificity of the cyclic adenosine 3′,5′-monophosphate signal in granulosa cell function. Biol Reprod. 2002;67:1653-61.

[31] Le Du A, Kadoch IJ, Bourcigaux N, Doumerc S, Bourrier M-C, Chevalier N, et al. In vitro oocyte

maturation for the treatment of infertility associated with polycystic ovarian syndrome: the French experience. Hum Reprod. 2005;20:420-4.

[32] Downs SM, Daniel SAJ, Eppig JJ. Induction of maturation in cumulus cell enclosed mouse oocytes by follicle stimulating hormone and epidermal growth factor: evidence for a positive stimulus of somatic cell origin. J Exp Zool. 1988;245:86-96.

[33] Guoliang X, Byskov AG, Andersen CY. Cumulus cells secrete a meiosi inducing substance by stimulation with forskolin and dibutyric cyclic adenosine monophosphate. Mol Reprod Dev. 1994;39:17-24.

[34] Gremeau A-S, Andreadis N, Fatum M, Craig J, Turner K, McVeigh E, et al. In vitro maturation or in vitro fertilization for women with polycystic ovaries? A case-control study of 194 treatment cycles. Fertil Steril. 2012;98:355-60.

[35] Gomez E, Tarin J, Pellicer A. Oocyte maturation in humans: the role of gonadotropins and growth factors. Fertil Steril. 1993;60:40-6.

[36] Pawshe C, Appa Rao K, Totey S. Effect of insulin like growth factor I and its interaction with gonadotropins on in vitro maturation and embryonic development, cell proliferation, and biosynthetic activity of cumulus oocyte complexes and granulosa cells in buffalo. Mol Reprod Dev. 1998;49:277-85.

[37] Das K, Stout L, Hensleigh H, Tagatz G, Phipps W, Leung B. Direct positive effect of epidermal growth factor on the cytoplasmic maturation of mouse and human oocytes. Fertil Steril. 1991;55:1000.

[38] Goud PT, Goud AP, Qian C, Laverge H, Van der Elst J, De Sutter P, et al. In-vitro maturation of human germinal vesicle stage oocytes: role of cumulus cells and epidermal growth factor in the culture medium. Hum Reprod. 1998;13:1638-44.

[39] Smitz J, Picton HM, Platteau P, Rutherford A, Cortvrindt R, Clyde J, et al. Principal findings from a multicenter trial investigating the safety of follicular-fluid meiosis-activating sterol for in vitro maturation of human cumulus-enclosed oocytes. Fertil Steril. 2007;87:949-64.

[40] Grøndahl C, Hansen TH, Marky-Nielsen K, Ottesen JL, Hyttel P. Human oocyte maturation in vitro is stimulated by meiosis-activating sterol. Hum Reprod. 2000;15(Suppl 5):3-10.

[41] Alak BM, Coskun S, Friedman CI, Kennard EA, Kim MH, Seifer DB. Activin A stimulates meiotic maturation of human oocytes and modulates granulosa cell steroidogenesis in vitro. Fertil Steril. 1998;70:1126-30.

[42] Son W-Y, Lee S-Y, Lim J-H. Fertilization, cleavage and blastocyst development according to the maturation timing of oocytes in in vitro maturation cycles. Hum Reprod. 2005;20:3204-7.

[43] Suikkari A-M, Tulppala M, Tuuri T, Hovatta O, Barnes F. Luteal phase start of low-dose FSH priming of follicles results in an efficient recovery, maturation and fertilization of immature human oocytes. Hum Reprod. 2000;15:747-51.

[44] Cha KY, Han SY, Chung HM, Choi DH, Lim JM, Lee WS, et al. Pregnancies and deliveries after in vitro maturation culture followed by in vitro fertilization and embryo transfer without stimulation in women with polycystic ovary syndrome. Fertil Steril. 2000;73:978-83.

[45] Mikkelsen AL, Smith SD, Lindenberg S. In-vitro maturation of human oocytes from regularly menstruating women may be successful without follicle stimulating hormone priming. Hum Reprod. 1999;14:1847-51.

[46] Lin YH, Hwang JL, Huang LW, Mu SC, Seow KM, Chung J, et al. Combination of FSH priming and hCG priming for in-vitro maturation of human oocytes. Hum Reprod. 2003;18:1632-6.

[47] Gardner DK, Lane M. Amino acids and ammonium regulate mouse embryo development in culture. Biol Reprod. 1993;48:377-85.

[48] Salha O, Nugent D, Dada T, Kaufmann S, Levett S, Jenner L, et al. The relationship between follicular fluid aspirate volume and oocyte maturity in in-vitro fertilization cycles. Hum Reprod. 1998;13:1901-6.

[49] Y-m S, H-t Z, Ren Z, G-l Z, Liang X-y, Shen H-w, et al. Effects of cilostamide and forskolin on the meiotic resumption and embryonic development of immature human oocytes. Hum Reprod. 2008;23:504-13.

[50] Albuz F, Sasseville M, Lane M, Armstrong D, Thompson J, Gilchrist R. Simulated physiological oocyte maturation (SPOM): a novel in vitro maturation system that substantially improves embryo yield and pregnancy outcomes. Hum Reprod. 2010;25:2999-3011.

[51] Zeng H-T, Ren Z, Guzman L, Wang X, Sutton-McDowall ML, Ritter LJ, et al. Heparin and cAMP modulators interact during pre-in vitro maturation to affect mouse and human oocytemeiosis and developmental competence. Hum Reprod. 2013;28:1536-45.

[52] Spits C, Guzman L, Mertzanidou A, Jacobs K, Ortega-Hrepich C, Gilchrist RB, et al. Chromosome constitution of human embryos generated after in vitro maturation including 3-isobutyl-1-methylxanthine in the oocyte collection medium. Hum Reprod. 2015;30:653-63.

[53]　Son W-Y, Chung J-T, Dahan M, Reinblatt S, Tan SL, Holzer H. Comparison of fertilization and embryonic development in sibling in vivo matured oocytes retrieved from different sizes follicles from in vitro maturation cycles. J Assist Reprod Genet. 2011;28:539-44.

[54]　Farsi MM, Kamali N, Pourghasem M. Embryological aspects of oocyte in vitro maturation. Int J Mol Cell Med. 2013;2:99-109.

[55]　Barnes FL. Blastocyst development and birth after in-vitro maturation of human primary oocytes, intracytoplasmic sperm injection and assisted hatching. Hum Reprod. 1995;10: 3243-7.

[56]　Walls ML, Ryan JP, Keelan JA, Hart R. In vitro maturation is associated with increased early embryo arrest without impairing morphokinetic development of useable embryos progressing to blastocysts. Hum Reprod. 2015;30:1842-9.

[57]　Russell JB, Knezevich KM, Fabian KF, Dickson JA. Unstimulated immature oocyte retrieval: early versus midfollicular endometrial priming. Fertil Steril. 1997;67:616-20.

[58]　Navot D, Anderson TL, Droesch K, Scott RT, Kreiner D, Rosenwaks Z. Hormonal manipulation of endometrial maturation. J Clin Endocrinol Metab. 1989;68:801-7.

[59]　Kollmann M, Martins WP, Lima ML, Craciunas L, Nastri CO, Richardson A, et al. Strategies to improve the outcomes of assisted reproduction in women with polycystic ovarian syndrome: a systematic review and meta-analysis. Ultrasound Obstet Gynecol Off J Int Soc Ultrasound Obstet Gynecol. 2016;48:709-18.

[60]　Son WY, Lee SY, Yoon SH, Lim JH. Pregnancies and deliveries after transfer of human blastocysts derived from in vitro matured oocytes in in vitro maturation cycles. Fertil Steril. 2007;87:1491-3.

[61]　Child TJ, Phillips SJ, Abdul-Jalil AK, Gulekli B, Tan SL. A comparison of in vitro maturation and in vitro fertilization for women with polycystic ovaries. Obstet Gynecol. 2002;100: 665-70.

[62]　Buckett WM, Chian R-C, Dean NL, Sylvestre C, Holzer HEG, Tan SL. Pregnancy loss in pregnancies conceived after in vitro oocyte maturation, conventional in vitro fertilization, and intracytoplasmic sperm injection. Fertil Steril. 2008;90:546-50.

[63]　Cha KY, Chung HM, Lee DR, Kwon H, Chung MK, Park LS, et al. Obstetric outcome of patients with polycystic ovary syndrome treated by in vitro maturation and in vitro fertilization-embryo transfer. Fertil Steril. 2005;83:1461-5.

[64]　Mikkelsen AL. Strategies in human in-vitro maturation and their clinical outcome. Reprod Biomed Online. 2005;10:593-9.

[65]　Söderström-Anttila V, Salokorpi T, Pihlaja M, Serenius-Sirve S, Suikkari A-M. Obstetric and perinatal outcome and preliminary results of development of children born after in vitro maturation of oocytes. Hum Reprod. 2006;21:1508-13.

[66]　Fadini R, Mignini Renzini M, Guarnieri T, Dal Canto M, De Ponti E, Sutcliffe A, et al. Comparison of the obstetric and perinatal outcomes of children conceived from in vitro or in vivo matured oocytes in in vitro maturation treatments with births from conventional ICSI cycles. Hum Reprod. 2012;27:3601-8.

[67]　Foix-L'Helias L, Grynberg M, Ducot B, Frydman N, Kerbrat V, Bouyer J, et al. Growth development of French children born after in vitro maturation. PLoS One. 2014;9:e89713.

[68]　Shu-Chi M, Jiann-Loung H, Yu-Hung L, Tseng-Chen S, Ming-I L, Tsu-Fuh Y. Growth and development of children conceived by in-vitro maturation of human oocytes. Early Hum Dev. 2006;82:677-82.

[69]　Pandian Z, Marjoribanks J, Ozturk O, Serour G, Bhattacharya S. Number of embryos for transfer following in vitro fertilisation or intra-cytoplasmic sperm injection. Cochrane Database Syst Rev. 2013;7:CD003416.

[70]　Zhang XY, Ata B, Son W-Y, Buckett WM, Tan S-L, Ao A. Chromosome abnormality rates in human embryos obtained from in-vitro maturation and IVF treatment cycles. Reprod Biomed Online. 2010;21:552-9.

[71]　Requena A, Bronet F, Guillén A, Agudo D, Bou C, García-Velasco JA. The impact of in-vitro maturation of oocytes on aneuploidy rate. Reprod Biomed Online. 2009;18:777-83.

[72]　Mertzanidou A, Wilton L, Cheng J, Spits C, Vanneste E, Moreau Y, et al. Microarray analysis reveals abnormal chromosomal complements in over 70% of 14 normally developing human embryos. Hum Reprod. 2013;28:256-64.

[73]　Anckaert E, De Rycke M, Smitz J. Culture of oocytes and risk of imprinting defects. Hum Reprod Update. 2013;19:52-66.

[74]　Kuhtz J, Romero S, De Vos M, Smitz J, Haaf T, Anckaert E. Human in vitro oocyte maturation is not associated with increased imprinting error rates at LIT1, SNRPN, PEG3 and GTL2. Hum Reprod. 2014;29:1995-2005.

[75]　Pliushch G, Schneider E, Schneider T, El Hajj N, Rösner S, Strowitzki T, et al. In vitro maturation of oocytes is not associated with altered deoxyribonucleic acid methylation patterns in children from in vitro

fertilization or intracytoplasmic sperm injection. Fertil Steril. 2015;103:720-7.e1.

[76] Galloway SM, McNatty KP, Cambridge LM, Laitinen MP, Juengel JL, Jokiranta TS, et al. Mutations in an oocyte-derived growth factor gene (BMP15) cause increased ovulation rate and infertility in a dosage-sensitive manner. Nat Genet. 2000;25:279-83.

[77] Dong J, Albertini DF, Nishimori K, Kumar TR, Lu N, Matzuk MM. Growth differentiation factor-9 is required during early ovarian folliculogenesis. Nature. 1996;383:531-5.

[78] Gilchrist RB, Lane M, Thompson JG. Oocyte-secreted factors: regulators of cumulus cell function and oocyte quality. Hum Reprod Update. 2008;14:159-77.

[79] Otsuka F, McTavish KJ, Shimasaki S. Integral role of GDF-9 and BMP-15 in ovarian function. Mol Reprod Dev. 2011;78:9-21.

第五部分
综合策略、妊娠并发症及展望

提高生育能力的综合策略 **21**

Edwina Coghlan, Roger J. Hart

21.1 概　述

　　PCOS 是一种以代谢紊乱和生殖功能障碍为特征的疾病。PCOS 的病因学基础是胰岛素抵抗（IR），其中代偿性高胰岛素血症是 PCOS 的一个显著特征，约 65%~80% 的 PCOS 患者受其影响。已经确证，有许多卵巢内外因素会不利于 PCOS 女性的生殖性能，这些因素会干扰卵母细胞成熟和排卵 [1-4]。高胰岛素血症导致卵巢内雄激素增加的微环境，与卵巢雄激素生物合成和肝脏性激素结合球蛋白（SHBG）合成下降直接相关。高胰岛素血症引起的局部卵巢雄激素分泌过剩可导致卵泡过早闭锁和无排卵 [5]。50%PCOS 女性都存在的中心性肥胖进一步加剧了全身性高胰岛素血症，这进一步恶化了病情 [6]，因为与正常体重的 PCOS 女性相比，肥胖会导致血清 SHBG 水平进一步减少，总睾酮水平、游离雄激素水平、空腹血糖、空腹胰岛素升高以及更为不利的血脂水平 [6]。

　　考虑到 PCOS 患者排卵频率的降低，人们认为 PCOS 患者的多种血清、卵泡因子和细胞因子对卵母细胞质量有不利影响 [3]（图 21.1），子宫内膜内与 IR 相关的不良变化导致胚胎着床降低 [7]，流产率增加 [8]（见第 5 章）。所有这些影响都因同时存在的肥胖而加剧 [9]。

　　体重超重的女性排卵或自然受孕的可能性较低，一旦怀孕，流产的可能性较大。此外，孕妇肥胖对妊娠和分娩都有许多不利影响，包括先兆子痫、妊娠糖尿病、早产、死产 [11] 和后代的先天性畸形 [12]。因此，针对体重减轻的治疗对 PCOS 女性尤为重要。

　　本章讨论了推荐的 PCOS 女性诱导排卵的干预措施，并试着提出一种系统化的管理方法。关于促排药物的哪种用药更为合理的先后顺序的数据非常有限，因为在一些司法管辖区，获取枸橼酸氯米芬存在一些困难，来曲唑在一些国家是超适应证用药，而促性腺激素药物在一些国家可能昂贵得令人望而却步，但在其他司法管辖区对患者是免费的。因此，治疗应个体化，并可能因国家而异，当进行进一步的研究以制订一个系统的治疗方法时，至关重要的是，研究的终点是活产，最理想的是单胎妊娠[13]。然而，无论何时进行卵巢刺激，都必须密切监测卵巢反应，以诱导单卵泡排卵为目的，通过血清监测和超声检查相结合的理想监测来限制多胎妊娠的数量（见图 21.1）。

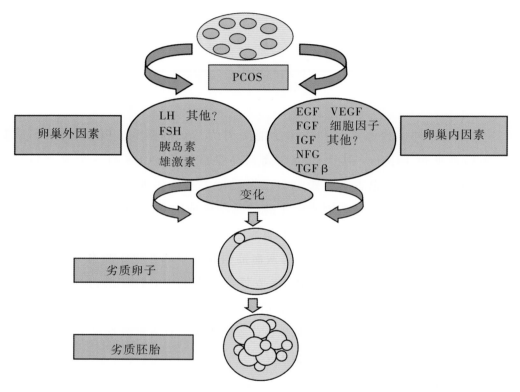

图 21.1　一些与 PCOS 病理相关的卵巢内外因素可能会对卵母细胞和随后的胚胎质量产生负面影响[3]

21.2　有效的生活方式干预

生活方式治疗作为一线治疗的目的是在必要时促进减重和防止增重[14]（见第 13 章）。超重会对 PCOS 的所有特征产生不利影响，包括这个疾病的生殖[15, 16]、心理和代谢特征[17]。众所周知，患有 PCOS 的女性比未患此病的女性更易增重。

改善 BMI 和改善整体胰岛素抵抗的有效生活方式干预仍然是改善生育率和生育结局推荐的一线疗法[9, 18]。对于患有 PCOS 的超重女性来说，一个特殊的挑战常常会出现，即患者的年龄对怀孕概率有进一步的负面影响。在这种情况下，通常需要对她的管理采取个性化的方法。因此，可以鼓励 35 岁以上的女性在 3 个月内改变生活方式，而较年轻的女性可能被鼓励在采取促排之前尝试更长期的生活方式干预。

21.2.1 减重

总体体重下降 5%~15% 就能改善生化上的高雄激素血症、月经周期、排卵、空腹胰岛素和空腹血糖水平。减重恢复生育功能的确切机制尚不完全清楚，然而，人们认为这种改善是减重后胰岛素敏感性增加的结果。

21.2.2 饮食干预

近年来，为帮助 PCOS 女性减重，人们越来越多地关注 PCOS 女性在生活方式改变方面的饮食干预中的营养素组成。目前证据表明，有助于减肥继而获得临床效益的是限制总热量的摄入，而非单一限制主要营养元素、碳水化合物、蛋白质或者脂肪的摄入 [17, 18, 21]。需要更多的证据来确定是否有一个对 PCOS 患者更有益的整体饮食结构 [18]。

21.2.3 运动

运动对 PCOS 代谢和生育结局的益处不是通过改变饮食、体重减轻就能达到的 [18]。运动的长期代谢益处表明，所有患有 PCOS 的女性都应该将运动纳入日常生活。通常认为运动与改善 IR 有关 [14]，但它改善生育结局的机制尚不完全清楚。目前，没有关于 PCOS 和低生育能力女性的最佳运动类型、持续时间或运动方式的建议，来证明一种方法优于另一种方法 [14, 22]。BMI 超过 $25kg/m^2$ 的超重女性每周应进行至少 150min 的运动，其中 90min 为中等至高强度运动，从而改善生育结局 [18]。

在一项小的随机对照试验（RCT）中，研究人员将运动与低热量饮食进行了直接比较 [23]，结果表明，与单纯饮食相比，运动在调节月经周期和排卵方面比饮食更有效。研究表明，尽管运动干预对排卵期女性的胰岛素抵抗有显著改善，但在人体测量、代谢健康、生育能力或总体生活质量方面没有改善。最近的一项观察研究与这些发现一致，即虽然代谢紊乱通常存在于瘦型 PCOS 女性中，运动干预仍然有助于改善这些不利的代谢和生殖特征 [24]。然而，最近的一项关于肥胖不孕女性（不是单纯 PCOS）的生活方式干预的多中心随机对照试验未能证明生活方式干预的益处，这项试验包括限制卡路里的摄入和运动，并希望经过 6 个月的生活方式干预和 18 个月的生育治疗后得到活产[25]。

21.2.4　行为矫正

对于所有试图改变生活方式的人来说，这都是一个挑战。有研究表明，对于 PCOS 患者，优化心理因素，包括健康指导和适当教育、风险感知和目标设定，可能有助于动员患者参与改变生活方式的活动[18]。

21.2.5　减肥手术

如果到目前为止，生活方式的改变还不成功，可以考虑使用减肥手术来治疗肥胖。减肥手术与降低妊娠期糖尿病和大于胎龄儿的发生率有关。然而，它也与宫内生长受限、早产和死产或新生儿死亡风险增加有关。对于接受减肥手术的女性来说，一个重要的关注点是随后可能出现营养不足。最近的一项研究表明，减肥手术对先天性畸形的总体风险没有显著影响。目前对接受减肥手术的女性的建议是手术后至少一年再计划怀孕[26]，因为只有到那时，她们的生育机会才会大大增加，产科风险也会降低，对孩子的心脏代谢远期影响也会得到改善。通过对近 600 名女性的荟萃分析，证明了采用减肥手术来减重对不孕女性的益处，因为超过 2/3 的不孕女性在手术后自然受孕。基于当前证据，在已经用尽各种强化的生活方式干预之后，患者在适当选择和咨询之后，应谨慎使用减肥手术。

综上所述，生活方式的改变（饮食干预和增加体育锻炼）（图 21.2 和图 21.3）仍然是超重或肥胖的 PCOS 女性的最佳治疗策略[22]。长期热量限制（5~6 个月）可使体重减轻 5%~10%，改善胰岛素抵抗、高雄激素血症、月经功能和生育能力[22]，并对长期代谢健康有显著益处。虽然生活方式干预会导致排卵率的增加，但目前还

减肥	体重减轻 5%~10% 可能会有助于自发排卵
饮食构成	建议采用低热量饮食来达到减肥目的，需要对 PCOS 患者的具体饮食构成进行更多的研究
锻炼	与减重无关的运动对 POCS 代谢特点尤其是胰岛素抵抗有整体效益。锻炼的持续时间和最好的运动类型尚不清楚
减肥手术	考虑一下生活方式治疗是否已经失败。患者应避孕 12 个月
行为矫正	提高所有生活方式干预的参与度和成功率

图 21.2　改善生活方式的总结

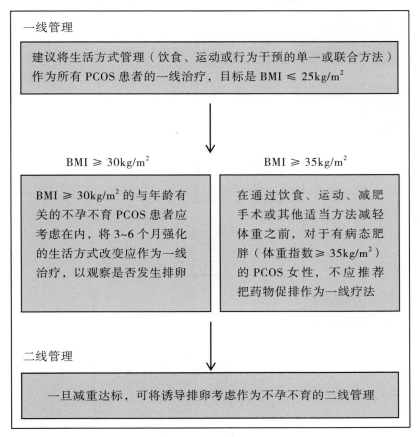

图 21.3　BMI 生活方式管理
源自 PCOS 澳大利亚联盟和简·海尔斯女性健康基金会[18]

没有以活产率为终点的生活方式干预研究的大型随机对照试验[22, 29]。生活方式管理（包括单次或联合减肥）、锻炼和行为技巧应是女性预防体重增加和促进体重减轻的一线方案。这些干预措施具有成本效益，可在初级保健层面上开始实施[17, 18]（图21.2 和图 21.3）。

21.3　诱导排卵方法

21.3.1　枸橼酸氯米芬（CC）

　　CC 被认为是诱导 PCOS 女性排卵的一线药物[30, 31]（图 21.4）。自 20 世纪 60 年代以来，它的使用使临床医生确信了这种药物的可靠安全性和有效性。CC

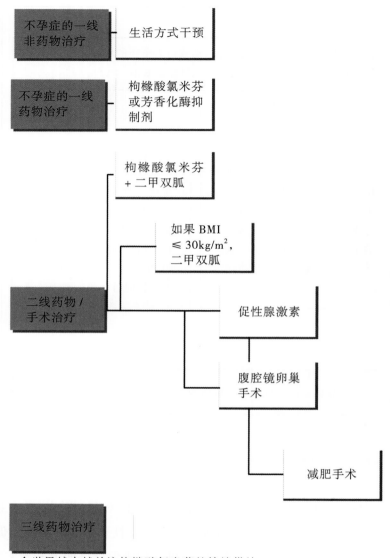

图 21.4　促排卵治疗的管理[18, 44]

治疗 6 个排卵周期后排卵率达 60%~85%，妊娠率达 30%~50%[18, 32]。这两种比率的差异是由于 CC 对子宫内膜和宫颈黏液的抗雌激素作用[18, 32]。使用 CC 的双胎妊娠率和三胎妊娠率分别为 5%~7% 和 0.3%，但其发生率可以通过非常严密的周期监测和超声检查下来降低。重要的是卵巢过度刺激综合征（OHSS）的发生率低于 1%[33]。

　　CC 于月经周期的第 2~5 天开始使用，持续 5 天，从 50mg/d 开始，逐渐增加到最高 150mg/d[18]。如果达到最大剂量仍未排卵，则为 CC 抵抗，应重新评估治疗方案。如果有 6 个排卵周期仍不能怀孕，则该患者被视为 CC 治疗失败[34]。最好将患者一生中 CC 使用次数限制在 12 个治疗周期内，因为过多的周期会增加患卵巢交界性肿瘤的风险[35]。此外，随着这一章的出版，人们将关注 CC 在全球的持续供应。

21.3.2　二甲双胍

胰岛素抵抗导致 PCOS 患者不排卵，这一关联导致了胰岛素增敏剂的引入，目的是恢复排卵和提高妊娠率。二甲双胍既可作为一线的单药治疗，也可作为其他促排卵治疗的辅助用药[18, 30]（见第 11 章）。二甲双胍是研究最广泛的用于 PCOS 女性的降糖药，具有最可靠的安全性[30, 36]。二甲双胍可能有一些轻微的胃肠相关副作用，因此，在开始治疗之前，需要对患者进行这些方面的咨询[18]。

对于 BMI ≤ 30kg/m² 的非肥胖 PCOS 女性，二甲双胍与 CC 作为一线单药促排卵方案疗效无差异[18, 37, 38]。然而，如果患者正在使用 CC 作为一线治疗，且出现 CC 耐药，则应添加二甲双胍以改善生育结局，而不是坚持单独使用 CC 进行进一步治疗[18, 30]。然而，对于肥胖女性（BMI ≥ 30kg/m²），二甲双胍的妊娠率和活产率明显高于 CC[30, 38, 39]，在这种情况下应考虑二甲双胍作为一线治疗。

21.3.3　来曲唑

来曲唑是最常用作口服促排卵药物的芳香化酶抑制剂。这类药物在 2001 年首次被提出作为新的排卵诱导剂，以避免 CC 治疗中一些不良的抗雌激素副作用[32]（见第 10 章）。最常用的芳香化酶抑制剂是来曲唑[40]，主要作用方式是通过抑制芳香化酶，阻止雄激素向雌激素的转化来抑制雌激素的产生，从而使雌激素水平显著降低。这种作用方式可以避免下丘脑的雌激素负反馈，增加垂体分泌卵泡刺激素（FSH）[32]。卵巢中雄激素的积累使卵泡对 FSH 的敏感性增加[42]。目前，它是一种用于诱导排卵的超适应证药物，通常在卵泡期开始时使用 5 天，剂量为 2.5~7.5mg/d[43]。

目前，使用来曲唑的荟萃分析显示来曲唑与克罗米芬的排卵率没有差异。然而，使用来曲唑的患者的活产率和妊娠率被认为明显高于使用 CC 的患者[32]。不同治疗组的多胎妊娠率和流产率无明显差异。有人推测，使用来曲唑的患者，活产率和妊娠率的提高是由于两种药物的药效学差异所致[32]。

关于使用芳香化酶抑制剂导致先天性畸形风险的证据尚不清楚[18, 32]，但有越来越多的证据表明芳化香酶抑制剂的有效性，目前的建议是它可能被考虑作为诱导排卵的一线治疗。然而，也有批评者对来曲唑的疗效数据持谨慎态度。来曲唑在肥胖妇女中的疗效似乎比 CC 更好，北美的研究结果青睐于来曲唑[45]。但是不同人群存在潜在的遗传差异，北美的数据还需要在其他人群中得到印证才能令人信服。此外，也不清楚文献中"来曲唑抵抗或治疗失败"是什么，因此，还需要做更多的工作[44]。

21.3.4　促性腺激素治疗

促性腺激素治疗也可以作为二线促排卵方案（见第 12 章）。有证据表明，使用促性腺激素诱导排卵是非常有效的，比使用 CC 更容易受孕、药物更昂贵、需要更多的监测。有证据表明[46]，与 CC 作为一线治疗相比，使用促性腺激素可能导致多胎妊娠率、周期取消率和卵巢过度刺激综合征的发生率更高，这可以通过增加周期监测将其降至最低[18]。一般认为，在 3~6 个月的排卵监测后仍未受孕，或在尽管增加了起始剂量并添加二甲双胍后仍 CC 耐药的女性中，可以适当考虑采用促性腺激素治疗的二线疗法。人们认识到，这一过程对于患者来说是非常令人沮丧的，因为治疗方案往往显得冗长。然而，如果向患者解释正常月经周期的女性一般会在寻求生育辅助之前，她会希望再尝试几个月，这将有助于她为她已经开始的漫长治疗方案找到合理的解释。

正如第 12 章和第 18 章所详述的，为了将多个卵泡发育的风险降到最低，在治疗中已经形成了一种"低剂量递增"的方案[47, 48]。促性腺激素的起始给药方式为每天 25IU、37.5IU、50IU 或偶为 75IU 的 FSH，治疗 7~10 天，然后如果没有卵泡发育到 ≥ 12mm，则每周递增 25~37.5IU。当有一个卵泡 ≥ 18mm，且其他卵泡大小都未超过 14mm 时，激发排卵。或者，可以使用"递减"方案，即起始剂量为 150IU 的 FSH，治疗至优势卵泡发育，然后减少促性腺激素的剂量，直到使用人绒毛膜促性腺激素（hCG）激发排卵[49]，但是这个方案不是太受欢迎。

宫腔内人工受精（IUI）不适合单纯需要诱导排卵治疗的女性，除非伴侣不在，需要冷冻精子，或是单身女性，或如果她处于同性关系中，则需要供精。如果存在精液参数的轻微异常，或者由于勃起维持困难或阴道痉挛而无法性交，也可能需要采用 IUI。一名年轻女性在 6 个周期的排卵监测后仍未怀孕，则也可考虑 IUI 治疗，因为此时可以认为是一定程度上的不明原因不孕。在这种情况下，可以考虑促超排卵来发育两个优势卵泡，因为除了无排卵外，阻碍怀孕肯定还有另外的原因。有关 IUI 使用控制超促排卵的更多细节，另见第 18 章。

21.3.5 卵巢打孔

卵巢打孔应被认为是对 CC 耐药的不孕及无排卵的 PCOS 女性的二线治疗[50]，如果患者因为其他原因需要行腹腔镜检查，则卵巢打孔可以作为一线治疗（见第15 章）。

卵巢打孔的作用机制尚不清楚。然而，人们认为它可能通过破坏产生雄激素的卵巢间质[50]。术后通常会出现以下结果：血清黄体生成素（LH）下降，抑制素 B暂时下降，促性腺激素和性激素结合球蛋白（中度）上升，雄激素（尤其是睾酮）持续下降[50]。

将卵巢打孔与使用促性腺激素进行比较，每个患者的活产率、妊娠率、排卵率或每次妊娠的流产率没有差异，但多胎妊娠率却降低。与使用促性腺激素比较，卵巢打孔的其他优势包括显著减少经济负担和不需要对患者进行周期监测[51]。卵巢打孔与二甲双胍治疗相比，二者在提高每人次的活产率、排卵率、临床妊娠率及每周期妊娠率的疗效上尚无定论[18]。值得注意的是卵巢手术虽然是使用腹腔镜实施，但是可能增加术中和术后风险，尤其是超重或肥胖的女性[18]。如果患有排卵障碍的女性因另一种适应证，如轻度子宫内膜异位症而进行腹腔镜检查，其输卵管通畅且丈夫精液参数正常，卵巢打孔可能是适合的。然而，除非患者有宗教、伦理或经济上的原因阻碍她进行 IVF 治疗，否则最好建议 35 岁以上有排卵障碍并伴有子宫内膜异位症的女性进行 IVF 治疗（图 21.4）。

21.4 IVM 及其在 PCOS 中的作用

一部分对一线和二线治疗没有反应的女性，最终将进行 IVF，或者因为她们可能有试管助孕的主要适应证，如输卵管受损或由于男性相关因素[52]（见第 20 章）。在 6~12 个周期的诱导排卵治疗失败后，一般可以考虑进行 IVM 或 IVF 治疗。在患有 PCOS 的女性中，用于控制超促排卵的超生理剂量的促性腺激素可以引起大量不均匀质量的卵泡发育[52, 53]。这可能导致取到未成熟卵母细胞，而未成熟卵母细胞会导致受精不良和卵裂、妊娠和活产率降低。此外，这些妇女还面临卵巢过度刺激综合征的重大风险和潜在的危及生命的并发症[52, 53]。

IVM 最早在 1991 年被报道为克服这些挑战的一种替代治疗方法，包括取出未成熟卵母细胞（在生发泡期），然后在培养皿中发育到第二次减数分裂中期，取代了通常发生在卵巢的成熟过程[54, 55]。PCOS 女性在 IVM 中的卵母细胞重获数高于无 PCOS 的妇女，这是由于窦卵泡数较高所致。这种新的辅助生殖技术（ART）对 PCOS 相关的低生育力妇女来说是有效的干预，可使卵母细胞保持其成熟和发育的能力[55]，并避免 OHSS 并发症[56]。

目前尚无任何 RCT 指导临床医生，对于 PCOS 患者行 IVM 是否比 IVF 更有益[53, 55]。然而，因为经验丰富的医生能获得出乎意料的高妊娠率，IVM 给了有极高 OHSS 风险的 PCOS 年轻女性一个能够成功地取出卵母细胞又不会有 IVF 不适的机会[57]。此外，IVM 的患者不需要密切观察就能回家，这对生活在偏远环境中的患者尤其有利，如西澳大利亚[56]。最近对新鲜和冷冻移植周期的观察数据表明，与传统 IVF 相比，IVM 的生化妊娠率、临床妊娠率和活产率显著降低[53, 55, 58]；但对于冻胚移植周期而言，两组间的生化妊娠率、临床妊娠率、活产率、流产率无差异。IVM 组 OHSS 发生率为 0%，而 IVF 组为 7%~11%[56, 59]。IVM 也显著降低患者的治疗负担，因为患者使用的促性腺激素药物减少，对周期监测的需求减少，囊胚发育的可接受率也降低，尤其适合有 OHSS 风险的 PCOS 年轻女性[58]。

21.5　PCOS 患者的 IVF 周期管理

如果 PCOS 女性要进行 IVF 治疗，有许多方案可以纳入到她的治疗中，以尽量降低 OHSS 的风险（见第 19 章）。随着 GnRH 激动剂的使用，GnRH 拮抗剂方案已成为传统 GnRH 激动剂方案和使用 HCG 激发卵母细胞成熟的替代方案[60]，并显著降低了 OHSS 风险[61]，当胚胎在随后的周期进行移植时，不会对临床妊娠率和流产率产生负面影响。此外，在 IVF 周期中同时使用二甲双胍可将 PCOS 女性的 OHSS 风险降低 4 倍[63]（见第 11 章和第 19 章）。卡麦角林是一种多巴胺受体激动剂，现在也越来越多地用于 PCOS 患者的 IVF 周期中。卡麦角林作用于血管系统内的 VEGF 受体，通过破坏卵泡液激素的微环境来降低 OHSS 的风险，应该在取卵之前的扳机日开始使用，连续 5 天，每日 0.5mg[64, 65]。此外，PCOS 女性采用全胚冷冻方法可进一步降低 OHSS 风险，不会对流产率或临床妊娠率产生负面影响，而且这样可以在拮抗剂方案中使用 GnRH 激动剂扳机，并且避免了由着床胚胎释放的 HCG 引起的迟发性 OHSS[66]（见 19 章）。

> ### 结 论
>
> PCOS是一种生育期常见的疾病。PCOS患者对受孕有良好的预后；然而，我们鼓励临床医生采取系统的治疗方法。这通常涉及在开始促排前解决生活方式问题，并治疗合并症。护理应个体化，并经常涉及减轻体重。然而，对于高龄患者，开始治疗的迟延可能最终并不符合患者的最佳利益，如果夫妇有另外的不孕因素，药物诱导排卵可能不是最佳方法，IUI、IVM或IVF/ICSI都可能更合适。采用一种谨慎的促排方案，以尽量减少由促排引起的多胎妊娠是必要的，对于需要IVF治疗的妇女，确保采取尽量减少OHSS的方案是必不可少的。

参考文献

[1]   DeUgarte CM, Bartolucci AA, Azziz R. Prevalence of insulin resistance in the polycystic ovary syndrome using the homeostasis model assessment. Fertil Steril. 2005;83:1454-60.

[2]   Dunaif A, Segal KR, Futterweit W, Dobrjansky A. Profound peripheral insulin resistance, independent of obesity, in polycystic ovary syndrome. Diabetes. 1989;38:1165-74.

[3]   Qiao J, Feng HL. Extra- and intra-ovarian factors in polycystic ovary syndrome: impact on oocyte maturation and embryo developmental competence. Hum Reprod Update. 2011;17:17-33.

[4]   Stepto NK, Cassar S, Joham AE, Hutchison SK, Harrison CL, Goldstein RF, Teede HJ. Women with polycystic ovary syndrome have intrinsic insulin resistance on euglycaemic hyperinsulaemic clamp. Hum Reprod. 2013;28:777-84.

[5]   Costello MF, Eden JA. A systematic review of the reproductive system effects of metformin in patients with polycystic ovary syndrome. Fertil Steril. 2003;79:1-13.

[6]   Lim SS, Norman RJ, Davies MJ, Moran LJ. The effect of obesity on polycystic ovary syndrome: a systematic review and meta-analysis. Obes Rev. 2013;14:95-109.

[7]   Dumesic DA, Abbott DH. Implications of polycystic ovary syndrome on oocyte development. Semin Reprod Med. 2008;26:53-61.

[8]   Setji TL, Brown AJ. Polycystic ovary syndrome: update on diagnosis and treatment. Am J Med. 2014;127:912-9.

[9]   Domecq JP, Prutsky G, Mullan RJ, Hazem A, Sundaresh V, Elamin MB, Phung OJ, Wang A, Hoeger K, Pasquali R, Erwin P, Bodde A, Montori VM, Murad MH. Lifestyle modification programs in polycystic ovary syndrome: systematic review and meta-analysis. J Clin Endocrinol Metab. 2013;98:4655-63.

[10]   Norman RJ, Clark AM. Obesity and reproductive disorders: a review. Reprod Fertil Dev. 1998;10:55-63.

[11]   Schummers L, Hutcheon JA, Bodnar LM, Lieberman E, Himes KP. Risk of adverse pregnancy outcomes by prepregnancy body mass index: a population-based study to inform prepregnancy weight loss counseling. Obstet Gynecol. 2015;125:133-43.

[12]   Stothard KJ, Tennant PW, Bell R, Rankin J. Maternal overweight and obesity and the risk of congenital anomalies: a systematic review and meta-analysis. JAMA. 2009;301:636-50.

[13]   Barnhart KT. Live birth is the correct outcome for clinical trials evaluating therapy for the infertile couple. Fertil Steril. 2014;101:1205-8.

[14]   Moran LJ, Pasquali R, Teede HJ, Hoeger KM, Norman RJ. Treatment of obesity in polycystic ovary syndrome: a position statement of the Androgen Excess and Polycystic Ovary Syndrome Society. Fertil Steril. 2009;92:1966-82.

[15]   Balen AH, Conway GS, Kaltsas G, Techatrasak K, Manning PJ, West C, Jacobs HS. Polycystic ovary

syndrome: the spectrum of the disorder in 1741 patients. Hum Reprod. 1995;10:2107-11.

[16] Kiddy DS, Sharp PS, White DM, Scanlon MF, Mason HD, Bray CS, Polson DW, Reed MJ, Franks S. Differences in clinical and endocrine features between obese and non-obese subjects with polycystic ovary syndrome: an analysis of 263 consecutive cases. Clin Endocrinol. 1990;32:213-20.

[17] Moran L, Teede H. Metabolic features of the reproductive phenotypes of polycystic ovary syndrome. Hum Reprod Update. 2009;15:477-88.

[18] PCOS Australian Alliance and Jean Hailes Foundation for Women's Health. Evidence-based guideline for the assessment and management of polycystic ovary syndrome. National Health and Medical Research Council. 2015. https://jeanhailes.org.au/contents /documents/Resources/Tools/PCOS_evidence-based_ guideline_for_assessment_and_management_pcos.pdf. Accessed 14 June 2016.

[19] Norman RJ, Davies MJ, Lord J, Moran LJ. The role of lifestyle modification in polycystic ovary syndrome. Trends Endocrinol Metab. 2002;13:251-7.

[20] Lim SS, Clifton PM, Noakes M, Norman RJ. Obesity management in women with polycystic ovary syndrome. Womens Health. 2007;3:73-86.

[21] Moran LJ, Ko H, Misso M, Marsh K, Noakes M, Talbot M, Frearson M, Thondan M, Stepto N, Teede HJ. Dietary composition in the treatment of polycystic ovary syndrome: a systematic review to inform evidence-based guidelines. J Acad Nutr Diet. 2013;113:520-45.

[22] Moran LJ, Hutchison SK, Norman RJ, Teede HJ. Lifestyle changes in women with polycystic ovary syndrome. Cochrane Database Syst Rev. 2011;16:CD007506.

[23] Palomba S, Giallauria F, Falbo A, Russo T, Oppedisano R, Tolino A, Colao A, Vigorito C, Zullo F, Orio F. Structured exercise training programme versus hypocaloric hyperproteic diet in obese polycystic ovary syndrome patients with anovulatory infertility: a 24-week pilot study. Hum Reprod. 2008;23:642-50.

[24] Kogure GS, Miranda-Furtado CL, Silva RC, Melo AS, Ferriani RA, DES MF, Reis RM. Resistance exercise impacts lean muscle mass in women with polycystic ovary syndrome. Med Sci Sports Exerc. 2016;48:589-98.

[25] Mutsaerts MA, van Oers AM, Groen H, Burggraaff JM, Kuchenbecker WK, Perquin DA, Koks CA, van Golde R, Kaaijk EM, Schierbeek JM, Oosterhuis GJ, Broekmans FJ, Bemelmans WJ, Lambalk CB, Verberg MF, van der Veen F, Klijn NF, Mercelina PE, van Kasteren YM, Nap AW, Brinkhuis EA, Vogel NE, Mulder RJ, Gondrie ET, de Bruin JP, Sikkema JM, de Greef MH, ter Bogt NC, Land JA, Mol BW, Hoek A. Randomized trial of a lifestyle program in obese infertile women. NEJM. 2016;374:1942-53.

[26] Guelinckx I, Devlieger R, Vansant G. Reproductive outcome after bariatric surgery: a critical review. Hum Reprod Update.2009;15:189-201.

[27] Johansson K, Cnattingius S, Naslund I, Roos N, Trolle Lagerros Y, Granath F, Stephansson O, Neovius M. Outcomes of pregnancy after bariatric surgery. NEJM. 2015;372:814-24.

[28] Milone M, De Placido G, Musella M, Sosa Fernandez LM, Sosa Fernandez LV, Campana G, Di Minno MN, Milone F. Incidence of successful pregnancy after weight loss interventions in infertile women: a systematic review and meta-analysis of the literature. Obes Surg. 2016;26:443-51.

[29] Legro RS, Dodson WC, Kris-Etherton PM, Kunselman AR, Stetter CM, Williams NI, Gnatuk CL, Estes SJ, Fleming J, Allison KC, Sarwer DB, Coutifaris C, Dokras A. Randomized controlled trial of preconception interventions in infertile women with polycystic ovary syndrome. J Clin Endocrinol Metab. 2015;100:4048-58.

[30] Johnson N. Metformin use in women with polycystic ovary syndrome. Ann Transl Med. 2014;2:23-32.

[31] The Thessaloniki ESHRE/ASRM-Sponsored PCOS Consensus Workshop Group. Consensus on infertility treatment related to polycystic ovary syndrome. Hum Reprod. 2008;23:462-77.

[32] Roque M, Tostes AC, Valle M, Sampaio M, Geber S. Letrozole versus clomiphene citrate in polycystic ovary syndrome: systematic review and meta-analysis. Gynecol Endocrinol. 2015;31:917-21.

[33] Kafy S, Tulandi T. New advances in ovulation induction. Curr Opin Obstet Gynecol. 2007;19:248-52.

[34] Palomba S, Falbo A, Zullo F. Management strategies for ovulation induction in women with polycystic ovary syndrome and known clomifene citrate resistance. Curr Opin Obstet Gynecol. 2009;21:465-73.

[35] Rossing MA, Daling JR, Weiss NS, Moore DE, Self SG. Ovarian tumors in a cohort of infertile women. NEJM. 1994;331:771-6.

[36] Palomba S, Falbo A, Zullo F, Orio Jr F. Evidence-based and potential benefits of metformin in the polycystic ovary syndrome: a comprehensive review. Endocr Rev. 2009;30:1-50.

[37] Johnson N. Metformin is a reasonable first-line treatment option for non-obese women with infertility related to anovulatory polycystic ovary syndrome - a meta-analysis of randomised trials. Aust N Z J Obstets Gynaecol. 2011;51:125-9.

[38] Tang T, Lord JM, Norman RJ, Yasmin E, Balen AH. Insulin-sensitising drugs (metformin, rosiglitazone,

pioglitazone, D-chiro-inositol) for women with polycystic ovary syndrome, oligo amenorrhoea and subfertility. Cochrane Database Syst Rev. 2012;5:5.

[39] Zain MM, Jamaluddin R, Ibrahim A, Norman RJ. Comparison of clomiphene citrate, metformin, or the combination of both for first-line ovulation induction, achievement of pregnancy, and live birth in Asian women with polycystic ovary syndrome: a randomized controlled trial. Fertil Steril. 2009;91:514-21.

[40] Elizur SE, Tulandi T. Drugs in infertility and fetal safety. Fertil Steril. 2008;89:1595-602.

[41] Pavone ME, Bulun SE. Clinical review: the use of aromatase inhibitors for ovulation induction and superovulation. J Clin Endocrinol Metab. 2013;98:1838-44.

[42] Requena A, Herrero J, Landeras J, Navarro E, Neyro JL, Salvador C, Tur R, Callejo J, Checa MA, Farre M, Espinos JJ, Fabregues F, Grana-Barcia M. Use of letrozole in assisted reproduction: a systematic review and meta-analysis. Hum Reprod Update. 2008;14:571-82.

[43] Pritts EA. Letrozole for ovulation induction and controlled ovarian hyperstimulation. Curr Opin Obstet Gynecol. 2010;22:289-94.

[44] Palomba S. Aromatase inhibitors for ovulation induction. J Clin Endocrinol Metab. 2015;100:1742-7.

[45] Legro RS, Brzyski RG, Diamond MP, Coutifaris C, Schlaff WD, Casson P, Christman GM, Huang H, Yan Q, Alvero R, Haisenleder DJ, Barnhart KT, Bates GW, Usadi R, Lucidi S, Baker V, Trussell JC, Krawetz SA, Snyder P, Ohl D, Santoro N, Eisenberg E, Zhang H. Letrozole versus clomiphene for infertility in the polycystic ovary syndrome. NEJM. 2014;371:119-29.

[46] Homburg R, Hendriks ML, Konig TE, Anderson RA, Balen AH, Brincat M, Child T, Davies M, D'Hooghe T, Martinez A, Rajkhowa M, Rueda-Saenz R, Hompes P, Lambalk CB.Clomifene citrate or low-dose FSH for the first-line treatment of infertile women with anovulation associated with polycystic ovary syndrome: a prospective randomized multinational study. Hum Reprod. 2012;27:468-73.

[47] Birch Petersen K, Pedersen NG, Pedersen AT, Lauritsen MP, la Cour Freiesleben N. Monoovulation in women with polycystic ovary syndrome: a clinical review on ovulation induction. Reprod Biomed Online. 2016;32:563-83. doi:10.1016/j.rbmo.2016.03.006.

[48] Messinis IE. Ovulation induction: a mini review. Hum Reprod. 2005;20:2688-97.

[49] Macklon NS, Fauser BC. Gonadotrophins in ovulation induction. Reprod Biomed Online. 2005;10:25-31.

[50] Fernandez H, Morin-Surruca M, Torre A, Faivre E, Deffieux X, Gervaise A. Ovarian drilling for surgical treatment of polycystic ovarian syndrome: a comprehensive review. Reprod Biomed Online. 2011;22:556-68.

[51] Farquhar C, Brown J, Marjoribanks J. Laparoscopic drilling by diathermy or laser for ovulation induction in anovulatory polycystic ovary syndrome. Cochrane Database Syst Rev. 2012;6:4.

[52] Siristatidis C, Sergentanis TN, Vogiatzi P, Kanavidis P, Chrelias C, Papantoniou N, Psaltopoulou T. In vitro maturation in women with vs. without polycystic ovarian syndrome: a systematic review and meta-analysis. PLoS One. 2015;10:0134696.

[53] Siristatidis C, Vrachnis N, Creatsa M, Maheshwari A, Bhattacharya S. In vitro maturation in subfertile women with polycystic ovarian syndrome undergoing assisted reproduction. Cochrane Database Syst Rev. 2013;10:3.

[54] Cha KY, Koo JJ, Ko JJ, Choi DH, Han SY, Yoon TK. Pregnancy after in vitro fertilization of human follicular oocytes collected from nonstimulated cycles, their culture in vitro and their transfer in a donor oocyte program. Fertil Steril. 1991;55:109-13.

[55] Sauerbrun-Cutler M, Vega M, Keltz M, McGovern PG. In vitro maturation and its role in clinical assisted reproductive technology. Obstet Gynecol Survey. 2015;70:45-57.

[56] Walls ML, Hunter T, Ryan JP, Keelan JA, Nathan E, Hart RJ. In vitro maturation as an alternative to standard in vitro fertilization for patients diagnosed with polycystic ovaries: a comparative analysis of fresh, frozen and cumulative cycle outcomes. Hum Reprod. 2015;30:88-96.

[57] Junk SM, Yeap D. Improved implantation and ongoing pregnancy rates after single-embryo transfer with an optimized protocol for in vitro oocyte maturation in women with polycystic ovaries and polycystic ovary syndrome. Fertil Steril. 2012;98:888-92.

[58] Walls ML, Ryan JP, Keelan JA, Hart R. In vitro maturation is associated with increased early embryo arrest without impairing morphokinetic development of useable embryos progressing to blastocysts. Hum Reprod. 2015;30:1842-9.

[59] Child TJ, Phillips SJ, Abdul-Jalil AK, Gulekli B, Tan SL. A comparison of in vitro maturation and in vitro fertilization for women with polycystic ovaries. Obstet Gynecol. 2002;100: 665-70.

[60] O'Neill KE, Senapati S, Dokras A. Use of gonadotropin-releasing hormone agonist trigger during in vitro fertilization is associated with similar endocrine profiles and oocyte measures in women with and without

polycystic ovary syndrome. Fertil Steril. 2015;103:264-9.

[61]   Lin H, Li Y, Li L, Wang W, Yang D, Zhang Q. Is a GnRH antagonist protocol better in PCOS patients? A meta-analysis of RCTs. PLoS One. 2014;9:0091796.

[62]   Mancini F, Tur R, Martinez F, Coroleu B, Rodriguez I, Barri PN. Gonadotrophin-releasing hormone-antagonists vs long agonist in in-vitro fertilization patients with polycystic ovary syndrome: a meta-analysis. Gynecol Endocrinol. 2011;27:150-5.

[63]   Tso LO, Costello MF, Albuquerque LE, Andriolo RB, Macedo CR. Metformin treatment before and during IVF or ICSI in women with polycystic ovary syndrome. Cochrane Database Syst Rev. 2014;11:3.

[64]   Guvendag Guven ES, Dilbaz S, Duraker R, Mentese A, Cinar O, Ozdegirmenci O. The effect of cabergoline on folicular microenviroment profile in patients with high risk of OHSS. Gynecol Endocrinol. 2013;29:749-53.

[65]   Tang H, Hunter T, Hu Y, Zhai SD, Sheng X, Hart RJ. Cabergoline for preventing ovarian hyperstimulation syndrome. Cochrane Database Syst Rev. 2012;2:2.

[66]   Boothroyd C, Karia S, Andreadis N, Rombauts L, Johnson N, Chapman M. Consensus statement on prevention and detection of ovarian hyperstimulation syndrome. Aust N Z J Obstet Gynaecol. 2015;55:12406.

妊娠并发症

Stefano Palomba, Bart C.J.M. Fauser

22

22.1 概　述

生殖医学的最终目标应是母亲和子代的健康，所有其他目标（临床和 / 或生物学）应视为替代目标[1, 2]。尽管如此，大多数不孕症临床试验的出版物并没有提供关于医学、外科和生物学程序对提高生育能力危害的明确数据[3]。事实上，在治疗不孕症的随机对照试验（RCT）中，只有 4.8% 和 5.7% 分别报道了新生儿和产妇的结局[4]。部分原因在于，由于产科和新生儿护理是由其他机构提供的，而且有些患者失访，因此很难获得相关数据。

在最近的文献中，可以观察到产科风险增加的原因，它受到三个主要决定因素的影响；多胎妊娠[5, 6]、患者和 / 或夫妇的特征和合并症[7-9]、不育治疗和生物操作[6, 10]。然而，由于缺乏高质量的数据和研究人群的异质性，且往往混合了辅助生殖技术（ART）和自然受孕，因此很难准确估计特定生殖疾病对个体妊娠结局的风险。最后，不孕本身被认为是产科并发症的危险因素，在生育治疗的研究中产生了固有偏倚[3]。PCOS 是一种以代谢改变和不孕[11]为特征的异质性疾病，也与孕产妇、新生儿和产科并发症密切相关。目前，许多系统综述采用[12-14]，而没有进行数据综合，PCOS 女性妊娠并发症风险增加。本章将总结目前关于 PCOS 孕妇的妊娠并发症及其潜在病理生理学机制。

22.2　临床资料

文献中有三个主要的系统综述和荟萃分析[12-14]，并比较了 PCOS 患者与对照组的妊娠结局（表 22.1）。此外，现有的荟萃分析结果没有根据体重指数（BMI）或其他混杂因素进行调整。它们是回顾性研究的结果，和纳入相对较少的人口的纵向前瞻性数据。关于 PCOS 女性流产风险的现有数据相互矛盾[15]。PCOS 女性流产率的增加似乎与 BMI 密切相关[16]。9 项 RCT 数据综合显示，体外受精的女性中 PCOS 与非 PCOS 的女性流产率无显著差异（OR 0.9，95% CI 0.5~1.8）[17]。此外，最近的观察性临床数据[18]显示，年龄和 BMI 与对照组相匹配的情况下，PCOS 患者的流产风险增加约 70%（aOR 1.70，95%CI 1.56~1.84）。

表 22.1　PCOS 女性主要妊娠并发症

结局	Boomsma et al. [12]	Kjerulff et al. [13]	Qin et al. [14]
母亲			
PIH	3.67（1.98~6.81）	4.07（2.75~6.02）	3.07（1.82~5.18）
PE	3.47（1.95~6.17）	4.23（2.77~6.46）	3.28（2.06~5.22）
GDM	2.94（1.70~5.08）	2.82（1.94~4.11）	2.81（1.99~3.98）
早产	1.75（1.16~2.62）	2.20（1.59~3.04）	1.34（0.56~3.23）
新生儿			
SGA	1.16（0.31~5.12）	2.62（1.35~5.10）	–
LGA	–	1.56（0.92~2.64）	–
巨大儿	1.13（0.73~1.75）		–

资料源自 Palomba 等：GMD 妊娠期糖尿病、LGA 大于胎龄、PE 先兆子痫、PIH 妊娠高血压、SGA 小于胎龄[7]

妊娠期糖尿病（GDM）是 PCOS 女性最常见的妊娠并发症。最近的前瞻性研究[19-22]显示，PCOS 患者中 GDM 的发生率从 14.7% 上升到 22%。综合数据显示，患有 PCOS 的女性患 GDM 的风险约高 3 倍[12-14]。在对混杂因素（包括年龄、BMI 等）的数据进行调整后，GDM 的发生率在 PCOS 孕妇中升高了 2 倍以上，说明 PCOS 是 GDM 的独立危险因素[16, 23]。在最近一项全国性的基于人群的研究[24]中，经调整经济状况和并发症情况后，与未诊断为 PCOS 的女性相比，PCOS 女性发生 GDM 的风险（aOR 2.15，95%CI 1.96~2.37）高出两倍以上。PCOS 人群中 GDM 风险的增加最近也被证实[18]。

荟萃分析数据[12-14]报道，PCOS 患者总体上增加了 3~4 倍妊娠高血压疾病（PIH）和妊娠期先兆子痫（PE）的风险。一项针对 3787 名 PCOS 患者和 1 191 336 名对照组的大型队列研究证实，在调整了 BMI 和使用 ARTs 的数据后，PCOS 患者的 PE 发病率也有所增加（aOR 1.45，95%CI 1.24~1.69）[23]。在前瞻性病例对照研究[20, 21]和大型观察性试验[18]中也证实，不是 BMI 增加了患病风险。这似乎是真的，尤其是对患有严重 PCOS 的女性。事实上，PCOS 高雄激素女性的 PE/PIH 风险降低，但没有消失（OR 2.41，95%CI 1.26~4.58）[25]。

关于PCOS女性剖宫产风险的数据存在争议。只有在一项荟萃分析中观察到明显较高的剖宫产风险（OR1.56，95% CI 1.20~2.02）[12]，而在其他荟萃分析中没有发现[13, 14]。最近的证据显示，PCOS[18]产妇剖宫产率较高（aOR 1.13，95%CI 1.05~1.21），而PCOS对辅助阴道分娩的风险无显著影响[12, 13]。

关于PCOS女性的胎儿和围生期结局的数据也没有定论。早产（PTD）的风险在两项荟萃分析中增加了两倍[12, 13]，而在第三项和许多最近的荟萃分析都没有发现[14]。在目前最大的队列研究[23]中，PCOS母亲所生的婴儿早产率更高（aOR 2.21，95%CI 1.69~2.90），胎粪吸入率更高（aOR 2.02，95%CI 1.13~3.61）。一项非常有趣的回顾性研究[26]对孕妇（包括孕妇糖尿病和肥胖）和围生期特征的数据进行了研究，证实患有PCOS的女性患PTD（aOR 1.74，95%CI 1.53~1.98）、围产儿死亡率（aOR 1.49，95%CI 1.02~2.18）和产后再入院（aOR 1.21，95%CI 1.05~1.40）的风险更高。特别令人感兴趣的是关于后代的数据，这些数据不仅增加了各种疾病（包括代谢、神经系统、哮喘）住院治疗的风险，而且还增加了先天性异常[26]的风险。先天性畸形（aOR 1.20，95%CI 1.03~1.40）的风险显著增加，尤其是心血管（aOR 1.37，95%CI 1.01~1.87）和泌尿生殖系统（aOR 1.36，95%CI 1.03~1.81）缺陷[26]。最近进行的一项研究似乎也证实，PCOS女性患PTD（aOR 1.25，95%CI 1.1~1.43）、新生儿黄疸（aOR 1.20，95%CI 1.03~1.39）和呼吸并发症（aOR 1.20，95%CI 1.06~1.37）的风险更高，尽管不良结果的发生率明显降低[18]。

目前还不清楚PTD风险增加是否与诱导或自发性PTD有关。一项对11726名女性的回顾性队列研究表明，PTD的临床表现随BMI亚组[27]的变化而变化。自发PTD在Ⅰ型肥胖上不常发生（aOR 0.7，95%CI 0.5~1.0），早产、胎膜早破风险在Ⅱ型肥胖女性增加（aOR 1.7，95%CI 1.1~2.7），而医学指征的PTD在第Ⅲ型肥胖（aOR 2.2，95%CI 1.4 ~3.4）和中度体重不足（aOR 2.9，95%CI 1.3~6.3）患者中增加[27]。

现有的关于小于胎龄儿（SGA）的新生儿风险的研究结果相互矛盾。在一项荟萃分析中，其风险增加了两倍[13]，但在另一项荟萃分析中没有统计学差异[12]。而且最近的研究似乎产生了不同的结果[25, 28]。大于胎龄（LGA）新生儿和/或巨大儿的发生率在文献中很少报道。考虑到GDM的高发生率，PCOS对LGA[13]和巨大儿[12]的风险无明显影响。调整混杂因素[23]后观察到的LGA新生儿中度风险可能受到BMI的影响，因为在存在肥胖[28]的PCOS中，其发病率大幅增加。然而，对BMI匹配的PCOS女性和非PCOS女性的纵向数据显示，胎儿生长的差异与SGA

和 PCOS 的高发病率有关 LGA[20]。另一方面，母亲是 PCOS 的新生儿进入新生儿重症监护病房（NICU）的风险双倍增加[12-14]，较低的 Apgar 评分更常见（OR 1.41，95% CI 1.09~1.83）[23] 和围生期死亡率 3 倍高（OR 3.07，95% CI 1.03~9.21）[12]。

22.3 病理生理机制与假说

PCOS 患者妊娠并发症发生率的增加可能是多种因素共同或独立地在其病理生理中发挥作用的结果（图 22.1）。

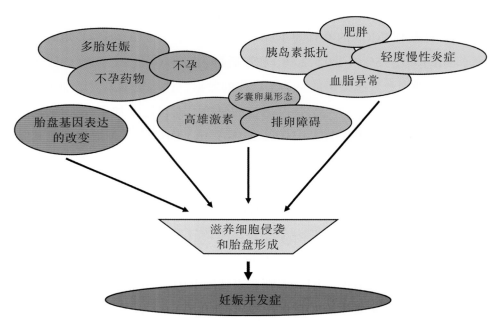

图 22.1 PCOS 女性妊娠并发症风险增加的潜在原因
图中所示的所有因素都可直接和 / 或通过滋养层侵入和胎盘改变增加产科 / 新生儿并发症的风险。
PCOM 多囊卵巢形态学。来自 Palomba 等人 [7]

医源性多胎妊娠是产科和围生期发病率增加的最重要原因[6]。与单胎相比，双胎妊娠的新生儿 SGA 风险增加了 10 倍，PTD 风险增加了 6 倍，进入 NICU 的风险增加了 3 倍，围生期死亡率增加了 6 倍[29, 30]。考虑到 PCOS 卵巢反应难以控制和为了好的预后，PCOS 不孕症患者可以被认为是一个多胎妊娠高风险的亚组[31]。双胎妊娠的 PCOS 女性 PTD（RR 1.96，95%CI 1.05~1.36），PTD（RR 1.82，95%CI 1.30~2.53）和低出生体重分娩（RR 1.39，95%CI 1.10~1.76）的风险较高[32]。这一增加的风险在调整 BMI 和孕龄后失去了统计学和临床意义，再次表明体重在

PCOS 患者妊娠并发症中起着至关重要的决定性作用[32]。

PCOS 诊断的三个主要标准[33, 34]，即临床和 / 或生化上的高雄激素血症、月经稀发或闭经和卵巢多囊样改变（PCOM），PCOS 表型与妊娠和新生儿并发症的发生密切相关。尽管证据表明由于激素和代谢相关，严重的 PCOS 表型与温和的表型相比似乎呈现出更高的妊娠并发症的发生率[35]，最近的一项回顾性研究[36] 报道，PCOS 女性不良孕产妇和新生儿的结局不因表型改变。此外，数据[36] 因回顾性性质而有偏差，并被认为是匹配的队列（选择偏差），这使得研究人群非常同质，不具有代表性[37]。

妊娠期间的高雄激素状态（即妊娠黄体瘤和黄体高反应）常常与不良妊娠结局相关[38, 39]，与对照组相比，PCOS 孕妇的雄激素水平更高[40, 41]，它们在妊娠期间显著增加，可能是由于胎盘的类固醇生成功能异常[41-43]。在 PCOS 孕妇中，早期滋养细胞侵袭和胎盘镜下改变的发生和扩展受到高雄激素血症的强烈影响[44-46]，而高雄激素血症是 PCOS 的特征，其不良妊娠结局的风险最高[35]。由于雄激素对子宫内膜和 / 或特定组织易感性的直接影响，血管内滋养细胞侵袭和胎盘形成的改变可能是非最佳植入过程的结果[47, 48]。最近的数据表明，雄激素可通过作用于宫颈重塑和肌层功能而增加不良妊娠结局的发生率[39]。

在 PCOS 患者中，有稀发排卵、闭经的患者不良妊娠结局的风险高 5 倍，而 PCOM 未观察到有影响[35]。虽然有一部分 PCOS 患者可以在不干预[49] 的情况下实现妊娠，但绝大多数患者显示无排卵是不孕的主要原因，即获得妊娠时间（TTP）超过 12 个月。2 个月以上的 TTP 对妊娠和新生儿并发症的影响在两项系统综述中通过荟萃分析进行了评估[10, 50]。根据纳入的研究，自然单胎妊娠的 PTD 在 TTP>12 个月比 TTP 不足 12 个月高 31%~39%[10]。长期 TTP 后怀孕的女性生下低出生体重儿的概率也增加（OR 1.34，95%CI 1.21~1.48），而未发现有 SGA 胎儿的风险[51]。一项对 40 773 名孕妇进行的大型回顾性试验显示，根据年龄、孕前体重指数或生活方式特点进行调整，GDM 的发病率也在增加，从 39%~50% 不等[52]。值得注意的是，排卵障碍与 50% 的 GDM 发生率增加相关（aRR 1.52，95%CI 1.23~1.87）[52]。不孕症诊断，定义为有或无闭经的情况下，在定期无保护性性行为条件下，TTP 高于 12 个月，PCOM 和卵巢或输卵管损伤，与单胎妊娠不利结局风险增加有关，与不孕症治疗无关，尤其是 PE（aRR 1.18，95% CI 1.02~1.37），产前出血（aRR 1.32，95% CI 1.18~1.47）和极早期 PTD（aRR 1.96，95%CI 1.53 ~2.49）[53]。

在患有 PCOS 的不孕女性中，不能排除提高生育力的治疗对妊娠并发症风险的影响，尽管对患有 PCOS 的不孕患者的特定数据有限。众所周知，非药物干预包括低热量饮食，增加体育活动和个性化的行为改变可以有效地对患有 PCOS 的肥胖 / 超重女性减肥和改善自然和 / 或辅助生殖结果 [54]。最近的一项大型 RCT[55] 评估了 574 名不孕不育肥胖患者在治疗前 6 个月生活方式干预方案的效果，结果显示，生活方式干预方案组中自然受孕的比例更高 [55]（RR 1.61，95%CI 1.16~2.24）。此外，如下文所述，数据仍然令人困惑和矛盾。卵巢刺激，无论有无宫腔内人工授精（IUI），对于无排卵性不孕或不明原因不孕的夫妇来说，都是一个有吸引力的治疗选择。许多药物都被用来治疗无排卵，或增加 PCOS 患者的自然受孕率。不幸的是，使用生育药物诱导排卵与新生儿不良结局有关 [10]。事实上，考虑到在 TTP 少于 12 个月的女性单胎分娩，使用促排卵药物后发生 PTD 的风险明显高于未使用促排卵药物的女性（OR1.45，95% CI 1.21~1.74）[10]。PRAMS 调查的数据证实，与从未接受过生育治疗的女性相比，单胎妊娠中，卵巢刺激与小于 34 周（OR 2.05，95% CI 1.28~3.27）的 PTD 增加两倍有关 [56]。这些数据也在妊娠 <37 周、<35 周和 <32 周时 PTD 被证实 [57]。与不良妊娠结局风险增加更为频繁和显著相关的药物是枸橼酸氯米芬（CC），即 PCOS 患者传统的首选促排卵药物。与在自然周期中 IUI 怀孕的女性相比，在 CC 给药后 IUI 怀孕的女性 SGA 风险增加了 60%（OR1.6，95%CI 1.2~2.4）[58]。然而，最近的 RCT[59, 60] 显示了其对妊娠和新生儿风险管理的可靠数据。目前，来自三个大型随机对照试验的纵向数据显示，无论是 CC 患者，还是接受二甲双胍 [59]、二甲双胍加 CC[59]、来曲唑 [60, 61] 或促性腺激素 [61] 治疗的患者，孕产妇和新生儿并发症发生率都非常低。目前，只有一项 RCT 扩展研究 [62] 显示，在对 CC 抵抗的患者使用腹腔镜卵巢打孔术（LOD）或促性腺激素（Gn）治疗后随访 9~12 年，其妊娠并发症无差异。最后，ART 治疗的使用，包括药物治疗和生物操作，可以显著增加妊娠并发症的风险，尤其是 PTD 风险 [10, 63]。最近的数据 [64]，在调整年龄、胎次、BMI 和 TTP 后，体外受精（IVF）/ 胞浆内精子注射（ICSI）怀孕的 PCOS 女性中 GDM 的风险更高（aOR 3.15，95%CI 1.35~7.33），PIH/PE（aOR 4.25，95%CI 1.94~9.32），PTD（aOR 2.30，95%CI 1.07~4.97）和 LGA 新生儿（aOR 2.77，95%CI 1.21~6.35）。非常有趣的数据表明，PCOS 不育患者 PTD 风险的增加与 PIH/PE 的发展密切相关，而 LGA 与 GDM 无关 [64]。

最近一个共有 1 953 932 个单胎妊娠的队列研究 [65] 表明，在倾向评分匹配分析后，不孕症治疗对孕期和新生儿的风险消失，其中包括多个产妇基线变量，如母亲的年龄、种族、社会经济地位、胎次、出生年份和孕前疾病，表明风险可能主要是由于母亲的特征。在这方面，众所周知，患有 PCOS 的女性具有特殊的人体测量学和代谢特征，这可以极大地影响产科和围生期的风险。

首先，与 PCOS 最密切相关的疾病是肥胖，肥胖在更严重的 PCOS 表型中更为普遍，并加重了生殖表型[66]。肥胖对人类生殖的影响是众所周知的[67]。BMI 的升高与妊娠并发症密切相关[68-70]，包括流产风险较高（OR 1.31，95%CI 1.18~1.46）[71]、胎儿死亡、死产和婴儿死亡[72]。同样在最近，一项非常大的队列研究[73]证实，根据孕前 BMI，肥胖患者的新生儿和产后死亡率从 30% 上升到 70%。子代畸形的风险增加，如神经管缺陷[74]、先天性心脏缺陷[75]和脐膨出[76]。肥胖 PCOS 患者睡眠呼吸障碍症状的高发生率[34, 77]是妊娠并发症的另一个独立危险因素[78]。肥胖是 2 型糖尿病或 GDM 发生的独立危险因素[79]，而这种危险与怀孕前 BMI 呈正相关[80, 81]。PCOS 和 GDM 患者妊娠和新生儿并发症的风险高于单纯 GDM 患者[82, 83]。PCOS 和 GDM 患者的 PIH（aOR 4.43，95%CI 1.17~16.72）、PTD（aOR 1.92，95%CI 1.12~3.42）和新生儿高胆红素血症（aOR 3.18，95%CI 1.14~8.82）的风险明显高于仅发生 GDM 的女性[82]。患有 PCOS 的孕妇比 BMI 匹配的对照组增重更多[20, 21]，妊娠期增重的风险是另一个危险因素，与肥胖无关[84]。

其次，代偿性高胰岛素血症的胰岛素抵抗是 PCOS 发病机制之一[85]，它可能是 PCOS 不良妊娠结局风险增加的关键因素。高胰岛素血症的胰岛素抵抗状态对确保生理性妊娠中不断增长的胎儿的代谢供应至关重要[86]。然而，胰岛素抵抗者自然流产的风险增加 8 倍[87]，PIH/PE 女性的血清胰岛素水平高于单纯妊娠女性[88-91]。代偿性高胰岛素血症合并胰岛素抵抗可通过多种直接和间接的作用机制影响 PCOS 孕妇妊娠并发症的风险，它可能在血管内滋养细胞侵袭的程度上起作用[44]。

尽管内脏脂肪积累和高脂血症被认为是支持胎儿生长的适应性代谢[92]，但越来越多的数据表明，脂质异常与产科或新生儿不良结局风险增加有关，尤其是与 PIH 和 PE 相关[93]。患 PCOS 的女性怀孕前和怀孕期间与健康对照组相比，有更高的血清低密度脂蛋白（LDL）和甘油三酯（TG）浓度，血清 LDL 和 TG 水平与妊娠并发症之间直接和独立相关[21]，可能通过自由基氧化应激，脂质过氧化物和血管损伤来诱导内皮功能障碍[94-96]。

在妊娠期，可以观察到许多炎症变化，包括外周血白细胞活化、白细胞（WBC）、铁蛋白和 c 反应蛋白（CRP）水平升高，这些炎症变化可能调节了孕妇的免疫功能[97, 98]。此外，妊娠期间异常的轻度炎症状态和血管损伤与不良妊娠和新生儿结局的发生有关，尤其是 PIH/PE 和 GDM[99-101]。为此，近期临床数据显示，妊娠期

PCOS 患者较健康对照组有多项低级别慢性炎症标志物升高，提示 PCOS 可加重妊娠期典型的炎症变化，且与不良的产科和新生儿结局[20]密切相关。

胎盘可能是 PCOS 女性在怀孕期间所观察到的所有异常的最终和共同目标（图22.1）。已在 PCOS 女性中发现，激素单独的改变对调节胎盘对胎儿生长和营养运输至关重要[102]。然而，PCOS 患者的滋养细胞和胎盘组织是高雄激素和 / 或胰岛素抵抗的表观遗传因素的微环境目标，包括不育治疗[46]。对 PCOS 女性的胎盘进行宏观和微观分析，同样是在非复杂妊娠中显示出明显的改变[45, 46, 103]。这些组织学改变，包括慢性绒毛膜炎 / 绒毛间质炎和绒毛动脉壁厚度增加，似乎与局部微血管和炎症损伤相适应，其严重程度根据 PCOS 表型而异[45, 46]。在非复杂妊娠的 PCOS 女性中，胎盘的潜在代偿性形态适应似乎已经最大化，以改善母胎氧和营养转移[45]。此外，也有可能假设，在 PCOS 孕妇中，胎盘组织对外部病原的进一步代偿性适应不能随着随后妊娠并发症的发生而起作用[44, 45]。

从发病机制上看，异常的炎症和代谢模式可引起异常的血管内滋养细胞侵袭、血管结构发生改变，随后缺氧状态导致的异常生理变化和螺旋血管重构。这些子宫胎盘循环的异常已通过多普勒测速法在 PCOS 孕妇中得到证实[44, 104]。一个回顾性研究最近也强调子宫内膜的关键作用，指出 PCOS 女性非整倍性流产的发生率与非 PCOS 女性相比增加 2 两倍以上，表明母体因素是影响子宫内膜容受性的关键[105]（见第 5 章）。另一个解释 PCOS 女性妊娠并发症风险增加的假说是关于"个体遗传的黄体酮抵抗"和"月经预处理"的概念（见第 5 章）。根据这一假说[106]，子宫和子宫内膜只有在月经来潮后才能为深层滋养细胞的侵袭和胎盘的形成做好准备。这一假设为减少妊娠并发症提供了新的预防策略，包括在妊娠前诱导有规律的月经周期。另一方面，目前这方面的临床数据很少，且存在争议[107]。

22.4　PCOS 女性妊娠并发症的预防和治疗

尽管怀孕期间肥胖的风险是众所周知的，但目前还没有确切证据来指导怀孕前的减肥。尽管与超重 / 肥胖受试者相比，正常体重的女性发生产科和新生儿不良结局的风险较低，但作为预防妊娠并发症的干预手段，孕前体重减轻的效果有限[108]。一般建议包括饮食调整和锻炼，但没有明确干预的确切时间或减肥速度[109]。然而，在怀孕前减肥可以有效地减少产妇和胎儿 / 围生期并发症，以及先天性异常的风险[110]。此外，孕期的饮食和 / 或体育活动可以减少妊娠期体重增加和相关风险[108, 111]。尤其对 PE（RR 0.74，95%CI 0.60~0.92）和肩难产（RR 0.39，95%CI 0.22~0.70）的风险有显著影响[111]。与其他干预相比，单饮食可显著降低 PE（相对危险度（相对风险，RR）0.67，95%CI 0.53~0.85），PIH（RR 0.30，0.10~0.88），GDM（RR 0.39，95%CI 0.23~0.69）和 PTD（RR 0.68，0.48~0.96）的风险[111]。另一方面，最近的一项大型 RCT[55]显示，接受不孕治疗前 6 个月生活方式干预的肥胖患者中，37 周或 37 周以上健康单胎的阴道分娩情况较差。在治疗不孕症之前，生活方式干预方案对产妇和新生儿的预后无任何影响[55]。根据国际指南[112]，建议肥胖女性妊娠期体重增加 5~9kg。两项数据分析表明，当体重增加高于或低于推荐范围时，PTB 的风险会小幅增加[113, 114]，尽管妊娠体重增加低于推荐范围会轻微降低妊高征的风险[113]。

最近的指南[115]建议对伴有多种不良妊娠结局危险因素，包括糖耐量受损（IGT）和代谢综合征的 PCOS 女性给予高度重视。患者在尝试受孕前应筛查和治疗高血压和糖尿病，并就减肥问题进行咨询[115]。对计划怀孕的女性，特别对 PCOS 女性进行 2 型糖尿病的筛查[15, 116]，可以减少 GDM 相关的支出和卫生负担，尤其是合并其他危险因素的女性，如肥胖、高龄和特殊种族[81, 116]。同样，建议在第一次产前检查时进行筛查[117, 118]。

在患有 PCOS 的不孕女性中，TTP 应该降低，即使使用提高生育能力的高科技也会增加妊娠和新生儿并发症的风险[50]。对于患有 PCOS 的不孕症患者，也应避免多胎妊娠[32]，使用诱导单卵泡排卵的药物，并在 ART 周期中始终使用选择性单胚胎移植。

目前还没有针对 PCOS 孕妇具体管理的指标，关于妊娠仪器监测的数据也很少发表。在整个妊娠过程中，应特别注意急性期蛋白的早期变化、血脂异常、血红蛋白和红细胞压积异常低，因为这些生化指标都与 PCOS 孕妇发生妊娠并发症的高风险有关[20, 21]。最近的一项系统回顾[119]表明，五个蛋白生物标记物（包括转铁蛋白，纤维蛋白原 α、β 和 γ 链变异体，kininogen-1，膜联蛋白 2 和过氧化物酶 2）在 PE 和 PCOS 女性中表达不同，表明未来这些生物标记物可以对学术和临床有用。妊娠早期子宫动脉多普勒指标的常规评估对在 PCOS 患者中筛选出高危不良妊娠及围生期结局者有一定的参考价值[104]。

为减少产科和新生儿风险而建议对 PCOS 女性采取药理学措施的现有数据大多与二甲双胍有关（见第 11 章）。当然，二甲双胍治疗 GDM 是有效和安全的，尽管存在多种胰岛素抵抗危险因素的受试者可能需要补充胰岛素[120, 121]。在 GDM 中使用二甲双胍（与胰岛素相比）增重减少、新生儿结局更好（包括内脏脂肪减少）和患者依从性有关[121,122]。然而，二甲双胍对 GDM 的有益作用在非 RCT 中更为显著[123]。

在 PCOS 患者中，类似于正常排卵对照组的自发周期，二甲双胍对卵泡生长、血管生成或子宫内膜功能标志物没有异常影响[124]。二甲双胍可通过增强子宫内膜的厚度和体积、子宫内膜和子宫内膜下血管的通透性、改善内皮细胞活化、凝血和免疫调节等指标，增强滋养细胞的侵袭和/或胎盘的形成，对子宫内膜的容受性产生有利影响[28,124]。尽管有这些数据，但二甲双胍单独使用或与其他用于治疗无排卵的生育药物联合使用并不会降低自发性流产的风险[20,124,125]。另一方面，二甲双胍可适度降低 IVF/ICSI 超刺激周期流产的风险[126]。荟萃分析[127]发现 PCOS 孕妇服用二甲双胍可降低流产发生率（OR 0.32，95%CI 0.19~0.55），GDM（OR 0.37，95%CI 0.25~0.56），PE（OR 0.53，95%CI 0.30~0.95）和 PTD（OR 0.30，95%CI 0.13~0.68）。最近[128]的 5 项研究的综合数据表明，流产（RR 0.32，95%CI 0.19~0.56）和 PTD（RR 0.40，95%CI 0.18~0.91）的风险显著降低，而 GDM 和 PE 的发生率没有影响。目前，高质量的研究似乎也表明二甲双胍对 PCOS 和非 PCOS 患者的妊娠并发症没有或几乎没有影响。Vanky 和同事对 PCOS 孕妇使用二甲双胍进行了两次 RCT，结果显示[22]不同，尽管对之前两次 RCT 的数据进行了按方案重新分析[129]，结果显示 PTD 降低了约 3 倍。此外，二甲双胍的潜在机制尚不清楚。二甲双胍对 PCOS 患者的宫颈长度没有影响，但可将雄激素对子宫收缩力的影响降至最低[130]。最近一项大型回顾性研究显示[24]，妊娠前口服降糖药，如二甲双胍，并不能降低 GDM 的风险。相反，最近的一项双盲安慰剂控制的肥胖孕妇 RCT 显示，在妊娠 12~16 周至分娩期间，接受二甲双胍治疗的孕妇妊娠期增重较低，PE 风险低于 80%[131]。关于二甲双胍预防 PIH/PE 的潜在作用的数据也很少。最初的数据显示，妊娠 12~19 周时子宫动脉阻抗降低[132]，但这一数据在另一项 RCT 亚分析中被推翻[133]。

其他药物在预防和治疗 PCOS 孕妇妊娠并发症方面的潜在作用已得到研究。低分子肝素（LMWH）和阿司匹林（ASA）作为单一治疗或联合方案，可预防 PCOS 和高同型半胱氨酸血症患者流产和复发性流产[134]。单独使用低分子肝素或与二甲双胍联合使用，可小部分降低 PCOS 和凝血障碍患者的流产发生率[135]。

针灸的数据正在进行中（见第 17 章）。不幸的是，最初的动物数据[136]似乎表明，在高雄激素动物模型中，低频电针刺会升高血压，损害妊娠期间的胎盘生长和功能。

结 论

现有的临床数据表明，PCOS 的女性妊娠和新生儿并发症的风险增加，而如果存在肥胖、胰岛素抵抗和血脂异常等合并症，这一风险将显著增加。孕产妇和围生期不良结局发生率的增加发病机制尚不清楚。PCOS 相关的特征，如高雄激素血症、稀发排卵、闭经、胰岛素抵抗、肥胖、血脂异常和慢性低级别炎症，可能在妊娠的第一阶段，即滋养细胞侵袭和胎盘形成过程中发挥重要作用。PCOS 患者妊娠会加重这一风险，妊娠期间代谢和炎症异常变化增加。妊娠并发症的发生率在出现不孕（TTP 高于 12 个月）、使用生育药物和 / 或提高生育能力的程序（人工授精、抗逆转录病毒疗法等），包括对配子和 / 或胚胎的生物操作时也会增加。

PCOS 女性妊娠并发症的预防仍不确定。患有 PCOS 的女性在怀孕前出现的所有合并症都应予以确定，并尽可能在怀孕前进行治疗。事实上，降低妊娠期并发症发生率的药物干预策略和非药物干预策略仍处于实验阶段，且文献报道结果不一。严重 PCOS 表型患者的妊娠期以及许多其他危险因素应始终被认为是产科和 / 或新生儿并发症的高危期，因为目前仍缺乏潜在的诊断工具来识别 PCOS 孕妇群体中的高危患者。

应明确报告 PCOS 女性在怀孕期间发生的并发症，因为产科病史可作为一种敏感的筛查工具，以确定年轻 PCOS 女性的亚群，这些亚群有并发心血管和代谢性疾病的风险。建议通过专家转诊进行长期随访[137, 138]。

参考文献

[1] Silver R. Infertility trial outcomes: healthy moms and babies. Fertil Steril. 2014;101: 1209-16.
[2] Barnhart KT. Live birth is the correct outcome for clinical trials evaluating therapy for the infertile couple. Fertil Steril. 2014;101:1205-8.
[3] Barnhart KT. Assisted reproductive technologies and perinatal morbidity: interrogating the association. Fertil Steril. 2013;99:299-302.
[4] Braakhekke M, Kamphuis EI, van Rumste MM, Mol F, van der Veen F, Mol BW. How are neonatal and maternal outcomes reported in randomised controlled trials (RCTs) in reproductive medicine? Hum Reprod. 2014;29:1211-7.
[5] Fauser BC, Devroey P, Macklon NS. Multiple birth resulting from ovarian stimulation for subfertility treatment. Lancet. 2005;365:1807-16.
[6] Sunderam S, Kissin DM, Crawford SB, Folger SG, Jamieson DJ, Warner L, et al. Assisted reproductive technology surveillance - United States, 2013. MMWR Surveill Summ. 2015;64:1-25.
[7] Palomba S, de Wilde MA, Falbo A, Koster MP, La Sala GB, Fauser BC. Pregnancy complications in women with polycystic ovary syndrome. Hum Reprod Update. 2015;21:575-92.
[8] Palomba S, Santagni S, Gibbins K, La Sala GB, Silver RM. Pregnancy complications in spontaneous and

assisted conceptions of women with infertility and factors of subfertility. A comprehensive review. Reprod Biomed Online. 2016;33:612-28.

[9] Joham AE, Palomba S, Hart R. Polycystic ovary syndrome, obesity, and pregnancy. Semin Reprod Med. 2016;34:93-101.

[10] Pinborg A, Wennerholm UB, Romundstad LB, Loft A, Aittomaki K, S?derstr?m-Anttila V, et al. Why do singletons conceived after assisted reproduction technology have adverse perinatal outcome? Systematic review and meta-analysis. Hum Reprod Update. 2013;19:87-104.

[11] National Institute of Health. Evidence-based methodology workshop on polycystic ovary syndrome. December 3-5, 2012. https://prevention.nih.gov/docs/programs/pcos/ FinalReport.pdf.

[12] Boomsma CM, Eijkemans MJ, Hughes EG, Visser GH, Fauser BC, Macklon NS. A meta analysis of pregnancy outcomes in women with polycystic ovary syndrome. Hum Reprod Update. 2006;12:673-83.

[13] Kjerulff LE, Sanchez-Ramos L, Duffy D. Pregnancy outcomes in women with polycystic ovary syndrome: a metaanalysis. Am J Obstet Gynecol. 2011;204:558.e1-6.

[14] Qin JZ, Pang LH, Li MJ, Fan XJ, Huang RD, Chen HY. Obstetric complications in women with polycystic ovary syndrome: a systematic review and meta-analysis. Reprod Biol Endocrinol. 2013;11:56.

[15] Amsterdam ESHRE/ASRM-Sponsored 3rd PCOS Consensus Workshop Group. Consensus on women's health aspects of polycystic ovary syndrome (PCOS). Hum Reprod. 2012;27:14-24.

[16] Joham AE, Ranasinha S, Zoungas S, Moran L, Teede HJ. Gestational diabetes and type 2 diabetes in reproductive-aged women with polycystic ovary syndrome. J Clin Endocrinol Metab. 2014;99:447-52.

[17] Heijnen EM, Eijkemans MJ, Hughes EG, Laven JS, Macklon NS, Fauser BC. A metaanalysis of outcomes of conventional IVF in women with polycystic ovary syndrome. Hum Reprod Update. 2006;12:13-21.

[18] Rees DA, Jenkins-Jones S, Morgan CL. Contemporary reproductive outcomes for patients with polycystic ovary syndrome: a retrospective observational study. J Clin Endocrinol Metab. 2016;101:1664-72.

[19] de Wilde MA, Veltman-Verhulst SM, Goverde AJ, Lambalk CB, Laven JS, Franx A, Koster MP, Eijkemans MJ, Fauser BC. Preconception predictors of gestational diabetes: a multicentre prospective cohort study on the predominant complication of pregnancy in polycystic ovary syndrome. Hum Reprod. 2014;29:1327-36.

[20] Palomba S, Chiossi G, Falbo A, Orio F, Tolino A, Colao A, La Sala GB, Zullo F. Low-grade chronic inflammation in pregnant women with polycystic ovary syndrome. J Clin Endocrinol Metab. 2014;99:2942-51.

[21] Palomba S, Falbo A, Chiossi G, Muscogiuri G, Orio F, Tolino A, Colao A, La Sala GB, Zullo F. Lipid profile in pregnant women with polycystic ovary syndrome. Steroids. 2014;88C:36-43.

[22] Vanky E, Stridsklev S, Heimstad R, Romundstad P, Skogøy K, Kleggetveit O. Metformin versus placebo from first trimester to delivery in polycystic ovary syndrome: a randomized, controlled multicenter study. J Clin Endocrinol Metab. 2010;95:448-55.

[23] Roos N, Kieler H, Sahlin L, Ekman-Ordeberg G, Falconer H, Stephansson O. Risk of adverse pregnancy outcomes in women with polycystic ovary syndrome: population based cohort study. BMJ. 2011;343:d6309.

[24] Pan ML, Chen LR, Tsao HM, Chen KH. Relationship between polycystic ovarian syndrome and subsequent gestational diabetes mellitus: a nationwide population-based study. PLoS One. 2015;10:e0140544.

[25] Naver KV, Grinsted J, Larsen SO, Hedley PL, Jørgensen FS, Christiansen M, Nilas L. Increased risk of preterm delivery and pre-eclampsia in women with polycystic ovary syndrome and hyperandrogenaemia. BJOG. 2014;121:575-81.

[26] Doherty DA, Newnham JP, Bower C, Hart R. Implications of polycystic ovary syndrome for pregnancy and for the health of offspring. Obstet Gynecol. 2015;125:1397-406.

[27] Lynch AM, Hart JE, Agwu OC, Fisher BM, West NA, Gibbs RS. Association of extremes of prepregnancy BMI with the clinical presentations of preterm birth. Am J Obstet Gynecol. 2014;210:428-32.

[28] Han AR, Kim HO, Cha SW, Park CW, Kim JY, Yang KM, Song IO, Koong MK, Kang IS. Adverse pregnancy outcomes with assisted reproductive technology in non-obese women with polycystic ovary syndrome: a case-control study. Clin Exp Reprod Med. 2011;38:103-8.

[29] Rao A, Sairam S, Shehata H. Obstetric complications of twin pregnancies. Best Pract Res Clin Obstet Gynaecol. 2004;18:557-76.

[30] Society of Obstetricians and Gynaecologists of Canada. Pregnancy outcomes after assisted human reproduction. J Obstet Gynaecol Can. 2014;36:64-83.

[31] Johnston J, Gusmano MK, Patrizio P. Preterm births, multiples, and fertility treatment: recommendations for changes to policy and clinical practices. Fertil Steril. 2014;102:36-9.

[32] Løvvik TS, Wikström AK, Neovius M, Stephansson O, Roos N, Vanky E, Magnussen EB, Vatten LJ. Pregnancy and perinatal outcomes in women with polycystic ovary syndrome and twin births: a population-based cohort study. BJOG. 2016;122:1295-302.

[33] Rotterdam ESHRE/ASRM-Sponsored PCOS consensus workshop group. Revised 2003 consensus on diagnostic criteria and long-term health risks related to polycystic ovary syndrome (PCOS). Hum Reprod. 2004;19:41-7.

[34] Legro RS, Arslanian SA, Ehrmann DA, Hoeger KM, Murad MH, Pasquali R, Welt CK. Diagnosis and treatment of polycystic ovary syndrome: an endocrine society clinical practice guideline. J Clin Endocrinol Metab. 2013;98:4565-92.

[35] Palomba S, Falbo A, Russo T, Tolino A, Orio F, Zullo F. Pregnancy in women with polycystic ovary syndrome: the effect of different phenotypes and features on obstetric and neonatal outcomes. Fertil Steril. 2010;94:1805-11.

[36] Kollmann M, Klaritsch P, Martins WP, Guenther F, Schneider V, Herzog SA, Craciunas L, Lang U, Obermayer-Pietsch B, Lerchbaum E, Raine-Fenning N. Maternal and neonatal outcomes in pregnant women with PCOS: comparison of different diagnostic definitions. Hum Reprod. 2015;30:2396-403.

[37] Palomba S, La Sala GB. Pregnancy complications in women with polycystic ovary syndrome: importance of diagnostic criteria or of phenotypic features? Hum Reprod. 2016;31:223-4.

[38] Kaňová N, Bičíková M. Hyperandrogenic states in pregnancy. Physiol Res. 2011;60:243-52.

[39] Makieva S, Saunders PTK, Norman JE. Androgens in pregnancy: roles in parturition. Hum Reprod Update. 2014;20:542-59.

[40] Sir-Petermann T, Maliqueo M, Angel B, Lara HE, Pérez-Bravo F, Recabarren SE. Maternal serum androgens in pregnant women with polycystic ovarian syndrome: possible implications in prenatal androgenization. Hum Reprod. 2002;17:2573-9.

[41] Falbo A, Rocca M, Russo T, D'Ettore A, Tolino A, Zullo F, Orio F, Palomba S. Changes in androgens and insulin sensitivity indexes throughout pregnancy in women with polycystic ovary syndrome (PCOS): relationships with adverse outcomes. J Ovarian Res. 2010;3:23.

[42] Escobar JC, Patel SS, Beshay VE, Suzuki T, Carr BR. The human placenta expresses CYP17 and generates androgens de novo. J Clin Endocrinol Metab. 2011;96:1385-92.

[43] Maliqueo M, Lara HE, Sánchez F, Echiburú B, Crisosto N, Sir-Petermann T. Placental steroidogenesis in pregnant women with plycystic ovary syndrome. Eur J Obstet Gynecol Reprod Biol. 2013;166:151-5.

[44] Palomba S, Russo T, Falbo A, Di Cello A, Amendola G, Mazza R, Tolino A, Zullo F, Tucci L, La Sala GB. Decidual endovascular trophoblast invasion in women with polycystic ovary syndrome: an experimental case-control study. J Clin Endocrinol Metab. 2012;97:2441-9.

[45] Palomba S, Russo T, Falbo A, Di Cello A, Tolino A, Tucci L, La Sala GB, Zullo F. Macroscopic and microscopic findings of the placenta in women with polycystic ovary syndrome. Hum Reprod. 2013;28:2838-47.

[46] Palomba S, Falbo A, Chiossi G, Tolino A, Tucci L, La Sala GB, Zullo F. Early trophoblast invasion and placentation in women with different polycystic ovary syndrome phenotypes. Reprod Biomed Online. 2014;29:370-81.

[47] Cakmak H, Taylor HS. Implantation failure: molecular mechanisms and clinical treatment. Hum Reprod Update. 2011;17:242-53.

[48] Kajihara T, Tanaka K, Oguro T, Tochigi H, Prechapanich J, Uchino S, Itakura A, Su?urovi? S, Murakami K, Brosens JJ. Androgens modulate the morphological characteristics of human endometrial stromal cells decidualized in vitro. Reprod Sci. 2013;21:372-80.

[49] Hudecova M, Holte J, Olovsson M, Sundstr?m PI. Long-term follow-up of patients with polycystic ovary syndrome: reproductive outcome and ovarian reserve. Hum Reprod. 2009;24:1176-83.

[50] Messerlian C, Maclagan L, Basso O. Infertility and the risk of adverse pregnancy outcomes: a systematic review and meta-analysis. Hum Reprod. 2013;28:125-37.

[51] Jaques AM, Amor DJ, Baker HWG, Healy DL, Ukoumunne OC, Breheny S, Garrett C, Halliday JL. Adverse obstetric and perinatal outcomes in subfertile women conceiving without assisted reproductive technologies. Fertil Steril. 2010;7:2674-9.

[52] Tobias DK, Chavarro JE, Williams MA, Buck Louis GM, Hu FB, Rich-Edwards J, Missmer SA, Zhang C. History of infertility and risk of gestational diabetes mellitus: a prospective analysis of 40,773 pregnancies. Am J Epidemiol. 2013;178:1219-25.

[53] DoPierala AL, Bhatta S, Raja EA, Bhattacharya S, Bhattacharya S. Obstetric consequences of subfertility: a retrospective cohort study. BJOG. 2015;3:1-9.

[54] Norman RJ, Noakes M, Wu R, Davies MJ, Moran L, Wang JX. Improving reproductive performance in overweight/obese women with effective weight management. Hum Reprod Update. 2004;10:267-80.

[55] Mutsaerts MA, van Oers AM, Groen H, Burggraaff JM, Kuchenbecker WK, Perquin DA, et al. Randomized trial of a lifestyle program in obese infertile women. N Engl J Med. 2016;374:1942-53.

[56] Stanford JB, Simonsen SE, Baksh L. Fertility treatments and adverse perinatal outcomes in a population-based sampling of births in Florida, Maryland, and Utah: a cross-sectional study. BJOG. 2016;123:718-29.

[57] Messerlian C, Platt RW, Tan S-L, Gagnon R, Basso O. Low-technology assisted reproduction and the risk of preterm birth in a hospital-based cohort. Fertil Steril. 2015;103:81-8.

[58] Malchau SS, Loft A, Henningsen AK, Nyboe Andersen A, Pinborg A. Perinatal outcomes in 6,338 singletons born after intrauterine insemination in Denmark, 2007 to 2012: the influence of ovarian stimulation. Fertil Steril. 2014;102:1110-6.

[59] Legro RS, Barnhart HX, Schlaff WD, Carr BR, Diamond MP, Carson SA, Steinkampf MP, Coutifaris C, McGovern PG, Cataldo NA, Cooperative Multicenter Reproductive Medicine Network, et al. Clomiphene, metformin, or both for infertility in the polycystic ovary syndrome. N Engl J Med. 2007;356:551-6.

[60] Legro RS, Brzyski RG, Diamond MP, Coutifaris C, Schlaff WD, Casson P, Christman GM, Huang H, Yan Q,

Alvero R, NICHD Reproductive Medicine Network, et al. Letrozole versus clomiphene for infertility in the polycystic ovary syndrome. N Engl J Med. 2014; 371:119-29.

[61] Diamond MP, Legro RS, Coutifaris C, Alvero R, Robinson RD, Casson P, NICHD Reproductive Medicine Network, et al. Letrozole, gonadotropin, or clomiphene for unexplained infertility. N Engl J Med. 2015;373:1230-40.

[62] Nahuis MJ, Oude Lohuis EJ, Bayram N, Hompes PG, Oosterhuis GJ, van der Veen F, et al. Pregnancy complications and metabolic disease in women with clomiphene citrate-resistant anovulation randomized to receive laparoscopic electrocautery of the ovaries or ovulation induction with gonadotropins: a 10-year follow-up. Fertil Steril. 2014;101:270-4.

[63] Pandey S, Shetty A, Hamilton M, Bhattacharya S, Maheshwari A. Obstetric and perinatal outcomes in singleton pregnancies resulting from IVF/ICSI: a systematic review and metaanalysis. Hum Reprod Update. 2012;18:485-503.

[64] Sterling L, Liu J, Okun N, Sakhuja A, Sierra S, Greenblatt E. Pregnancy outcomes in women with polycystic ovary syndrome undergoing in vitro fertilization. Fertil Steril. 2016;105: 791-7.

[65] Ensing S, Abu-Hanna A, Roseboom TJ, Repping S, van der Veen F, Mol BW, Ravelli AC. Risk of poor neonatal outcome at term after medically assisted reproduction: a propensity score matched study. Fertil Steril. 2015;104:384-90.

[66] Moran LJ, Norman RJ, Teede HJ. Metabolic risk in PCOS: phenotype and adiposity impact. Trends Endocrinol Metab. 2015;26:136-43.

[67] Michalakis K, Mintziori G, Kaprara A, Tarlatzis BC, Goulis DG. The complex interaction between obesity, metabolic syndrome and reproductive axis: a narrative review. Metabolism. 2013;62:457-78.

[68] Cedergren MI. Maternal morbid obesity and the risk of adverse pregnancy outcome. Obstet Gynecol. 2004;103:219-24.

[69] Lawlor DA, Relton C, Sattar N, Nelson SM. Maternal adiposity: a determinant of perinatal and offspring outcomes? Nat Rev Endocrinol. 2012;8:679-88.

[70] Marchi J, Berg M, Dencker A, Olander EK, Begley C. Risks associated with obesity in pregnancy, for the mother and baby: a systematic review of reviews. Obes Rev. 2015;16:621-38.

[71] Boots C, Stephenson MD. Does obesity increase the risk of miscarriage in spontaneous conception: a systematic review. Semin Reprod Med. 2011;29:507-13.

[72] Aune D, Saugstad OD, Henriksen T, Tonstad S. Maternal body mass index and the risk of fetal death, stillbirth, and infant death: a systematic review and meta-analysis. JAMA. 2014;311:1536-46.

[73] Declercq E, MacDorman M, Cabral H, Stotland N. Prepregnancy body mass index and infant mortality in 38 U.S. States, 2012-2013. Obstet Gynecol. 2016;127:279-87.

[74] Rasmussen SA, Chu SY, Kim SY, Schmid CH, Lau J. Maternal obesity and risk of neural tube defects: a metaanalysis. Am J Obstet Gynecol. 2008;198:611-9.

[75] Cai GJ, Sun XX, Zhang L, Hong Q. Association between maternal body mass index and congenital heart defects in offspring: a systematic review. Am J Obstet Gynecol. 2014;211:91-117.

[76] Sirimi N, Dimitrios GC. Obesity in pregnancy. Hormones (Athens). 2010;9:299-306.

[77] Shreeve N, Cagampang F, Sadek K, Tolhurst M, Houldey A, Hill CM, Brook N, Macklon N, Cheong Y. Poor sleep in PCOS; is melatonin the culprit? Hum Reprod. 2013;28:1348-53.

[78] Bisson M, Sériès F, Giguère Y, Pamidi S, Kimoff J, Weisnagel SJ, Marc I. Gestational diabetes mellitus and sleep-disordered breathing. Obstet Gynecol. 2014;123:634-41.

[79] Yogev Y, Catalano PM. Pregnancy and obesity. Obstet Gynecol Clin N Am. 2009;36:285-300.

[80] Horvath K, Koch K, Jeitler K, Matyas E, Bender R, Bastian H, Lange S, Siebenhofer A. Effects of treatment in women with gestational diabetes mellitus: systematic review and meta-analysis. BMJ. 2010;340:c1395.

[81] Torloni MR, Betrán AP, Horta BL, Nakamura MU, Atallah AN, Moron AF, Valente O. Prepregnancy BMI and the risk of gestational diabetes: a systematic review and metaanalysis. Obes Rev. 2009;10:194-203.

[82] Alshammari A, Hanley A, Ni A, Tomlinson G, Feig DS. Does the presence of polycystic ovary syndrome increase the risk of obstetrical complications in women with gestational diabetes? J Matern Fetal Neonatal Med. 2010;23:545-9.

[83] Palomba S, Falbo A, Russo T, Rivoli L, Orio M, Cosco AG, Vero R, Capula C, Tolino A, Zullo F, et al. The risk of a persistent glucose metabolism impairment after gestational diabetes mellitus is increased in patients with polycystic ovary syndrome. Diabetes Care. 2012;35:861-7.

[84] Sentilhes L, Sénat MV, Boulogne AI, Deneux-Tharaux C, Fuchs F, Legendre G, et al. Shoulder dystocia: guidelines for clinical practice from the French College of Gynecologists and Obstetricians (CNGOF). Eur J Obstet Gynecol Reprod Biol. 2016;203:156-61.

[85] Diamanti-Kandarakis E, Dunaif A. Insulin resistance and the polycystic ovary syndrome revisited: an update on mechanisms and implications. Endocr Rev. 2012;33:981-1030.

[86] Hodson K, Man CD, Smith FE, Thelwall PE, Cobelli C, Robson SC, Taylor R. Mechanism of insulin resistance in normal pregnancy. Horm Metab Res. 2013;45:567-71.

[87] Tian L, Shen H, Lu Q, Norman RJ, Wang J. Insulin resistance increases the risk of spontaneous abortion after assisted reproduction technology treatment. J Clin Endocrinol Metab. 2007;92:1430-3.

276

[88] Mikola M, Hiilesmaa V, Halttunen M, Suhonen L, Tiitinen A. Obstetric outcome in women with polycystic ovarian syndrome. Hum Reprod. 2001;16:226-9.

[89] Haakova L, Cibula D, Rezabek K, Hill M, Fanta M, Zivny J. Pregnancy outcome in women with PCOS and in controls matched by age and weight. Hum Reprod. 2003;18:1438-41.

[90] Seely EW, Solomon CG. Insulin resistance and its potential role in pregnancy-induced hypertension. J Clin Endocrinol Metab. 2003;88:2393-8.

[91] Lorentzen B, Henriksen T. Plasma lipids and vascular dysfunction in preeclampsia. Semin Reprod Endocrinol. 1998;16:33-9.

[92] Herrera E, Ortega-Senovilla H. Maternal lipid metabolism during normal pregnancy and its implications to fetal development. Clin Lipidol. 2010;5:899-911.

[93] Vrijkotte TG, Krukziener N, Hutten BA, Vollebregt KC, van Eijsden M, Twickler MB. Maternal lipid profile during early pregnancy and pregnancy complications and outcomes: the ABCD study. J Clin Endocrinol Metab. 2012;97:3917-25.

[94] Kaaja R, Tikkanen MJ, Viinikka L, Ylikorkala O. Serum lipoproteins, insulin, and urinary prostanoid metabolites in normal and hypertensive pregnant women. Obstet Gynecol. 1995;85:353-6.

[95] Hubel CA. Dyslipidemia, iron, and oxidative stress in preeclampsia: assessment of maternal and feto-placental interactions. Semin Reprod Endocrinol. 1998;16:75-92.

[96] Sattar N, Berry C, Greer IA. Essential fatty acids in relation to pregnancy complications and fetal development. BJOG. 1998;105:1248-55.

[97] Valsamakis G, Kumar S, Creatsas G, Mastorakos G. The effects of adipose tissue and adipocytokines in human pregnancy. Ann N Y Acad Sci. 2010;1205:76-81.

[98] Cao C, O'Brien KO. Pregnancy and iron homeostasis: an update. Nutr Rev. 2013;71:35-51.

[99] Wolf M, Sandler L, Hsu K, Vossen-Smirnakis K, Ecker JL, Thadhani R. First-trimester C-reactive protein and subsequent gestational diabetes. Diabetes Care. 2003;26:819-24.

[100] Sacks GP, Seyani L, Lavery S, Trew G. Maternal C-reactive protein levels are raised at 4 weeks gestation. Hum Reprod. 2004;19:1025-30.

[101] Parchim NF, Wang W, Iriyama T, Ashimi OA, Siddiqui AH, Blackwell S, Sibai B, Kellems RE, Xia Y. Neurokinin 3 receptor and phosphocholine transferase: missing factors for pathogenesis of C-reactive protein in preeclampsia. Hypertension. 2015;65:430-9.

[102] Maliqueo M, Sundstrom-Poromaa I, Vanky E, Fornes R, Benrick A, Akerud H, Stridsklev S, Labrie F, Jansson T, Stener-Victorin E. Placental STAT3 signaling is activated in women with polycystic ovary syndrome. Hum Reprod. 2015;30:692-700.

[103] Koster MP, de Wilde MA, Veltman-Verhulst SM, Houben ML, Nikkels PG, van Rijn BB, Fauser BC. Placental characteristics in women with polycystic ovary syndrome. Hum Reprod. 2015;30:2829-37.

[104] Palomba S, Falbo A, Russo T, Battista L, Tolino A, Orio F, Zullo F. Uterine blood flow in pregnant women with polycystic ovary syndrome: relationships with clinical outcomes. BJOG. 2010;117:711-21.

[105] Wang Q, Luo L, Lei Q, Lin MM, Huang X, Chen MH, Zeng YH, Zhou CQ. Low aneuploidy rate in early pregnancy loss abortuses from patients with polycystic ovary syndrome. Reprod Biomed Online. 2016;33:85-92. pii: S1472-6483(16)30069-4

[106] Brosens I, Benagiano G. Menstrual preconditioning for the prevention of major obstetrical syndromes in polycystic ovary syndrome. Am J Obstet Gynecol. 2015;213:488-93.

[107] Palomba S, La Sala GB. Menstrual preconditioning for the prevention of pregnancy complications in women with polycystic ovary syndrome (PCOS): clinical opinion or viewpoint-this is the question. Am J Obstet Gynecol. 2016;214:417-8.

[108] Agha M, Agha RA, Sandell J. Interventions to reduce and prevent obesity in pre-conceptual and pregnant women: a systematic review and meta-analysis. PLoS One. 2014;9:e95132.

[109] Matusiak K, Barrett HL, Callaway LK, Nitert MD. Periconception weight loss: common sense for mothers, but what about for babies? J Obes. 2014;2014:204295.

[110] American College of Obstetricians and Gynecologists. Committee opinion no. 549: obesity in pregnancy. Obstet Gynecol. 2013;121:213-7.

[111] Thangaratinam S, Rogozinska E, Jolly K, Glinkowski S, Roseboom T, Tomlinson JW, Kunz R, Mol BW, Coomarasamy A, Khan KS. Effects of interventions in pregnancy on maternal weight and obstetric outcomes: meta-analysis of randomised evidence. BMJ. 2012;344:e2088.

[112] Institute of Medicine (IOM) and National Research Council (NRC). Weight gain during pregnancy: reexamining the guidelines. Washington, DC: The National Academies Press; 2009. p. 1-854.

[113] Kapadia MZ, Park CK, Beyene J, Giglia L, Maxwell C, McDonald SD. Can we safely recommend gestational weight gain below the 2009 guidelines in obese women? A systematic review and meta-analysis. Obes Rev. 2015;16:189-206.

[114] Faucher MA, Hastings-Tolsma M, Song JJ, Willoughby DS, Bader SG. Gestational weight gain and preterm birth in obese women: a systematic review and meta-analysis. BJOG. 2016;123:199-206.

[115] Goodman NF, Cobin RH, Futterweit W, Glueck JS, Legro RS, Carmina E. American Association of Clinical Endocrinologists, American College of Endocrinology, and Androgen Excess and PCOS Society

Disease state clinical review: guide to the best practices in the evaluation and treatment of polycystic ovary syndrome - part 2. Endocr Pract. 2015;21:1415-26.

[116] Peterson C, Grosse SD, Li R, Sharma AJ, Razzaghi H, Herman WH, Gilboa SM. Preventable health and cost burden of adverse birth outcomes associated with pregestational diabetes in the United States. Am J Obstet Gynecol. 2015;212:74.e1-9.

[117] American Diabetes Association. Standards of medical care in diabetes-2011. Diabetes Care. 2011;34:11-61.

[118] International Association of Diabetes and Pregnancy Study Groups Consensus Panel, Metzger BE, Gabbe SG, Persson B, Buchanan TA, Catalano PA, Damm P, Dyer AR, Leiva AD, Hod M, et al. International association of diabetes and pregnancy study groups recommendations on the diagnosis and classification of hyperglycemia in pregnancy. Diabetes Care. 2010;33:676-82.

[119] Khan GH, Galazis N, Docheva N, Layfield R, Atiomo W. Overlap of proteomic biomarkers between women with pre-eclampsia and PCOS: a systematic review and biomarker database integration. Hum Reprod. 2015;30:133-48.

[120] Rowan JA, Hague WM, Gao W, Battin MR, Moore MP, Investigators MGT. Metformin versus insulin for the treatment of gestational diabetes. N Engl J Med. 2008;358:2003-15.

[121] Lautatzis ME, Goulis DG, Vrontakis M. Efficacy and safety of metformin during pregnancy in women with gestational diabetes mellitus or polycystic ovary syndrome: a systematic review. Metabolism. 2013;62:1522-34.

[122] Sivalingam VN, Myers J, Nicholas S, Balen AH, Crosbie EJ. Metformin in reproductive health, pregnancy and gynaecological cancer: established and emerging indications. Hum Reprod Update. 2014;20:853-68.

[123] Zhuo Z, Wang A, Yu H. Effect of metformin intervention during pregnancy on the gestational diabetes mellitus in women with polycystic ovary syndrome: a systematic review and metaanalysis. J Diabetes Res. 2014;2014:381231.

[124] Palomba S, Falbo A, Zullo F, Orio Jr F. Evidence-based and potential benefits of metformin in the polycystic ovary syndrome: a comprehensive review. Endocr Rev. 2009;30:1-50.

[125] Palomba S, Falbo A, Orio F, Zullo F. Effect of preconceptional metformin on abortion risk in polycystic ovary syndrome: a systematic review and meta-analysis of randomized controlled trials. Fertil Steril. 2009;92:1646-58.

[126] Palomba S, Falbo A, La Sala GB. Metformin and gonadotropins for ovulation induction in patients with polycystic ovary syndrome: a systematic review with meta-analysis of randomized controlled trials. Reprod Biol Endocrinol. 2014;12:3.

[127] Zheng J, Shan PF, Gu W. The efficacy of metformin in pregnant women with polycystic ovary syndrome: a meta-analysis of clinical trials. J Endocrinol Investig. 2013;36:797-802.

[128] Feng L, Lin XF, Wan ZH, Hu D, Du YK. Efficacy of metformin on pregnancy complications in women with polycystic ovary syndrome: a meta-analysis. Gynecol Endocrinol. 2015;31:833-9.

[129] Vanky E, Isaksen H, Moen MH, Carlsen SM. Breastfeeding in polycystic ovary syndrome. Acta Obstet Gynecol Scand. 2008;87:531-5.

[130] Shetelig Løvvik T, Stridsklev S, Carlsen SM, Salvesen Ø, Vanky E. Cervical length and androgens in pregnant women with polycystic ovary syndrome: has metformin any effect? J Clin Endocrinol Metab. 2016;101:2325-31.

[131] Syngelaki A, Nicolaides KH, Balani J, Hyer S, Akolekar R, Kotecha R, Pastides A, Shehata H. Metformin versus placebo in obese pregnant women without diabetes mellitus. N Engl J Med. 2016;374:434-43.

[132] Salvesen KA, Vanky E, Carlsen SM. Metformin treatment in pregnant women with polycystic ovary syndrome-is reduced complication rate mediated by changes in the uteroplacental circulation? Ultrasound Obstet Gynecol. 2007;29:433-7.

[133] Stridsklev S, Carlsen SM, Salvesen Ø, Clemens I, Vanky E. Midpregnancy Doppler ultrasound of the uterine artery in metformin-versus placebo-treated PCOS women: a randomized trial. J Clin Endocrinol Metab. 2014;99:972-7.

[134] Chakraborty P, Goswami SK, Rajani S, Sharma S, Kabir SN, Chakravarty B, Jana K.Recurrent pregnancy loss in polycystic ovary syndrome: role of hyperhomocysteinemia and insulin resistance. PLoS One. 2013;8:e64446.

[135] Ramidi G, Khan N, Glueck CJ, Wang P, Goldenberg N. Enoxaparin-metformin and enoxaparin alone may safely reduce pregnancy loss. Transl Res. 2009;153:33-43.

[136] Fornes R, Hu M, Maliqueo M, Kokosar M, Benrick A, Carr D, Billig H, Jansson T, Manni L, Stener-Victorin E. Maternal testosterone and placental function: effect of electroacupuncture on placental expression of angiogenic markers and fetal growth. Mol Cell Endocrinol. 2016;433:1-11.

[137] Spaan J, Peeters L, Spaanderman M, Brown M. Cardiovascular risk management after a hypertensive disorder of pregnancy. Hypertension. 2012;60:1368-73.

[138] Cusimano MC, Pudwell J, Roddy M, Cho CK, Smith GN. The maternal health clinic: an initiative for cardiovascular risk identification in women with pregnancy-related complications. Am J Obstet Gynecol. 2014;210:438.e1-9.

结语和未来前景 23

Stefano Palomba

23.1 介　绍

　　PCOS 是一种复杂的异质性疾病，与不孕症发生相关。本书重点介绍了 PCOS 与不孕症相关的几个方面。数据分析表明，在过去的几年间，我们在优化 PCOS 的诊断和治疗工作方面已经做出了相当大的努力。但 PCOS 和不孕症之间的关系，仍有很多问题未解决。在最后章节，我们在现有的临床证据上，对 PCOS 不孕症患者的管理方面进行总结，对未来的研究前景进行讨论。

23.2　不孕与 PCOS

　　PCOS 患者主要特征之一是不孕，国际上一致认为稀发排卵和无排卵与 PCOS 不孕的发生相关。PCOS 无排卵的确切病因尚不清楚，AMH 和 kisspeptin 等改变可帮助我们理解 PCOS 患者无排卵发生的相关机制，并提出排卵可能受多种因素的干扰（见第 3、4、6、8 章）。

　　目前，我们没有各种类型 PCOS 危险度分层的研究数据（见第 7、21 章）。近期，我们主要着重讨论 PCOS 诊断标准，包括稀发排卵和无排卵、高雄激素血症、高雄激素临床表现、PCOM，并对其进行全面评估，以便在临床实践中对每个患者的特定 PCOS 表型做出正确诊断（见第 2 章）。

　　在不久的将来，强有力的 AMH 检测样品的可用性和新的、非常精确的自动化三维超声检查对 PCOM 的诊断标准将产生很大的改变（见第 8 章）。

　　是否需要对各类 PCOS 诊断标准和相关特征进行综合评估？这些特征包括肥

胖、糖代谢、脂质损伤模式等。尽管这些特征不是诊断 PCOS 至关重要的的条件，但是会影响生育结局。最近研究表明，这些特征与 PCOS 生殖潜能密切相关。伴有代谢和激素紊乱的肥胖型 PCOS 患者子宫内膜容受性和卵母细胞质量发生显著的改变（见第 4 章）。PCOS 各类表型对患者的影响我们仅部分了解，临床方面知之甚少。然而，子宫内膜异常导致 PCOS 患者不孕的研究证据强于卵母细胞。令人惊讶的是，许多研究表明很多药物可以改善 PCOS 患者卵母细胞质量，但并不能改善子宫内膜的容受性（见第 5 章）。了解特定 PCOS 表型，对评估妊娠后母婴相关风险至关重要（见第 22 章）。

23.3 PCOS 不孕的相关诊疗工作

是否需要针对 PCOS 不孕症患者制订特定的诊疗工作流程？在不孕症患者中，PCOS 的确切诊断应该排除其他无排卵性疾病，这有助于优化治疗和进行正确的咨询（见第 6 章），但目前针对 PCOS 不孕的相关诊疗流程，研究数据较少。

大型临床试验纳入的 PCOS 患者基本特征表明：PCOS 患者存在潜在影响患者生育力的几个特征（见第 6 章）：性欲改变、性行为减少、缺乏安全感和肥胖等。因此，详细询问病史，对提供治疗方案和制订有效的管理对策至关重要。

新的数据表明，饮食中微量和常量营养素在 PCOS 的发病机制中起作用（见第 14、16 章）。在 PCOS 患者中观察到维生素 D 和肌醇浓度改变。在未来，采用特异性试验来检测饮食中缺乏的营养成分，从而调整膳食补充剂摄入量。

23.4 PCOS 患者不孕症的治疗

我们一致认为，生活方式的改变在 PCOS 治疗中起着至关重要的作用。PCOS 提高自然受孕的预处理方式包括减肥、体育锻炼、健康饮食和戒烟（见第 13 章）。此外，PCOS 患者对干预措施的依从性较差，这种预处理方式在 PCOS 疗效上缺乏强有力的证据。

在所有稀发排卵和闭经的 PCOS 患者中，考虑到子宫内膜功能和妊娠并发症增加之间存在的关系，医生首要考虑的是恢复卵巢功能和子宫内膜周期性的剥脱（见第 5 章和第 22 章）。妊娠时间较长的患者 TTP 发生风险高。因此，我们有必要缩短确诊时间，尽快开始进一步的治疗。在备孕前使用胰岛素敏感药物二甲双胍、肌醇和特定的饮食补充等生活方式的处理，使卵巢功能正常（见第 11、13 和 16 章）以避免不孕症治疗带来相关的母婴风险（见第 22 章）。

许多数据表明，来曲唑是无排卵性 PCOS 的一线治疗药物（见第 10 章）。来曲唑的治疗也存在很多的不确定性，包括超说明书用药、最佳给药剂量、可重复的治疗周期以及长期治疗后对后代的随访均缺乏相关研究。因为枸橼酸氯米芬的有效性和安全性的临床疗效众所周知，所以枸橼酸氯米芬仍然是大家考虑的治疗药物（见第 9 章）。克罗米芬在妇科领域使用了 60 多年，但是，评估患者是否适合选择克罗米芬治疗的临床和生化指标仍然不明确。接受 CC 治疗后仍处于无排卵状态或未成功妊娠的 PCOS 患者，其中大部分对来曲唑或克罗米芬联合二甲双胍治疗有效（见第 10 和 11 章）。考虑二甲双胍在 PCOS 患者治疗中疗效好，使用胰岛素增敏药物二甲双胍联合克罗米芬或来曲唑，以降低多卵泡发育、卵巢过度刺激综合征（OHSS）的发生风险（见第 11、12 和 19 章）、促性腺激素（Gn）治疗后指导同房、体外受精或多次促排卵治疗的失败率。无排卵性 PCOS 患者对口服促排卵药物反应差和 / 或不耐受，Gn 促排或腹腔镜下卵巢打孔术可能对其治疗有效。

事实上，起始剂量低的或非常低的 Gn 逐渐增加剂量和个体化的腹腔镜下卵巢打孔术是无排卵性 PCOS 不孕症非常有效的治疗方式（见第 12 和 15 章）。这两种治疗方法都需非常高的专业知识来保证患者的安全，直接和间接花费的成本限制了它们作为首选的治疗方法。在临床实践中，PCOS 患者因 "男方因素" 行宫腔内人工授精（IUI）时，需要密切监测卵泡（见第 18 章），行腹腔镜手术以排除粘连、子宫内膜异位症、肌瘤等盆腔因素性不孕（见第 15 章和第 21 章）。PCOS 患者在促排卵治疗 6 个周期或 6 个周期以上不孕，被定义为不明原因性不孕。然而，还需要进一步研究来证实这部分人群是否可从 IUI 中获益（见第 18 章）。

无排卵性 PCOS 患者多次促排卵治疗后未孕，男性和 / 或输卵管因素不孕，有或没有体外成熟的卵母细胞都是辅助生殖治疗的指征（见第 19 章和第 20 章）。新的控制性卵巢刺激方案包括：促性腺激素释放激素（gonadotrophin-releasing hormone，GnRH）拮抗剂和 GnRH 激动剂扳机。复苏移植周期证明单胚胎移植具有很高的安全性（见第 19 章）。新方案与传统 GnRH 激动剂控制性卵巢刺激联合二甲双胍的治疗方案的有效性和安全性有待多中心大样本研究。卵母细胞最后成熟阶段在实验室完成，可能是未来 PCOS 不孕患者治疗非常安全的一种方式（见第 20 章）。在选择治疗之前，患者需要签订临床和生物学相关协议。肌醇、膳食补充剂、植物疗法和中草药等影响卵巢的功能，但他们在 PCOS 不孕患者治疗干预上是否有效需要大量的临床研究进一步明确（见第 14 章和第 17 章）。

结 论

    PCOS 患者的管理仍然面临着巨大的挑战，我们需要深入了解其发病机制、诊断标准和可能的干预措施。综合治疗，包括积极干预，例如，对严重的肥胖患者采取减肥手术，抱得健康宝宝是生殖医学科医生的主要治疗目标。PCOS 不孕患者综合治疗方案如图 23.1 所示。未来的药物遗传学研究需要明确患者对一种特定的和 / 或多种药物联合治疗有好的或者差的疗效，为个体化和微创治疗提供新的机会。

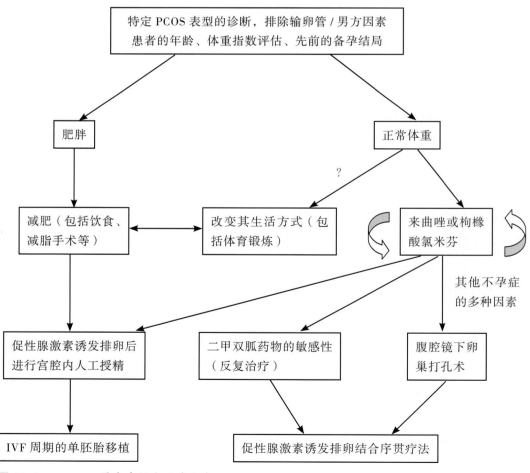

图 23.1　PCOS 不孕患者综合治疗方案

中英文名词对照

英文缩写	英文全称	中文全称
aOR	adjusted odd rate	调整奇数率
ACTH	adrenocorticotropic Hormone	促肾上腺皮质激素
AR	androgen receptor	雄激素受体
ART	assisted reproduction technologies	辅助生殖技术
AFC	antral follicle count	窦卵泡计数
AG	Aminoglutethimide	氨鲁米特
AGEs	advanced glycation end products	糖基化终产物
AI	aromatase inhibitor	芳香化酶抑制剂
AIB1	amplified in breast cancer 1	扩增乳腺癌 1
AMH	anti-M ü llerian hormone	抗苗勒管激素
ANZ	anastrozole	阿那曲唑
AROM	aromatase	芳香化酶
ASRM	American Society for Reproductive Medicine	美国生殖医学学会
ATP	adenosine triphosphate	三磷酸腺苷
AUC	area under the curve	曲线下面积
BMI	body mass index	体重指数
CC	clomiphene citrate	枸橼酸氯米芬
CCL2	chemokine CC ligand-2	趋化因子 CC 配体 -2
CCs	cumulus cells	卵丘细胞
CI	confidence interval	可信区间
CNS	central nervous system	中枢神经系统
COC	combined oral contraceptive	复方口服避孕药
COCs	cumulus-oocyte complexes	卵丘 - 卵母细胞复合物
COH	controlled ovarian hyperstimulation	控制性超促排卵
COS	controlled ovarian stimulation	控制卵巢刺激
CRH	corticotropin releasing hormone	促肾上腺皮质激素释放激素
CTP	C-terminal peptide	C- 端肽
DCI	D-chiro-inositol	D 手性肌醇
DHEA	dehydroepiandrosterone	脱氢表雄酮
DHT	dihydrotestosterone	二氢睾酮

DM	diabetes mellitus	糖尿病
EPL	early pregnancy losses	早期妊娠丢失
ER	proestrogen receptors	雌激素受体
ESHRE/ASRM	Rotterdam European Society for Human Reproduction and Embryology American Society for Reproductive Medicine	鹿特丹欧洲人类生殖与胚胎学学会及美国生殖医学学会
ET	embryo transfer	胚胎移植
EV	estradiol valerate	戊酸雌二醇
EXM	exemstane	依西美坦
FDA	Food and Drug Administration	美国食品和药物管理局
FNPO	follicle number per ovary	一侧卵巢卵泡计数
FSH	follicle-stimulating hormone	卵泡刺激素
FSHR	FSH receptors	FSH 受体
GCs	granulosa cells	颗粒细胞
GDM	gestational diabetes mellitus	妊娠期糖尿病
GDF9	growth and differentiation factor 9	生长和分化因子 9
GLUT4	glucose transporter type 4	葡萄糖转运蛋白 4
Gn	gonadotrophin	促性腺激素
GnRH	gonadotrophin-releasing hormone	促性腺激素释放激素
GWAS	genome-wide association studies	全基因组关联研究
hCG	human chorionic gonadotropin	人绒毛膜促性腺激素
HIV	human immunodeficiency virus	人类免疫缺陷病毒
hMG	human menopausal gonadotrophins	人绝经期促性腺激素
HOMA	homeostatic model assessment	稳态模型评价
HP	hyperplasia	增生
HPA	hypothalamus-pituitary-adrenal axis	下丘脑 - 垂体 - 肾上腺轴
hp-FSH	highly purified urinary FSH	高度纯化尿源性 FSH
HPG	hypothalamus-pituitary-gonad axis	下丘脑 - 垂体 - 性腺轴
HRQoL	health-related quality of life	健康相关生活质量
HSG	hysterosalpingography	子宫输卵管造影
ICSI	intracytoplasmic sperm injection	卵胞浆内单精子注射
IGF-I	insulin-like growth factor I	胰岛素样生长因子 I
IGFBP-1	IGF binding protein-1	IGF 结合蛋白 -1
IGT	impaired glucose tolerance	糖耐量受损
IL-6	interleukin 6	白细胞介素 -6
IL-8	interleukin 8	白细胞介素 -8
InsP3	inositol triphosphate	三磷酸肌醇前体
IPG	inositolphosphoglycan	肌醇磷酸甘聚糖
IR	insulin resistance	胰岛素抵抗

IRS-1	insulin receptor substrate 1	胰岛素受体底物 1
ISD	insulin-sensitising drug	胰岛素增敏剂
ISI	insulin sensitivity index	胰岛素敏感性指数
IUI	intrauterine insemination	宫腔内人工授精
IVF	in vitro fertilization	体外受精
IVM	in vitro maturation	体外培养成熟
LTZ	Letrozole	来曲唑
LH	luteinizing hormone	促黄体生成素
LOD	laparoscopic ovarian drilling	腹腔镜下卵巢打孔术
MCP-1	Monocyte chemoattractant protein-1	单核细胞趋化蛋白-1
M-DQI	Mediterranean diet quality index	地中海饮食质量指数
MI	myo-inositol	肌醇
MMPs	matrix metalloproteinases	基质金属蛋白酶
MMP2	matrix metalloproteinase 2	基质金属蛋白酶 2
MMP3	matrix metalloproteinase 3	基质金属蛋白酶 3
MUC1	Mucin 1	黏蛋白 1
NCoR	nuclear receptor co-repressor	核受体共抑制剂
NGF	nerve growth factor	神经生长因子
NICHD	National Institute of Health and Human Disease	美国国家儿童健康和人类疾病研究所
NICE	National Institute for Health and Clinical Excellence	美国国家健康与临床优化研究所
NIH	National Institute of Health	美国国家卫生研究院
OCT	organic cation transporters	有机阳离子转运体
OGTT	oral glucose tolerance test	口服葡萄糖耐量试验
OHSS	ovarian hyperstimulation syndrome	卵巢过度刺激综合征
OR	odds ratio	比值比
PB1	first polar body	第一极体
PCOM	polycystic ovarian morphology	卵巢多囊样改变
PCOS	polycystic ovary syndrome	多囊卵巢综合征
PE	preeclampsia	先兆子痫
PE	proliferative phase	增殖期
PEDF	pigment epithelium derived factor	色素上皮衍生因子
p-FSH	purified urinary FSH	纯化的尿源性 FSH
PGD	preimplantation genetic diagnosis	植入前遗传学诊断
PIH	pregnancy-induced hypertension	妊娠高血压疾病
PIP	phosphatidylinositol phosphate	磷脂酰肌醇磷酸
PIP2	phosphatidylinositol biphosphate	磷脂酰基醇二磷酸
PLM	polarized light microscopy	偏振光显微镜

PLP-C	phospholipase-C	磷脂酶 C
PTD	preterm delivery	早产
PVS	perivitelline space	卵周间隙
RCT	randomized controlled trials	随机对照试验
rFSH	recombinant FSH	重组 FSH
r-hCG	recombinant hCG	重组 HCG
ROS	reactive oxygen species	活性氧
RR	relative risk	相对风险
SART	society of Assisted Reproductive Technology	辅助生殖技术学会
SE	secretory phase	分泌期
SERMs	selective estrogen-receptor modulators	选择性雌激素 – 受体调节剂
SHBG	sex hormone binding globulin	性激素结合球蛋白
SIS	saline infusion sonohysterography	生理盐水灌注宫腔超声造影术
T	testosterone	睾酮
TGF-β	transforming growth factor-β	转化生长因子 – β
TI	timed intercourse	定时同房
TIF 2	transcriptional mediators/intermediary factor 2	转录介质 / 中间因子 2
TTP	time-to-pregnancy	获得妊娠时间
TVS	transvaginal ultrasound	经阴道超声
uNK	cells uterine natural killer	细胞子宫自然杀伤
VEGF	vascular endothelial growth factor	血管内皮生长因子
VSD	muscular ventricular septal defect	肌性室间隔缺损
WHO	World Health Organization	世界卫生组织
WHR	waist to-hip ratio	腰臀比
ZP	zona pellucida	透明带